U0203006

“十三五”国家重点出版物出版规划项目

China Mental Health Survey
Disease Burden of Mental Disorders and Health Service Utilization

中国精神卫生调查
精神障碍疾病负担及卫生服务利用

主　编　黄悦勤

副主编　肖水源　李　涛　徐一峰

编　委　(按姓名汉语拼音排序)

郭万军　四川大学华西医院
何燕玲　上海市精神卫生中心
侯筱菲　天津市安定医院
黄悦勤　北京大学第六医院
李明慧　天津市安定医院
李　涛　四川大学华西医院
刘肇瑞　北京大学第六医院
马晓洁　乌鲁木齐市第四人民医院
彭　睿　北京大学第六医院
邱　丹　中南大学湘雅公共卫生学院
尚莉莉　北京大学第六医院
汪辉耀　四川大学华西医院
王　波　空军军医大学军事预防医学系
王志忠　宁夏医科大学公共卫生与管理学院
吴　月　杭州市第七人民医院
肖水源　中南大学湘雅公共卫生学院
徐广明　天津市安定医院
徐向东　乌鲁木齐市第四人民医院
徐一峰　上海市精神卫生中心
严　俊　中国疾病预防控制中心
闫永平　空军军医大学军事预防医学系
张婷婷　北京大学第六医院
周　亮　中南大学湘雅公共卫生学院

编写秘书　张婷婷　北京大学第六医院

注：郭万军　现单位浙江大学医学院附属精神卫生中心 / 杭州市第七人民医院
李　涛　现单位浙江大学医学院附属精神卫生中心 / 杭州市第七人民医院
尚莉莉　现单位首都医科大学附属北京安定医院
王志忠　现单位广东医科大学公共卫生学院
周　亮　现单位广州医科大学附属脑科医院

北京大学医学出版社

ZHONGGUO JINGSHEN WEISHENG DIAOCHA JINGSHEN ZHANG'AI JIBING FUDAN JI WEISHENG FUWU LIYONG

图书在版编目（CIP）数据

中国精神卫生调查精神障碍疾病负担及卫生服务利用/黄悦勤主编．—北京：北京大学医学出版社，2022.12

ISBN 978-7-5659-2773-7

Ⅰ．①中…　Ⅱ．①黄…　Ⅲ．①精神障碍－卫生调查－调查研究－中国　Ⅳ．①R749

中国版本图书馆CIP数据核字（2022）第195376号

中国精神卫生调查精神障碍疾病负担及卫生服务利用

主　　编：黄悦勤
出版发行：北京大学医学出版社
地　　址：（100191）北京市海淀区学院路38号　北京大学医学部院内
电　　话：发行部 010-82802230；图书邮购 010-82802495
网　　址：http：//www.pumpress.com.cn
E-mail：booksale@bjmu.edu.cn
印　　刷：北京信彩瑞禾印刷厂
经　　销：新华书店
策划编辑：赵　莳　药　蓉
责任编辑：赵　莳　张李娜　　**责任校对：**靳新强　　**责任印制：**李　啸
开　　本：889 mm × 1194 mm　1/16　　**印张：**22.5　　**字数：**410千字
版　　次：2022年12月第1版　2022年12月第1次印刷
书　　号：ISBN 978-7-5659-2773-7
定　　价：142.00元

中国精神障碍疾病负担及卫生服务利用现况
丛书编写委员会名单

许秀峰　昆明医科大学第一附属医院

严　洁　北京大学中国社会科学调查中心

闫永平　空军军医大学军事预防医学系

于　欣　北京大学第六医院

于雅琴　吉林大学公共卫生学院

詹思延　北京大学公共卫生学院

张　岱　北京大学第六医院

张明园　上海市精神卫生中心

张毓辉　国家卫生健康委卫生发展研究中心

周东丰　北京大学第六医院

注：李　涛　现单位浙江大学医学院附属精神卫生中心 / 杭州市第七人民医院

冉茂盛　现单位四川大学心理卫生中心

师建国　现单位陕西善达医院股份有限公司

王志忠　现单位广东医科大学公共卫生学院

严　洁　现单位北京大学政府管理学院

于雅琴　现单位珠海科技学院健康学院

丛书序

精神障碍是在各种生物、心理、社会、环境等因素影响下，因大脑功能失调而导致认知、情感、意志和行为等精神活动出现不同程度障碍的疾病。进入21世纪，随着科技水平提高，医学整体快速发展，而精神医学依然采用现象学为主的疾病诊断依据。精神障碍流行病学研究应用西方精神病学的精神障碍分类和诊断体系无疑会受文化差异和种族差别的影响；实施流行病学调查的规范方法则由于精神障碍病因的多重性、症状的不确定性、诊断的多轴性和治疗的复杂性而受到限制；社会普遍存在对精神障碍的歧视和偏见以及患者的病耻感。上述诸多因素使精神障碍流行病学调查面临着难以保证调查结果真实性和可靠性的难题。

早在1982年和1993年，北京医学院/北京医科大学精神卫生研究所（现为北京大学精神卫生研究所）沈渔邨所长在当时卫生部的支持下，分别牵头组织了全国12个地区和7个地区的精神疾病流行病学调查。此后，北京、上海、昆明、广州、深圳、天津、西安、赤峰、浙江、山东、辽宁等多地区陆续开展了不同规模的区域性精神障碍流行病学调查。各地结果不尽相同，而因为方法学的差异，无法简单地对各地数据进行直接比较，更无法对全国的精神障碍患病率进行准确估计；既缺乏全国社区居民精神卫生服务利用的系统而深入的研究，也无精神障碍流行病学研究的专著。

2001年，美国哈佛大学、密歇根大学和世界卫生组织组织实施了“世界精神卫生调查”，中国工程院院士沈渔邨教授和时任中华医学会精神医学分会主任委员张明园教授是其中北京市和上海市两地城区调查的负责人。从2003年开始，全国精神医学领域的专家学者锲而不舍地引进国际先进的研究方法，不懈地努力推动国家立项开展精神障碍的全国调查。经过10年的积累，终于在2012年卫生部公益性行业科研专项和国家科技部“十二五”科技支撑计划共同资助下启动了“中国精神障碍疾病负担及卫生服务利用的研究”（简称“中国精神卫生调查”）。黄悦勤为项目负责人，北京大学第六医院为项目承担单位；合作者包括中南大学湘雅公共卫生学院肖水源、中南大学湘雅二医院李凌江、上海市精神卫生中心徐一峰、四川大学华西医院李涛、昆明医科大学第一附属医院许秀峰、吉林大学公共卫生学院于雅琴、中国人民解放军第四军医大学（现空军军医大学）军事预防医学系闫永平、宁夏医科大学公共卫生与管理学院王志忠、乌鲁木齐市第四人民医院徐向东。时任中国疾病预防控制中心主任王宇、中国疾病预防控制中心慢性非传染性疾病预防控制中心主任王临虹和监测室主任王丽敏大力合作，在2013—2014年组织的“中国慢性病及其危险因素监测”实施之后为中国精神卫生调查提供了抽样现场和调查协调支持。国际知名、国内一流的社会调查专业机构北京大学中国社会科学调查中心在主任李强和主任助理严洁领导下承担了大部分现场调查的执行工作。天津市安定医院徐广明团队完成了调查所需重要工具的培训。在以卫生部统计信息中心原主任、北京大学公共卫生学院教授陈育德为总顾问，北京大学第六医院时任院长于欣、中华医学会精神医学分会前主任委员周东丰、北京大学医学部前党委书记郭岩等专家顾问的支持和指导下，首次全国精神障碍流行病学调查得以完成。调查覆盖全国31个省、自治区、直辖市（不包括香港、澳门、台湾）的157个全国疾病监测点，调查完成32 552人，共调查7分类36类别精神障碍。调查采用复合性国际诊断交谈表获得5类精神障碍的诊断，采用DSM-Ⅳ障碍定式临床检查获得精神分裂症及其他精神病性障碍的诊断，采用10/66国际痴呆研究的工具获得老年期痴呆的诊断，采用世界卫生组织残疾评定量表对精神残疾进行评定，同时调查获得社会人口学资料以及卫生服务利用现况。实施过程采用了先进的电子化调查系统进行实地访谈、核查和全程质量控制，有效地控制了随机误差和系统误差。为了落实中央政府“西部大开发”的政策，专门设计实施了乌鲁木齐市和宁夏回族自治区的扩大样本调查，获得两地区有人群代表性的精神障碍患病率和分布，以及卫生服务利用现况。现场调查完成后，经过严谨而细致的数据分析，项目组向当时的国家卫生和计划生育委员会提交了研究报告。国家卫生和计划生育委员会于2017年4月7日世界卫生日发布了主要结果。报告主要结果的第一篇文章 *Prevalence of mental disorders in China: a cross-sectional epidemiological study* 于2019年2月在 *Lancet Psychiatry* 发表，十年磨一剑的研究结果终于公布于世。随后，《中国心理卫生杂志》和《生命时报》共同主办了“中国精神卫生调查高层论坛”。中国精神卫生调查引起了国内外精神卫生领域专家和学者以及媒体的广泛关注。研究成果在中国医学科学院主办的首届中国医学重大进展发布会上被评选为“2019年度中国医学重大进展”中卫生健康与环境医学领域5项重大进展之一，并入选健康报社评选的“2019年度中国、国际‘双十大’医学科技新闻”。

北京大学医学出版社时任总编辑赵莳以敏锐的眼光认识到中国精神卫生调查的里程碑意义，其成果将对全国精神卫生领域的预防和科研发挥至关重要的作用，因此她组建了编辑团队，与项目组及所有合作单位负责人组成的编写委员会合作，立项出版“中国精神障碍疾病负担及卫生服务利用现况”丛书，并成功申请到2017年度国家出版基金项目、“十三五”国家重点出版物出版规划项目。丛书分为4册，详细介绍迄今我国精神障碍流行病学研究中涉及相关学科最多、调查所含精神障碍病种最多、抽样调查样本量最大、现场实施质量控制最严格、数据管理计算机化程度最高、资料分析方法最复杂、参与合作单位最多的全国精神障碍调查。丛书的第一册《中国精神卫生调查研究方案》详细介绍立项背景、研究设计和内容、抽样方法和权重、诊断标准和工具、指标和统计分析方法，以及精神卫生调查的特殊性和建议。第二册《中国精神卫生调查现场执行及质量控制》详细介绍调查信息系统需求与框架、现场调查的执行和管理、质量控制、大规模流行病学调查中的数据管理要点、中国精神障碍流行病学调查中的精神科访谈、精神障碍流行病学调查的组织和协调。第三册《中国精神卫生调查精神障碍患病率及其分布》简要概述中国精神卫生调查，详细介绍老年期痴呆、酒精药物使用障碍、精神分裂症及其他精神病性障碍、心境障碍、焦虑障碍、进食障碍、间歇性暴发性障碍7类精神障碍患病率和分布及其影响因素，还全面介绍了乌鲁木齐市和宁夏回族自治区精神障碍患病率及其分布。第四册《中国精神卫生调查精神障碍疾病负担及卫生服务利用》详细介绍中国成人精神残疾现况、精神障碍的疾病负担概述、精神卫生服务利用、新中国精神卫生政策的发展、针对新型冠状病毒感染的精神卫生政策、中国的精神卫生服务资源、精神障碍的人群认知和态度、精神障碍患者的照护，还全面介绍了乌鲁木齐市和宁夏回族自治区的卫生服务利用。

此套丛书的出版将促进各级卫生行政部门更加明确当前中国精神障碍流行强度和地区及人群分布特征、精神卫生服务利用现况及各类精神障碍的疾病负担，有利于科学制定精神卫生政策与防控规划，合理配置精神卫生资源，提高精神卫生服务的可得性和可及性；将有效提高国内医学院校和科研院所、精神卫生机构和综合医院精神科的专业人员开展精神障碍流行病学与临床科研工作的水平及质量，以利于各地学习中国精神卫生调查的方法，在本地区开展精神障碍流行病学调查，从而提高科研工作的整体水平，推动精神卫生流行病学的学科发展；将推动社会大众更多了解精神障碍的相关知识，提高社会大众精神卫生知识的普及率，减少精神障碍的社会歧视，提高社会的整体精神卫生水平；将为医学院校精神障碍人群研究方法和流行病学教学提供理论与实践范本，为我国培养高水平、高质量的精神卫生流行病学人才提供有价值的教材。

丛书总主编　黄悦勤

“中国精神卫生调查”项目顾问　沈渔邨

2020 年 6 月

前　言

“中国精神障碍疾病负担及卫生服务利用的研究”（简称“中国精神卫生调查”，China Mental Health Survey，CMHS）由国家卫生健康委员会和科技部资助支持。项目承担单位北京大学第六医院，9家合作单位中南大学、中南大学湘雅二医院、上海市精神卫生中心、四川大学、昆明医科大学第一附属医院、吉林大学、空军军医大学、宁夏医科大学、乌鲁木齐市第四人民医院，3家协作单位北京大学中国社会科学调查中心、中国疾病预防控制中心慢性非传染性疾病预防控制中心、天津市安定医院，以及参加现场调查的31家精神专科医院和综合医院精神科，一共44家单位同心同德、精诚合作，历经10年，圆满完成了CMHS的立项申请、方案设计、现场实施、资料分析，最终撰写科研文章和4册专著，全面展示了中国精神障碍流行病学研究的巨幅画卷。

本册详细介绍了CMHS中精神障碍疾病负担和精神障碍患者卫生服务利用的调查结果和深入分析。第一章全面介绍了精神残疾的研究方法、各类精神障碍的残疾率和致残率及其人群地区分布，以及危险因素的分析；第二章介绍了精神障碍疾病负担的研究方法和各类精神障碍的疾病负担；第三章介绍了精神障碍患者精神卫生服务的咨询率和治疗率，以及影响因素分析；第四章系统地介绍了精神疾病防治政策和社会心理服务政策的发展历程；第五章综述了新型冠状病毒感染疫情暴发后的一系列精神卫生政策，以及产生的作用和启示；第六章全面介绍了精神卫生机构和公共精神卫生服务体系，以及精神卫生专业人员队伍建设；第七章描述了人群对于精神障碍的态度、精神障碍患者的治疗意向和病耻感；第八章介绍了精神障碍患者照护的需求和现况，着重介绍了老年期痴呆的家庭照护；第九章介绍了乌鲁木齐市精神障碍疾病负担和卫生服务利用现况及其特殊性；第十章介绍了宁夏回族自治区精神障碍疾病负担和精神卫生服务现况，以及政策建议。通过阅读本丛书的第四册，读者可以系统地了解中国精神卫生百年的历史沿革，获得CMHS调查的7分类36类别精神障碍的疾病负担的翔实数据，查阅新中国成立以来精神卫生指导策略和各项政策法规。

本册预期通过翔实报告CMHS首次获得的中国精神障碍疾病负担分析结果，使国家政策制定者更加重视精神障碍的防治，以证据为基础制定相关的精神卫生政策和法规。本册还通过详细介绍 CMHS 的研究设计，为今后精神障碍流行病学研究提供方法学，成为科研设计的模板，供精神卫生领域同仁学习借鉴。更重要的是，通过对精神卫生服务利用现况的分析，揭示精神障碍患者求助的误区，以及大众对于精神卫生领域知识的匮乏，从而广泛开展大众健康教育，实现精神健康促进。

值得强调的是，CMHS 采用了与国际一流水平接轨的方法学，因此调查结果受到国际学术界的普遍关注和认可，能够进行跨文化比较研究。著名医学期刊《柳叶刀·精神病学》（*Lancet Psychiatry*）已经发表了两篇 CMHS 结果的论文，提升了我国精神障碍流行病学研究在国际同领域的学术地位，有利于今后开展广泛而深入的国际合作。

作为丛书总主编，首先，我要衷心感谢本册副主编肖水源教授、李涛教授、徐一峰教授，从 CMHS 立项、设计、实施、资料分析、成果发布，直至丛书撰写，他们一如既往地给予我支持和协作。其次，我要感谢所有参加本册丛书编写的作者，包括研究生石永妍、续曦羽，每一位编者通过辛勤的写作将 CMHS 浩瀚的数据呈现为既有理论又有实践的专著。再次，我要感谢丛书的学术秘书张婷婷博士和马超博士为各位编者写作提供各种支持，感谢研究生李媛媛、魏景明、彭睿、徐沛琳、贾娜、田霄翌等同学为书稿的编辑付出了时间和精力。最后，我要特别鸣谢老一代精神病学家沈渔邨院士、张明园教授，以陈育德教授为首的 CMHS 顾问团队，以及丛书编写委员会的全体编委为中国精神卫生事业做出的卓越贡献。

黄悦勤
2022 年 8 月

目 录

第一章 中国成人精神残疾现况

第一节

概 述

一、研究意义

精神障碍与残疾密切相关，精神障碍是导致残疾的重要原因之一。据世界卫生组织（World Health Organization，WHO）估计，精神障碍已成为中国疾病负担的重要原因之一，到 2020 年，它将占疾病总负担的 1/5。对中国 1987 年至 2006 年的残疾流行趋势分析发现，在 20 年间，按年龄调整的精神残疾患病率平均每年增长 13.3%。此外，因精神障碍导致残疾的人群报告社交困难和认知困难的可能性是其他残疾人群的 5 倍以上。与其他残疾人群相比，精神残疾人群在理解和交流、与他人相处、与生活相关的各项活动和社会参与方面更易出现严重或极端困难。

迄今为止，中国精神障碍残疾研究尚不够充分。1987 年中国第一次全国残疾人抽样调查和 2006 年中国第二次全国残疾人抽样调查都是从抽样人群中诊断残疾人，继而再归因于精神障碍，以此进行的研究不是从精神障碍致残的角度研究精神残疾。“中国精神障碍疾病负担及卫生服务利用的研究”（简称“中国精神卫生调查”，China Mental Health Survey，CMHS）首次获得全国成人精神障碍疾病负担的数据，深入研究精神残疾的流行强度及分布、影响因素、服务利用，结果可以为我国制定精神残疾康复和预防的相关卫生规划以及干预措施提供科学依据，从而推动精神残疾康复的理论研究与国际高水平接轨，促进精神残疾康复服务的资源合理分配，促进精神残疾的预防，对于我国精神卫生事业的发展有重要意义。

研究精神残疾的影响因素可以为发现精神残疾的病因和危险因素，以及导致残疾严重程度的因素提供线索，为制定合理的精神残疾康复和预防措施提供依据。在人群中筛查高危的精神障碍患者，可以有针对性地预防或降低其残疾程度，实施精神残疾的第三级预防策略。

精神障碍和躯体疾病导致残疾的作用均是因病而异，但多数精神障碍在社会和个人角色功能方面的损害更多，而具有躯体合并症的精神残疾的残疾程度更高，以往国内外的研究较少将精神障碍和躯体疾病所致的残疾进行系统的比较。CMHS 将精神障碍和躯体疾病所致残疾进行比较研究，将为精神障碍和躯体疾病共病患者的治疗和残疾康复及预防提供科学依据。

深入研究疾病负担位居首位的抑郁症患者的临床表现与残疾及各功能之间的关系，寻找抑郁症患者导致残疾的特异性症状，以此指导临床对导致残疾的高危症状开展有针对性的治疗和干预策略，从而减少精神残疾的发生，降低精神残疾的程度，并实施精神康复手段改善预后。

本章通过对 CMHS 结果进行深入的描述性和分析性流行病学研究，全面描述中国成人精神残疾的残疾率、致残率、残疾程度，及其人群和地区分布特征；分析精神障碍和抑郁症状与残疾的关联，寻找精神残疾的影响因素。

二、研究方法

（一）调查对象

中国 31 个省、自治区、直辖市（不含香港、澳门、台湾）的 18 岁及以上的常住居民，其中常住居民指实际经常居住在某地区一定时间（半年以上，含半年）的常住人口。常住人口判定原则：① 过去 12 个月累计居住满 6 个月的人群。② 排除居住功能区中的居民，如居住在工棚、军队、学生宿舍、养老院等的居民。③ 有能力并自愿接受面对面访谈。

CMHS 于 2012—2015 年采用分层多阶段不等概率的复杂抽样方法，在全中国 31 个省、自治区、直辖市（不含香港、澳门、台湾）157 个疾病监测点的 1256 个村委会和居委会抽取 18 岁及以上社区居民共 32 552 人。调查分为两个阶段，具体的抽样方法和实施步骤详见本套丛书中的《中国精神卫生调查现场执行及质量控制》分册及英文论文。

CMHS 样本量计算方法以我国重点疾病且患病率较低的精神分裂症的患病率 0.6%

为参数进行计算，样本量大约为 30 000 人。按照 75% 的应答率估计，CMHS 调查最终所需接触样本量为 40 000 人。

（二）调查工具

1. 复合性国际诊断交谈表3.0

复合性国际诊断交谈表 3.0（Composite International Diagnostic Interview 3.0，CIDI-3.0）是完全结构化的精神障碍诊断工具，是目前国际公认的适用于经过培训的非精神卫生专业人员使用的精神障碍筛查和诊断的流行病学调查工具。CMHS 调查了 7 分类 36 类别精神障碍，其中采用 CIDI 调查的 6 分类精神障碍包括：①心境（情感）障碍，包括抑郁、躁狂和双相情感障碍；②焦虑障碍，包括惊恐障碍、广场恐怖症、特殊恐怖症、社交恐怖症、强迫障碍、广泛性焦虑障碍、创伤后应激障碍；③物质使用障碍，包括酒精滥用、药物滥用、烟草滥用（CMHS 仅调查酒精和药物使用障碍）；④间歇性暴发性障碍；⑤进食障碍；⑥精神分裂症及其他精神病性障碍（仅为筛查）。前 5 分类精神障碍可以按照 DSM- Ⅳ和 ICD-10 两套诊断分类标准获得疾病诊断。CIDI 中有专门的服务章节，还包括丰富的社会人口学资料，以及与各类精神障碍密切相关的因素，如性别、年龄、城乡、婚姻状况、受教育程度、收入水平、访谈前 12 个月治疗情况等。CIDI 中有专门的慢性疾病章节，包含被访者自报的 12 个月躯体疾病患病情况。此外，CIDI 中还包括访谈者记录章节，可以记录由访谈者观察到的障碍。CIDI 调查的躯体疾病包括：关节炎或风湿病、季节性过敏症、卒中、心脏病发作、心脏病、高血压、哮喘、肺结核、慢性肺病、糖尿病或高血糖、溃疡、人类免疫缺陷病毒（human immunodeficiency virus，HIV）感染、癫痫或惊厥、癌症、事故、受伤或中毒、腹外科或肠道手术，以及访谈者记录章节中由访谈者观察到的障碍，并将其归为三类：视力障碍、听力障碍、肢体障碍。

2. 世界卫生组织残疾评定量表2.0

采用世界卫生组织残疾评定量表 2.0（World Health Organization Disability Assessment Schedule-Ⅱ，WHODAS 2.0）进行残疾评估，该量表是由 WHO 开发的用于评定健康和残疾的量表，可适用于包括精神障碍在内的所有疾病。量表共有 36 题，评定 6 项功能，分别为认知、活动、自我照护、与他人相处、与生活相关的各项活动、社会参与。

CMHS 在 CIDI 中嵌入 WHODAS 2.0，从而可以通过访谈评估精神障碍患者的失能和残疾程度。

3. DSM-Ⅳ轴Ⅰ障碍定式临床检查

DSM-Ⅳ轴Ⅰ障碍定式临床检查（Structured Clinical Interview for DSM-Ⅳ Axis Ⅰ Disorders，SCID-Ⅰ）是针对 DSM-Ⅳ轴Ⅰ的大多数障碍，包括心境障碍、精神病性障碍、物质使用障碍、焦虑障碍、躯体形式障碍、进食障碍、适应障碍等进行诊断的半定式检查工具。SCID 可供熟悉 DSM-Ⅳ分类和诊断标准的精神科医生或受过训练的精神卫生专业人员使用。

CMHS 仅采用 SCID-Ⅰ的概述部分、心境发作（A 节）、精神病性及相关症状（B 节）、精神病性鉴别（C 节）、心境障碍（D 节）对精神分裂症及其他精神病性障碍进行诊断。进行 SCID 访谈的受访者包括所有 CIDI 精神病性障碍筛查阳性和按照设计的比例随机抽取的部分阴性人群，以及由于躯体疾病原因无法回答 CIDI，或者由于精神症状拒绝回答 CIDI 的受访者。

4. 10/66痴呆诊断工具

10/66 痴呆诊断工具为 10/66 国际痴呆研究中采用的研究工具，研究工具的跨文化可比性、效度评价以及相关研究结果已在《柳叶刀》等国际知名杂志发表，获得了国际阿尔茨海默病学会以及世界卫生组织的认可。在诊断老年期痴呆时，该套工具通过收集社区痴呆筛查表以及老年精神状况检查的相关信息，结合受访者教育程度，采用计算机化诊断程序获得老年期痴呆的诊断结果。此外，该工具中还包括了受访者生活照料以及医疗服务的相关信息。CMHS 使用此工具获得老年期痴呆诊断。

（三）精神残疾的评估和躯体疾病的信息收集

1. 精神障碍的诊断

5 类精神障碍的诊断经过 CIDI 访谈获得，由于 WHODAS 评估的是自访谈之日起过去的 30 天之内的功能损害，如果用精神障碍终生患病诊断，可能会导致评估的功能损害与精神障碍不同期，因此，CMHS 采用精神障碍 12 月患病诊断，即根据 CIDI 数据通过运行诊断程序获得以 DSM-Ⅳ为诊断标准的精神障碍 12 月患病诊断。精神分裂症及其他精神病性障碍的诊断经过 SCID-Ⅰ访谈获得，老年期痴呆诊断经过 10/66 痴呆诊断工具获得。CMHS 涉及的精神障碍包括：抑郁症、心境恶劣、抑郁障碍未特定、双相Ⅰ型障碍、双相Ⅱ型障碍、其他双相障碍、躯体疾病所致心境障碍、惊恐障碍、广场恐怖症（不伴惊恐）、特殊恐怖症、社交恐怖症、强迫症、广泛性焦虑障碍、躯体疾病所致焦虑障碍、焦虑障碍未特定、酒精依赖、酒精滥用、药物依赖、药物滥用、间歇性暴发性障碍、进食障碍、精神分裂症及其他精神病性障碍、老年期痴呆。由于创伤后应激障碍 12 月患病及残疾人数较少，且仅有 9378 人进行了是否患有创伤后应激障碍的诊断，故 CMHS 未将创伤后应激障碍纳入分析。

2. 残疾的评估

残疾的诊断是根据 WHODAS 2.0 获得的，世界精神卫生调查（World Mental Health Survey，WMHS）为了节省现场调查时间而设计了长组和短组两条调查路径，CMHS 以此设计在调查的第一阶段对于心境障碍、焦虑障碍、酒精药物使用障碍、间歇性暴发性障碍、进食障碍、任何一类精神障碍（不含精神分裂症及其他精神病性障碍、老年期痴呆）采用 WHODAS 2.0 36 项版本评分大于等于 52 分判定残疾，在调查的第二阶段对于精神分裂症及其他精神病性障碍、老年期痴呆采用 WHODAS 2.0 12 项版本评分大于等于 16 分为标准判定残疾。

使用 WHODAS 2.0 36 项版本对精神残疾的评定是按照中华人民共和国国家标准《残疾人残疾分类和分级》，即患者最近 12 个月符合精神障碍诊断，且 WHODAS 2.0 总分大于等于 52 分。对于符合精神残疾的患者，根据 WHODAS 2.0 总分进一步划分为四级残疾：

（1）精神残疾一级：WHODAS 2.0 值大于或等于 116 分。

（2）精神残疾二级：WHODAS 2.0 值为 106 ～ 115 分。

（3）精神残疾三级：WHODAS 2.0 值为 96 ～ 105 分。

（4）精神残疾四级：WHODAS 2.0 值为 52 ～ 95 分。

$$\text{精神障碍残疾率} = \frac{\text{罹患精神障碍且达到残疾的患者人数}}{\text{调查人数}} \times 100\%$$

$$\text{精神障碍致残率} = \frac{\text{罹患精神障碍且达到残疾的患者人数}}{\text{调查人群罹患精神障碍的人数}} \times 100\%$$

使用 WHODAS 2.0 12 项版本的精神残疾评定，是在已经使用 WHODAS 2.0 36 项版本判定残疾的基础上，以是否残疾为因变量，WHODAS 2.0 12 项版本得分为自变量建立 Logistic 回归模型，并计算每个 WHODAS 2.0 12 项版本得分的灵敏度、特异度，取约登指数最大时的 WHODAS 2.0 12 项版本得分为残疾判定界值。最终残疾判定界值为 16 分。如患者最近 12 个月符合精神障碍诊断，且 WHODAS 2.0 12 项版本评分大于等于 16 分，则判定患者为精神残疾。

精神分裂症及其他精神病性障碍和老年期痴呆由于采用 WHODAS 2.0 12 项版本进行评分，故无法进行残疾等级的划分。

3. 躯体疾病的评估

CMHS 对患者 12 个月躯体疾病的患病情况进行评定和记录。患病信息一方面来自患者的自我报告，另一方面来自访谈者观察，即观察到患者具有视力障碍、听力障碍或肢体障碍。

患者自我报告的躯体疾病包括：关节炎或风湿病、季节性过敏症、卒中、心脏病发作、心脏病、高血压、哮喘、肺结核、慢性肺病、糖尿病或高血糖、胃溃疡或肠溃疡、HIV 感染、癫痫或惊厥、癌症、事故或受伤或中毒、进行过腹外科或肠道手术。同时还包括访谈者观察到的 3 类疾病：视力障碍、听力障碍、肢体障碍。其中 HIV 感染只有 1 人，所以在统计分析时未纳入，因此记录的所有躯体疾病共 18 类。

4. 调查实施过程

CMHS 与中国疾病预防控制中心慢性非传染性疾病预防控制中心（以下简称“慢病中心”）合作，与慢病中心组织的 2013 年中国慢性病及其危险因素监测调查同时进行。调查的抽样设计基于慢病中心的 157 个全国疾病监测点（Disease Surveillance Points，DSP），在其框架上进行多阶段不等概率抽样。DSP 具有良好的全国代表性，已经过国内外抽样专家的多轮论证，并运行疾病监测多年，具有很好的科学性。具体实施过程详见本套丛书中的《中国精神卫生调查现场执行及质量控制》及英文论著。

三、CMHS受访者社会人口学信息

CMHS 调查共抽取样本户 40 964 户，其中符合调查资格的样本为 38 593 户，完成有效 Kish 问卷数 32 552 人。在第一阶段完成 CIDI 访谈 28 140 人，以此获得心境障碍、焦虑障碍、酒精药物使用障碍、间歇性暴发性障碍、进食障碍 5 类疾病诊断。调查样本的社会人口学特征见表 1-1。

表 1-1 5 类精神障碍调查样本的社会人口学特征（$n = 28\ 140$）

人口学因素	类别	受访者人数	构成比（%）
性别	男	12 535	44.55
	女	15 605	55.45
年龄组	18 ~	4762	16.95
	35 ~	9344	33.26
	50 ~	9565	34.05
	65 ~	3977	14.16
	80 ~	447	1.59
居住地	城市	12 720	45.20
	农村	15 420	54.80
婚姻状况	未婚 / 离婚 / 分居 / 丧偶	3943	14.01
	已婚	24 197	85.99
受教育程度	文盲 / 小学以下	8105	28.83
	小学	5929	21.09
	中学	11 995	42.67
	大专及以上	2082	7.41
收入水平	低	9334	33.17
	中	8685	30.86
	高	10 121	35.97

CMHS 调查精神分裂症及其他精神病性障碍的样本为 1860 人，样本社会人口学特征见表 1-2。

表 1-2　精神分裂症及其他精神病性障碍调查样本的社会人口学特征（$n = 1860$）

人口学因素	类别	受访者人数	构成比（%）
性别	男	850	45.70
	女	1010	54.30
年龄组	18 ~	239	12.90
	35 ~	584	31.53
	50 ~	670	36.18
	65 ~	307	16.58
	80 ~	52	2.81
居住地	城市	846	45.48
	农村	1014	54.52
婚姻状况	未婚 / 离婚 / 分居 / 丧偶	334	18.01
	已婚	1521	81.99
受教育程度	文盲 / 小学以下	626	34.13
	小学	407	22.19
	中学	702	38.28
	大专及以上	99	5.40
收入水平	低	582	32.97
	中	536	30.37
	高	647	36.66

CMHS 调查老年期痴呆的样本为 2461 人，样本社会人口学特征见表 1-3。

表 1-3　老年期痴呆调查样本的社会人口学特征（$n = 2461$）

人口学因素	类别	受访者人数	构成比（%）
性别	男	1063	49.40
	女	1398	50.60
年龄组	55 ~	1257	53.96
	65 ~	1031	42.58
	80 ~	172	3.45
居住地	城市	960	44.11
	农村	1500	55.89

续表

人口学因素	类别	受访者人数	构成比（%）
婚姻状况	未婚/离婚/分居/丧偶	565	16.68
	已婚	1896	83.32
受教育程度	文盲/小学以下	1333	50.26
	小学	561	24.78
	中学	520	23.67
	大专及以上	46	1.29
收入水平	低	1251	47.42
	中	667	30.79
	高	543	21.79

第二节

中国成人各类精神障碍残疾率及人群和地区分布

一、5类精神障碍残疾率及人群和地区分布

1. 5类精神障碍残疾率

表1-4描述了CMHS调查的心境障碍、焦虑障碍、酒精药物使用障碍、间歇性暴发性障碍、进食障碍、任何一类精神障碍（不含精神分裂症及其他精神病性障碍、老年期痴呆）残疾率，其中包含精神障碍和躯体疾病共病，上述5类精神障碍中任何一类精神障碍残疾率为2.84%。

残疾率最高的为心境障碍，残疾率为1.70%；其他各类残疾率依次为：焦虑障碍残疾率1.65%、间歇性暴发性障碍残疾率0.35%、酒精药物使用障碍残疾率0.32%、进食障碍残疾率0.02%。

心境障碍各类别的残疾率为0.01% ~ 1.06%，抑郁症残疾率最高（1.06%），其次为心境恶劣（0.52%），最低的为双相Ⅱ型障碍（0.01%）。焦虑障碍各类别的残疾率为0.01% ~ 0.89%，特殊恐怖症残疾率最高（0.89%），其次为强迫症（0.67%），最低的为焦虑障碍未特定（0.01%）。酒精药物使用障碍各类别的残疾率为0.001% ~ 0.17%，酒精依赖残疾率最高（0.17%），其次为酒精滥用（0.09%），最低的为药物滥用（0.001%）。

表 1-4 5 类精神障碍残疾率（n = 28 140）

精神障碍类别	残疾人数	残疾率（%）	残疾率 95%CI（%）
Ⅰ．心境障碍			
抑郁障碍	446	1.40	1.13 ~ 1.66
抑郁症	365	1.06	0.85 ~ 1.28
心境恶劣	175	0.52	0.39 ~ 0.65
抑郁障碍未特定	71	0.32	0.20 ~ 0.44
双相障碍	86	0.30	0.19 ~ 0.41
双相Ⅰ型障碍	66	0.24	0.14 ~ 0.33
双相Ⅱ型障碍	8	0.01	0.002 ~ 0.03
其他双相障碍	12	0.05	0.003 ~ 0.10
躯体疾病所致心境障碍	15	0.05	0.01 ~ 0.08
任何一类心境障碍	537	1.70	1.40 ~ 2.01
Ⅱ．焦虑障碍			
惊恐障碍	58	0.17	0.10 ~ 0.25
广场恐怖症（不伴惊恐）	55	0.18	0.11 ~ 0.26
特殊恐怖症	264	0.89	0.69 ~ 1.08
社交恐怖症	79	0.26	0.16 ~ 0.35
强迫症	188	0.67	0.50 ~ 0.84
广泛性焦虑障碍	31	0.10	0.05 ~ 0.16
躯体疾病所致焦虑障碍	27	0.06	0.03 ~ 0.09
焦虑障碍未特定	5	0.01	0.001 ~ 0.01
任何一类焦虑障碍	502	1.65	1.36 ~ 1.94
Ⅲ．酒精药物使用障碍			
酒精使用障碍	66	0.26	0.16 ~ 0.36
酒精依赖	43	0.17	0.08 ~ 0.25
酒精滥用	23	0.09	0.04 ~ 0.15
药物使用障碍	24	0.07	0.02 ~ 0.11
药物依赖	23	0.07	0.02 ~ 0.11
药物滥用	1	0.001	0 ~ 0.003
任何一类酒精药物使用障碍	89	0.32	0.21 ~ 0.44
Ⅳ．间歇性暴发性障碍			
间歇性暴发性障碍	99	0.35	0.23 ~ 0.47
Ⅴ．进食障碍			
任何一类进食障碍	2	0.02	0 ~ 0.06
Ⅵ．任何一类精神障碍			
任何一类精神障碍*	879	2.84	2.40 ~ 3.28

*包含心境障碍、焦虑障碍、酒精药物使用障碍、间歇性暴发性障碍、进食障碍 5 类。

由于创伤后应激障碍 12 月患病（35 人）及残疾（23 人）人数较少，且仅有 9378 人进行了创伤后应激障碍的诊断，故本章未将创伤后应激障碍纳入分析。

2. 5类及任何一类精神障碍残疾率性别分布

表 1-5 描述了心境障碍、焦虑障碍、酒精药物使用障碍、间歇性暴发性障碍、进食障碍、5 类精神障碍中任何一类精神障碍残疾率的性别分布。单因素分析结果显示，酒精药物使用障碍残疾率男性高于女性（$P < 0.05$）。心境障碍、焦虑障碍、间歇性暴发性障碍、进食障碍、任何一类精神障碍残疾率的性别分布差异无统计学意义（$P > 0.05$）。

心境障碍各类别残疾率的性别分布差异均无统计学意义（$P > 0.05$）；焦虑障碍中广场恐怖症（不伴惊恐）、特殊恐怖症和社交恐怖症残疾率均为女性高于男性（$P < 0.05$），其余焦虑障碍各类别残疾率的性别分布差异均无统计学意义（$P > 0.05$）；酒精药物使用障碍中酒精依赖残疾率男性高于女性（$P < 0.05$），药物依赖残疾率女性高于男性（$P < 0.05$）。

表 1-5　5 类及任何一类精神障碍残疾率的性别分布（$n = 28\,140$）

精神障碍类别	男性			女性			P
	残疾人数	残疾率（%）	残疾率95%CI（%）	残疾人数	残疾率（%）	残疾率95%CI（%）	
Ⅰ．心境障碍							
抑郁障碍	167	1.32	0.98 ~ 1.65	279	1.48	1.16 ~ 1.80	0.391
抑郁症	132	0.94	0.68 ~ 1.20	233	1.19	0.91 ~ 1.46	0.144
心境恶劣	56	0.42	0.26 ~ 0.59	119	0.61	0.43 ~ 0.79	0.092
抑郁障碍未特定	33	0.37	0.18 ~ 0.57	38	0.27	0.14 ~ 0.40	0.345
双相障碍	36	0.32	0.15 ~ 0.49	50	0.29	0.15 ~ 0.43	0.786
双相Ⅰ型障碍	30	0.24	0.09 ~ 0.39	36	0.23	0.11 ~ 0.35	0.916
双相Ⅱ型障碍	3	0.01	0 ~ 0.02	5	0.02	0 ~ 0.04	0.372
其他双相障碍	3	0.07	0 ~ 0.15	9	0.04	0.01 ~ 0.07	0.390
躯体疾病所致心境障碍	4	0.03	0 ~ 0.08	11	0.06	0 ~ 0.13	0.546
任何一类心境障碍	204	1.63	1.27 ~ 1.99	333	1.78	1.40 ~ 2.16	0.471
Ⅱ．焦虑障碍							
惊恐障碍	23	0.16	0.05 ~ 0.27	35	0.18	0.08 ~ 0.29	0.736

续表

精神障碍类别	男性			女性			P
	残疾人数	残疾率（%）	残疾率95%CI（%）	残疾人数	残疾率（%）	残疾率95%CI（%）	
广场恐怖症（不伴惊恐）	16	0.06	0.02 ~ 0.10	39	0.31	0.16 ~ 0.46	< 0.0001
特殊恐怖症	88	0.64	0.43 ~ 0.85	176	1.14	0.87 ~ 1.42	0.001
社交恐怖症	32	0.17	0.08 ~ 0.26	47	0.35	0.18 ~ 0.51	0.042
强迫症	88	0.71	0.50 ~ 0.91	100	0.64	0.41 ~ 0.86	0.597
广泛性焦虑障碍	13	0.10	0.01 ~ 0.18	18	0.10	0.04 ~ 0.17	0.882
躯体疾病所致焦虑障碍	10	0.04	0 ~ 0.09	17	0.07	0.03 ~ 0.12	0.451
焦虑障碍未特定	2	0.01	0 ~ 0.02	3	0.01	0 ~ 0.01	0.866
任何一类焦虑障碍	200	1.49	1.14 ~ 1.84	302	1.81	1.44 ~ 2.18	0.135
Ⅲ．酒精药物使用障碍							
酒精使用障碍	60	0.49	0.29 ~ 0.69	6	0.02	0.005 ~ 0.04	< 0.0001
酒精依赖	37	0.31	0.15 ~ 0.46	6	0.02	0.005 ~ 0.04	< 0.0001
酒精滥用	23	0.18	0.08 ~ 0.29	0	—	—	—
药物使用障碍	3	0.02	0 ~ 0.05	21	0.12	0.03 ~ 0.20	0.023
药物依赖	3	0.02	0 ~ 0.05	20	0.11	0.03 ~ 0.20	0.025
药物滥用	0	—	—	1	0.002	0 ~ 0.01	—
任何一类酒精药物使用障碍	62	0.50	0.31 ~ 0.70	27	0.14	0.05 ~ 0.22	< 0.0001
Ⅳ．间歇性暴发性障碍							
间歇性暴发性障碍	54	0.40	0.19 ~ 0.62	45	0.30	0.19 ~ 0.40	0.338
Ⅴ．进食障碍							
任何一类进食障碍	1	0.01	0 ~ 0.04	1	0.03	0 ~ 0.10	0.508
Ⅵ．任何一类精神障碍							
任何一类精神障碍*	363	2.76	2.22 ~ 3.30	516	2.92	2.43 ~ 3.41	0.579

*包含心境障碍、焦虑障碍、酒精药物使用障碍、间歇性暴发性障碍、进食障碍5类。

3. 5类及任何一类精神障碍残疾率年龄分布

表1-6描述了心境障碍、焦虑障碍、酒精药物使用障碍、间歇性暴发性障碍、进

食障碍、5类精神障碍中任何一类精神障碍残疾率的年龄分布。单因素分析结果显示，心境障碍、焦虑障碍、任何一类精神障碍残疾率的年龄分布差异有统计学意义（$P < 0.05$）。其中心境障碍、任何一类精神障碍残疾率65 ~ 79岁年龄组最高，焦虑障碍残疾率50 ~ 64岁年龄组最高。酒精药物使用障碍、间歇性暴发性障碍、进食障碍残疾率的年龄分布差异无统计学意义（$P > 0.05$）。

心境障碍中抑郁症残疾率65 ~ 79岁年龄组最高（$P < 0.05$），心境恶劣残疾率80岁及以上年龄组最高（$P < 0.05$），抑郁障碍未特定、双相Ⅰ型障碍、双相Ⅱ型障碍、其他双相障碍、躯体疾病所致心境障碍残疾率的年龄分布差异无统计学意义（$P > 0.05$）。焦虑障碍中惊恐障碍残疾率80岁及以上年龄组最高（$P < 0.05$），特殊恐怖症残疾率50 ~ 64岁年龄组最高（$P < 0.05$），焦虑障碍未特定残疾率80岁及以上年龄组最高（$P < 0.05$），广场恐怖症（不伴惊恐）、社交恐怖症、强迫症、广泛性焦虑障碍、躯体疾病所致焦虑障碍残疾率的年龄分布差异无统计学意义（$P > 0.05$）。酒精药物使用障碍中酒精依赖、酒精滥用、药物使用障碍、药物依赖、药物滥用残疾率的年龄分布差异均无统计学意义（$P > 0.05$）。

表1-6 5类及任何一类精神障碍残疾率的年龄分布（$n = 28\ 095$）

精神障碍类别	18 ~ 34岁			35 ~ 49岁			50 ~ 64岁		
	残疾人数	残疾率（%）	残疾率95%CI（%）	残疾人数	残疾率（%）	残疾率95%CI（%）	残疾人数	残疾率（%）	残疾率95%CI（%）
Ⅰ. 心境障碍									
抑郁障碍	38	0.76	0.41 ~ 1.12	103	1.08	0.71 ~ 1.45	199	2.24	1.71 ~ 2.77
抑郁症	23	0.40	0.18 ~ 0.63	80	0.78	0.46 ~ 1.10	169	1.93	1.44 ~ 2.43
心境恶劣	14	0.15	0.04 ~ 0.26	39	0.37	0.18 ~ 0.56	75	0.83	0.57 ~ 1.09
抑郁障碍未特定	12	0.35	0.10 ~ 0.59	23	0.30	0.13 ~ 0.47	24	0.27	0.10 ~ 0.43
双相障碍	14	0.23	0.07 ~ 0.40	35	0.43	0.20 ~ 0.66	31	0.34	0.17 ~ 0.51
双相Ⅰ型障碍	10	0.17	0.03 ~ 0.31	26	0.34	0.14 ~ 0.54	26	0.28	0.12 ~ 0.44
双相Ⅱ型障碍	0	—	—	4	0.02	0 ~ 0.06	2	0.02	0 ~ 0.05
其他双相障碍	4	0.06	0 ~ 0.14	5	0.07	0 ~ 0.18	3	0.04	0 ~ 0.09

续表

精神障碍类别	18～34岁			35～49岁			50～64岁		
	残疾人数	残疾率（%）	残疾率95%CI（%）	残疾人数	残疾率（%）	残疾率95%CI（%）	残疾人数	残疾率（%）	残疾率95%CI（%）
躯体疾病所致心境障碍	1	0.01	0～0.03	5	0.06	0～0.13	6	0.11	0～0.27
任何一类心境障碍	51	0.95	0.57～1.34	140	1.53	1.07～2.00	231	2.64	2.09～3.18
Ⅱ．焦虑障碍									
惊恐障碍	6	0.11	0～0.25	11	0.08	0.01～0.15	29	0.31	0.13～0.50
广场恐怖症（不伴惊恐）	4	0.11	0～0.23	18	0.22	0.04～0.39	26	0.29	0.10～0.47
特殊恐怖症	20	0.47	0.24～0.70	70	0.80	0.46～1.15	129	1.59	1.14～2.05
社交恐怖症	8	0.14	0.03～0.26	27	0.24	0.07～0.41	35	0.44	0.14～0.74
强迫症	22	0.54	0.26～0.81	59	0.64	0.40～0.89	74	0.88	0.59～1.17
广泛性焦虑障碍	0	—	—	9	0.12	0～0.25	16	0.21	0.06～0.35
躯体疾病所致焦虑障碍	0	—	—	4	0.05	0～0.12	14	0.13	0.04～0.22
焦虑障碍未特定	0	—	—	1	0.01	0～0.02	2	0.01	0～0.02
任何一类焦虑障碍	42	0.97	0.58～1.36	139	1.51	1.12～1.90	219	2.58	2.00～3.17
Ⅲ．酒精药物使用障碍									
酒精使用障碍	9	0.18	0.005～0.35	24	0.35	0.14～0.56	27	0.35	0.16～0.54
酒精依赖	9	0.18	0.005～0.35	15	0.17	0.05～0.28	17	0.21	0.06～0.36
酒精滥用	0	—	—	9	0.18	0.03～0.34	10	0.14	0.05～0.24
药物使用障碍	0	—	—	7	0.08	0.005～0.15	10	0.15	0～0.30
药物依赖	0	—	—	6	0.07	0.002～0.15	10	0.15	0～0.30
药物滥用	0	—	—	1	0.00	0～0.01	0	—	—
任何一类酒精药物使用障碍	9	0.18	0.005～0.35	30	0.41	0.19～0.63	37	0.50	0.27～0.73

续表

精神障碍类别	18 ~ 34岁			35 ~ 49岁			50 ~ 64岁		
	残疾人数	残疾率（%）	残疾率95%CI（%）	残疾人数	残疾率（%）	残疾率95%CI（%）	残疾人数	残疾率（%）	残疾率95%CI（%）
Ⅳ．间歇性暴发性障碍									
间歇性暴发性障碍	17	0.36	0.08 ~ 0.63	35	0.35	0.20 ~ 0.50	40	0.47	0.22 ~ 0.73
Ⅴ．进食障碍									
任何一类进食障碍	1	0.05	0 ~ 0.14	1	0.02	0 ~ 0.06	0	—	—
Ⅵ．任何一类精神障碍									
任何一类精神障碍*	80	1.75	1.18 ~ 2.32	235	2.57	1.97 ~ 3.17	373	4.26	3.49 ~ 5.03

* 包含心境障碍、焦虑障碍、酒精药物使用障碍、间歇性暴发性障碍、进食障碍5类。

续表1-6　5类及任何一类精神障碍残疾率的年龄分布（n = 28 095）

精神障碍类别	65 ~ 79岁			80岁及以上			P
	残疾人数	残疾率（%）	残疾率95%CI（%）	残疾人数	残疾率（%）	残疾率95%CI（%）	
Ⅰ．心境障碍							
抑郁障碍	98	2.86	1.91 ~ 3.81	7	1.96	0 ~ 4.07	< 0.0001
抑郁症	88	2.56	1.63 ~ 3.49	5	0.95	0 ~ 2.19	< 0.0001
心境恶劣	42	1.52	0.70 ~ 2.34	5	1.83	0 ~ 3.92	< 0.0001
抑郁障碍未特定	9	0.30	0 ~ 0.62	2	1.01	0 ~ 2.75	0.657
双相障碍	6	0.09	0.01 ~ 0.17	0	—	—	0.077#
双相Ⅰ型障碍	4	0.07	0 ~ 0.14	0	—	—	0.117#
双相Ⅱ型障碍	2	0.02	0 ~ 0.05	0	—	—	0.993#
其他双相障碍	0	—	—	0	—	—	0.886#
躯体疾病所致心境障碍	3	0.01	0 ~ 0.03	0	—	—	0.178#
任何一类心境障碍	107	2.96	2.00 ~ 3.92	7	1.96	0 ~ 4.07	< 0.0001
Ⅱ．焦虑障碍							
惊恐障碍	11	0.30	0 ~ 0.62	1	0.90	0 ~ 2.63	0.034
广场恐怖症（不伴惊恐）	6	0.12	0.01 ~ 0.23	1	0.04	0 ~ 0.12	0.345
特殊恐怖症	40	1.21	0.61 ~ 1.81	5	0.71	0.002 ~ 1.42	< 0.0001

续表

精神障碍类别	65 ～ 79 岁			80 岁及以上			P
	残疾人数	残疾率(%)	残疾率95%CI(%)	残疾人数	残疾率(%)	残疾率95%CI(%)	
社交恐怖症	9	0.37	0.03 ～ 0.70	0	—	—	0.157#
强迫症	31	0.83	0.39 ～ 1.26	1	0.39	0 ～ 1.16	0.344
广泛性焦虑障碍	5	0.16	0.02 ～ 0.30	1	0.11	0 ～ 0.31	0.701#
躯体疾病所致焦虑障碍	8	0.15	0.01 ～ 0.28	1	0.04	0 ～ 0.12	0.308#
焦虑障碍未特定	1	0.02	0 ～ 0.06	1	0.12	0 ～ 0.37	0.033#
任何一类焦虑障碍	92	2.51	1.53 ～ 3.48	9	2.16	0 ～ 4.39	＜ 0.0001
Ⅲ．酒精药物使用障碍							
酒精使用障碍	6	0.08	0 ～ 0.15	0	—	—	0.169#
酒精依赖	2	0.04	0 ～ 0.10	0	—	—	0.592#
酒精滥用	4	0.04	0 ～ 0.08	0	—	—	0.244#
药物使用障碍	6	0.05	0.01 ～ 0.10	1	0.56	0 ～ 1.69	0.076#
药物依赖	6	0.05	0.01 ～ 0.10	1	0.56	0 ～ 1.69	0.071#
药物滥用	0	—	—	0	—	—	—
任何一类酒精药物使用障碍	12	0.13	0.04 ～ 0.22	1	0.56	0 ～ 1.69	0.059
Ⅳ．间歇性暴发性障碍							
间歇性暴发性障碍	7	0.11	0 ～ 0.23	0	—	—	0.390#
Ⅴ．进食障碍							
任何一类进食障碍	0	—	—	0	—	—	0.558#
Ⅵ．任何一类精神障碍							
任何一类精神障碍*	177	4.62	3.36 ～ 5.88	12	2.86	0.36 ～ 5.36	＜ 0.0001

* 包含心境障碍、焦虑障碍、酒精药物使用障碍、间歇性暴发性障碍、进食障碍 5 类。

\# 对于某一年龄段残疾人数为 0 的疾病，P 值为去掉该组后再进行比较的 P 值。

4. 5类及任何一类精神障碍残疾率城乡分布

表 1-7 描述了心境障碍、焦虑障碍、酒精药物使用障碍、间歇性暴发性障碍、进食障碍、5 类精神障碍中任何一类精神障碍残疾率的城乡分布。单因素分析结果显示，心境障碍、焦虑障碍、酒精药物使用障碍、间歇性暴发性障碍、任何一类精神障碍残疾率的城乡分布差异无统计学意义（$P > 0.05$）。

心境障碍中躯体疾病所致心境障碍残疾率城市高于农村（$P < 0.05$），其余心境障碍各类别残疾率的城乡分布差异无统计学意义（$P > 0.05$）。焦虑障碍中强迫症残疾率农村高于城市（$P < 0.05$）。其余焦虑障碍各类别残疾率的城乡分布差异无统计学意义（$P > 0.05$）。酒精依赖、酒精滥用和药物依赖残疾率的城乡分布差异均无统计学意义（$P > 0.05$）。

表 1-7　5 类及任何一类精神障碍残疾率的城乡分布（$n = 28\,140$）

精神障碍类别	城市			农村			P
	残疾人数	残疾率（%）	残疾率95%CI（%）	残疾人数	残疾率（%）	残疾率95%CI（%）	
Ⅰ．心境障碍							
抑郁障碍	156	1.18	0.91 ~ 1.46	290	1.63	1.19 ~ 2.06	0.060
抑郁症	124	0.88	0.65 ~ 1.11	241	1.26	0.90 ~ 1.62	0.067
心境恶劣	58	0.41	0.26 ~ 0.57	117	0.63	0.41 ~ 0.85	0.106
抑郁障碍未特定	28	0.29	0.13 ~ 0.45	43	0.35	0.18 ~ 0.52	0.583
双相障碍	25	0.25	0.12 ~ 0.38	61	0.36	0.18 ~ 0.53	0.330
双相Ⅰ型障碍	21	0.20	0.08 ~ 0.33	45	0.27	0.12 ~ 0.43	0.512
双相Ⅱ型障碍	1	0.01	0 ~ 0.03	7	0.02	0.004 ~ 0.04	0.414
其他双相障碍	3	0.04	0 ~ 0.10	9	0.07	0 ~ 0.13	0.562
躯体疾病所致心境障碍	8	0.07	0.01 ~ 0.13	7	0.02	0.001 ~ 0.03	0.008
任何一类心境障碍	184	1.48	1.20 ~ 1.76	353	1.94	1.44 ~ 2.45	0.071
Ⅱ．焦虑障碍							
惊恐障碍	19	0.18	0.06 ~ 0.31	39	0.16	0.08 ~ 0.24	0.757
广场恐怖症（不伴惊恐）	16	0.16	0.04 ~ 0.29	39	0.20	0.09 ~ 0.31	0.680
特殊恐怖症	92	0.87	0.59 ~ 1.15	172	0.90	0.64 ~ 1.17	0.890
社交恐怖症	30	0.28	0.13 ~ 0.43	49	0.23	0.12 ~ 0.34	0.652
强迫症	62	0.53	0.35 ~ 0.70	126	0.83	0.57 ~ 1.08	0.023
广泛性焦虑障碍	9	0.09	0.01 ~ 0.18	22	0.11	0.05 ~ 0.18	0.705
躯体疾病所致焦虑障碍	11	0.05	0.01 ~ 0.09	16	0.07	0.02 ~ 0.11	0.612
焦虑障碍未特定	1	0.002	0 ~ 0.01	4	0.01	0 ~ 0.03	0.145
任何一类焦虑障碍	172	1.48	1.17 ~ 1.79	330	1.83	1.37 ~ 2.29	0.156
Ⅲ．酒精药物使用障碍							
酒精使用障碍	23	0.24	0.08 ~ 0.39	43	0.28	0.14 ~ 0.42	0.674

续表

精神障碍类别	城市			农村			P
	残疾人数	残疾率（%）	残疾率95%CI（%）	残疾人数	残疾率（%）	残疾率95%CI（%）	
酒精依赖	14	0.15	0.03 ~ 0.26	29	0.19	0.07 ~ 0.30	0.624
酒精滥用	9	0.09	0.01 ~ 0.17	14	0.09	0.02 ~ 0.17	0.927
药物使用障碍	10	0.05	0 ~ 0.11	14	0.09	0.03 ~ 0.15	0.447
药物依赖	10	0.05	0 ~ 0.11	13	0.09	0.02 ~ 0.15	0.467
药物滥用	0	—	—	1	0.002	0 ~ 0.01	—
任何一类酒精药物使用障碍	33	0.29	0.12 ~ 0.45	56	0.36	0.20 ~ 0.52	0.535
Ⅳ. 间歇性暴发性障碍							
间歇性暴发性障碍	39	0.31	0.12 ~ 0.50	60	0.39	0.27 ~ 0.51	0.530
Ⅴ. 进食障碍							
任何一类进食障碍	1	0.03	0 ~ 0.10	1	0.01	0 ~ 0.04	0.552
Ⅵ. 任何一类精神障碍							
任何一类精神障碍*	317	2.58	2.16 ~ 2.99	562	3.12	2.35 ~ 3.89	0.190

* 包含心境障碍、焦虑障碍、酒精药物使用障碍、间歇性暴发性障碍、进食障碍5类。

5. 5类及任何一类精神障碍残疾率婚姻状态分布

表1-8描述了心境障碍、焦虑障碍、酒精药物使用障碍、间歇性暴发性障碍、进食障碍、5类精神障碍中任何一类精神障碍残疾率的婚姻状态分布。单因素分析结果显示，心境障碍、焦虑障碍、酒精药物使用障碍、间歇性暴发性障碍、进食障碍、任何一类精神障碍残疾率的婚姻状态分布差异无统计学意义（$P > 0.05$）。

心境障碍各类别残疾率的婚姻状态分布差异无统计学意义（$P > 0.05$）。焦虑障碍各类别残疾率的婚姻分布差异无统计学意义（$P > 0.05$）。酒精药物使用障碍中药物依赖残疾率已婚人群高于未婚/离婚/分居/丧偶人群（$P < 0.05$）。酒精依赖残疾率的婚姻状态分布差异无统计学意义（$P > 0.05$）。

表 1-8　5 类及任何一类精神障碍残疾率的婚姻状态分布（$n = 28\ 140$）

精神障碍类别	未婚/离婚/分居/丧偶			已婚			P
	残疾人数	残疾率(%)	残疾率 95%CI(%)	残疾人数	残疾率(%)	残疾率 95%CI(%)	
Ⅰ. 心境障碍							
抑郁障碍	101	1.77	1.16 ~ 2.38	345	1.33	1.06 ~ 1.59	0.102
抑郁症	85	1.35	0.86 ~ 1.84	280	1.01	0.80 ~ 1.22	0.116
心境恶劣	43	0.67	0.40 ~ 0.95	132	0.49	0.34 ~ 0.63	0.188
抑郁障碍未特定	14	0.42	0.07 ~ 0.77	57	0.30	0.18 ~ 0.42	0.475
双相障碍	13	0.30	0.06 ~ 0.54	73	0.30	0.18 ~ 0.42	0.963
双相Ⅰ型障碍	7	0.14	0.01 ~ 0.27	59	0.26	0.15 ~ 0.36	0.198
双相Ⅱ型障碍	3	0.04	0 ~ 0.10	5	0.01	0.0004 ~ 0.02	0.059
其他双相障碍	3	0.12	0 ~ 0.30	9	0.04	0 ~ 0.09	0.252
躯体疾病所致心境障碍	3	0.03	0 ~ 0.07	12	0.05	0.01 ~ 0.09	0.508
任何一类心境障碍	115	2.00	1.31 ~ 2.68	422	1.65	1.35 ~ 1.95	0.248
Ⅱ. 焦虑障碍							
惊恐障碍	12	0.36	0.01 ~ 0.70	46	0.13	0.08 ~ 0.19	0.056
广场恐怖症（不伴惊恐）	7	0.09	0.01 ~ 0.16	48	0.20	0.11 ~ 0.29	0.074
特殊恐怖症	44	0.98	0.52 ~ 1.43	220	0.87	0.67 ~ 1.07	0.635
社交恐怖症	9	0.20	0.05 ~ 0.34	70	0.27	0.16 ~ 0.38	0.470
强迫症	35	0.87	0.53 ~ 1.21	153	0.63	0.46 ~ 0.81	0.127
广泛性焦虑障碍	2	0.03	0 ~ 0.07	29	0.11	0.05 ~ 0.18	0.095
躯体疾病所致焦虑障碍	3	0.02	0 ~ 0.05	24	0.06	0.03 ~ 0.10	0.079
焦虑障碍未特定	1	0.003	0 ~ 0.01	4	0.01	0.001 ~ 0.02	0.381
任何一类焦虑障碍	85	1.96	1.25 ~ 2.66	417	1.59	1.32 ~ 1.87	0.234
Ⅲ. 酒精药物使用障碍							
酒精使用障碍	10	0.22	0.01 ~ 0.44	56	0.26	0.15 ~ 0.38	0.746
酒精依赖	10	0.22	0.01 ~ 0.44	33	0.15	0.07 ~ 0.24	0.480
酒精滥用	0	—	—	23	0.11	0.04 ~ 0.17	—
药物使用障碍	1	0.003	0 ~ 0.01	23	0.08	0.03 ~ 0.13	< 0.0001
药物依赖	1	0.003	0 ~ 0.01	22	0.08	0.03 ~ 0.13	< 0.0001
药物滥用	0	—	—	1	0.001	0 ~ 0.003	—
任何一类酒精药物使用障碍	11	0.23	0.01 ~ 0.44	78	0.34	0.21 ~ 0.47	0.415

续表

精神障碍类别	未婚 / 离婚 / 分居 / 丧偶			已婚			P
	残疾人数	残疾率(%)	残疾率95%CI(%)	残疾人数	残疾率(%)	残疾率95%CI(%)	
Ⅳ. 间歇性暴发性障碍							
间歇性暴发性障碍	17	0.34	0.10 ~ 0.57	82	0.35	0.22 ~ 0.48	0.924
Ⅴ. 进食障碍							
任何一类进食障碍	1	0.04	0 ~ 0.13	1	0.02	0 ~ 0.06	0.580
Ⅵ. 任何一类精神障碍							
任何一类精神障碍*	164	3.11	2.14 ~ 4.09	715	2.79	2.37 ~ 3.20	0.439

*包含心境障碍、焦虑障碍、酒精药物使用障碍、间歇性暴发性障碍、进食障碍5类。

6. 5类及任何一类精神障碍残疾率受教育程度分布

表1-9描述了心境障碍、焦虑障碍、酒精药物使用障碍、间歇性暴发性障碍、进食障碍、5类精神障碍中任何一类精神障碍残疾率的受教育程度分布。单因素分析结果显示，心境障碍、焦虑障碍、任何一类精神障碍受教育程度为文盲及小学以下的患者残疾率最高（$P < 0.05$）。酒精药物使用障碍受教育程度为小学的患者残疾率最高（$P < 0.05$）。间歇性暴发性障碍、进食障碍残疾率的受教育程度分布差异无统计学意义（$P > 0.05$）。

心境障碍中抑郁症和心境恶劣受教育程度为文盲及小学以下的患者残疾率最高（$P < 0.05$）。抑郁障碍未特定、双相Ⅰ型障碍、双相Ⅱ型障碍、其他双相障碍和躯体疾病所致心境障碍残疾率的受教育程度分布差异无统计学意义（$P > 0.05$）。焦虑障碍中广场恐怖症（不伴惊恐）、特殊恐怖症、广泛性焦虑障碍受教育程度为文盲及小学以下的患者残疾率最高（$P < 0.05$），其余焦虑障碍残疾率的受教育程度分布差异无统计学意义（$P > 0.05$）。酒精药物使用障碍中酒精依赖、酒精滥用、药物依赖残疾率的受教育程度分布差异无统计学意义（$P > 0.05$）。

7. 5类及任何一类精神障碍残疾率收入水平分布

表1-10描述了心境障碍、焦虑障碍、酒精药物使用障碍、间歇性暴发性障碍、进食障碍、5类精神障碍中任何一类精神障碍残疾率的收入水平分布。单因素分析结果显示，心境障碍、焦虑障碍、任何一类精神障碍低收入人群残疾率高（$P < 0.05$）。酒精

表 1-9　5 类及任何一类精神障碍残疾率的受教育程度分布（n = 28 111）

精神障碍类别	文盲及小学以下			小学			中学			大专及以上			P
	残疾人数	残疾率（%）	残疾率 95%CI（%）	残疾人数	残疾率（%）	残疾率 95%CI（%）	残疾人数	残疾率（%）	残疾率 95%CI(%)	残疾人数	残疾率（%）	残疾率 95%CI（%）	
Ⅰ. 心境障碍													
抑郁障碍	183	2.32	1.69 ~ 2.94	113	1.69	1.14 ~ 2.23	126	0.93	0.68 ~ 1.17	24	1.04	0.32 ~ 1.76	< 0.0001
抑郁症	163	1.99	1.43 ~ 2.55	92	1.32	0.83 ~ 1.80	96	0.69	0.49 ~ 0.90	14	0.22	0.03 ~ 0.41	< 0.0001
心境恶劣	79	0.97	0.60 ~ 1.34	43	0.86	0.46 ~ 1.26	45	0.23	0.14 ~ 0.31	8	0.20	0 ~ 0.39	< 0.0001
抑郁障碍未特定	17	0.31	0.08 ~ 0.53	16	0.33	0.07 ~ 0.59	28	0.23	0.09 ~ 0.37	10	0.82	0.12 ~ 1.51	0.057
双相障碍	22	0.22	0.09 ~ 0.35	25	0.41	0.15 ~ 0.67	38	0.35	0.16 ~ 0.53	1	0.05	0 ~ 0.15	0.147
双相Ⅰ型障碍	17	0.17	0.06 ~ 0.28	19	0.36	0.10 ~ 0.61	30	0.26	0.10 ~ 0.42	0	—	—	0.408[#]
双相Ⅱ型障碍	3	0.02	0 ~ 0.05	3	0.02	0 ~ 0.04	1	0.004	0 ~ 0.01	1	0.05	0 ~ 0.15	0.144
其他双相障碍	2	0.02	0 ~ 0.07	3	0.03	0 ~ 0.08	7	0.08	0 ~ 0.17	0	—	—	0.246[#]
躯体疾病所致心境障碍	3	0.06	0 ~ 0.17	6	0.06	0 ~ 0.13	5	0.04	0 ~ 0.09	1	0.01	0 ~ 0.02	0.711
任何一类心境障碍	206	2.58	1.92 ~ 3.24	140	2.12	1.52 ~ 2.71	165	1.25	0.95 ~ 1.55	26	1.09	0.37 ~ 1.82	< 0.0001
Ⅱ. 焦虑障碍													
惊恐障碍	24	0.33	0.11 ~ 0.54	17	0.21	0.06 ~ 0.36	16	0.10	0.002 ~ 0.21	1	0.05	0 ~ 0.16	0.063
广场恐怖症（不伴惊恐）	25	0.37	0.17 ~ 0.58	13	0.19	0.001 ~ 0.38	16	0.12	0.02 ~ 0.23	1	0.01	0 ~ 0.02	0.013
特殊恐怖症	121	2.03	1.43 ~ 2.63	57	0.60	0.32 ~ 0.88	80	0.55	0.36 ~ 0.74	6	0.51	0 ~ 1.12	< 0.0001
社交恐怖症	33	0.43	0.16 ~ 0.69	13	0.20	0.01 ~ 0.40	31	0.23	0.10 ~ 0.35	2	0.13	0 ~ 0.30	0.217
强迫症	65	0.77	0.45 ~ 1.09	48	0.82	0.38 ~ 1.26	70	0.61	0.40 ~ 0.83	4	0.23	0.08 ~ 0.38	0.129

续表

精神障碍类别	文盲及小学以下			小学			中学			大专及以上			P
	残疾人数	残疾率（%）	残疾率95%CI（%）	残疾人数	残疾率（%）	残疾率95%CI（%）	残疾人数	残疾率（%）	残疾率95%CI(%)	残疾人数	残疾率（%）	残疾率95%CI（%）	
广泛性焦虑障碍	16	0.30	0.08 ~ 0.52	6	0.06	0.002 ~ 0.11	8	0.04	0.004 ~ 0.08	1	0.03	0 ~ 0.09	< 0.0001
躯体疾病所致焦虑障碍	10	0.10	0.02 ~ 0.18	7	0.06	0 ~ 0.13	9	0.05	0 ~ 0.10	1	0.01	0 ~ 0.02	0.334
焦虑障碍未特定	4	0.02	0.003 ~ 0.04	0	—	—	1	0.004	0 ~ 0.01	0	—	—	0.081#
任何一类焦虑障碍	208	2.98	2.32 ~ 3.64	118	1.59	1.02 ~ 2.16	163	1.19	0.87 ~ 1.52	12	0.79	0.13 ~ 1.46	< 0.0001
Ⅲ．酒精药物使用障碍													
酒精使用障碍	17	0.24	0.06 ~ 0.42	20	0.51	0.15 ~ 0.87	27	0.20	0.08 ~ 0.33	2	0.03	0 ~ 0.09	0.020
酒精依赖	10	0.12	0.01 ~ 0.23	10	0.29	0 ~ 0.60	21	0.16	0.06 ~ 0.26	2	0.03	0 ~ 0.09	0.214
酒精滥用	7	0.12	0 ~ 0.26	10	0.22	0.01 ~ 0.42	6	0.05	0.003 ~ 0.09	0	—	—	0.092#
药物使用障碍	9	0.14	0.02 ~ 0.25	4	0.03	0 ~ 0.07	11	0.07	0 ~ 0.14	0	—	—	0.174#
药物依赖	9	0.14	0.02 ~ 0.25	3	0.03	0 ~ 0.06	11	0.07	0 ~ 0.14	0	—	—	0.157#
药物滥用	0	—	—	1	0.004	0 ~ 0.01	0	—	—	0	—	—	—
任何一类酒精药物使用障碍	26	0.38	0.15 ~ 0.60	24	0.54	0.18 ~ 0.91	37	0.26	0.12 ~ 0.40	2	0.03	0 ~ 0.09	0.034
Ⅳ．间歇爆发性障碍													
间歇爆发性障碍	19	0.21	0.04 ~ 0.37	29	0.46	0.21 ~ 0.72	49	0.42	0.16 ~ 0.68	2	0.06	0 ~ 0.17	0.163
Ⅴ．进食障碍													
任何一类进食障碍	0	—	—	1	0.03	0 ~ 0.10	0	—	—	1	0.18	0 ~ 0.55	0.191#
Ⅵ．任何一类精神障碍													
任何一类精神障碍*	346	4.45	3.49 ~ 5.40	220	3.23	2.46 ~ 4.00	278	2.10	1.70 ~ 2.51	34	1.78	0.79 ~ 2.77	< 0.0001

* 包含心境障碍、焦虑障碍、酒精药物使用障碍、间歇爆发性障碍、进食障碍5类。

\# 对于某一受教育程度残疾人数为0的精神障碍。P值为去掉该组后再进行比较的P值。

表 1-10　5 类及任何一类精神障碍残疾率的收入水平分布（n = 28 140）

精神障碍类别	低收入人群			中等收入人群			高收入人群			P
	残疾人数	残疾率（%）	残疾率 95%CI（%）	残疾人数	残疾率（%）	残疾率 95%CI（%）	残疾人数	残疾率（%）	残疾率 95%CI（%）	
Ⅰ. 心境障碍										
抑郁障碍	225	2.38	1.74 ~ 3.02	132	1.16	0.80 ~ 1.52	89	0.77	0.47 ~ 1.07	< 0.0001
抑郁症	191	1.93	1.38 ~ 2.47	109	0.89	0.61 ~ 1.17	65	0.48	0.25 ~ 0.72	< 0.0001
心境恶劣	91	0.99	0.67 ~ 1.30	53	0.36	0.19 ~ 0.52	31	0.25	0.10 ~ 0.41	< 0.0001
抑郁障碍未特定	30	0.44	0.20 ~ 0.69	21	0.27	0.08 ~ 0.46	20	0.26	0.08 ~ 0.43	0.375
双相障碍	35	0.28	0.12 ~ 0.45	33	0.50	0.26 ~ 0.74	18	0.16	0.04 ~ 0.28	0.015
双相Ⅰ型障碍	27	0.23	0.09 ~ 0.38	24	0.35	0.16 ~ 0.55	15	0.14	0.03 ~ 0.26	0.129
双相Ⅱ型障碍	2	0.01	0 ~ 0.02	5	0.03	0 ~ 0.07	1	0.01	0 ~ 0.01	0.028
其他双相障碍	6	0.04	0.001 ~ 0.09	4	0.11	0 ~ 0.26	2	0.01	0 ~ 0.02	0.008
躯体疾病所致心境障碍	13	0.11	0.03 ~ 0.18	1	0.04	0 ~ 0.11	1	0.001	0 ~ 0.002	0.009
任何一类心境障碍	267	2.73	2.01 ~ 3.44	164	1.64	1.17 ~ 2.12	106	0.90	0.57 ~ 1.22	< 0.0001
Ⅱ. 焦虑障碍										
惊恐障碍	32	0.30	0.11 ~ 0.50	14	0.10	0.03 ~ 0.17	12	0.12	0.01 ~ 0.22	0.036
广场恐怖症（不伴惊恐）	27	0.22	0.09 ~ 0.34	20	0.28	0.10 ~ 0.47	8	0.07	0 ~ 0.16	0.088
特殊恐怖症	120	1.16	0.80 ~ 1.53	90	1.03	0.65 ~ 1.42	54	0.54	0.34 ~ 0.74	0.006
社交恐怖症	37	0.30	0.13 ~ 0.48	27	0.29	0.09 ~ 0.49	15	0.19	0.05 ~ 0.32	0.551
强迫症	73	0.93	0.61 ~ 1.25	69	0.68	0.41 ~ 0.95	46	0.45	0.23 ~ 0.67	0.028
广泛性焦虑障碍	22	0.16	0.06 ~ 0.26	9	0.16	0.01 ~ 0.32	0	—	—	0.960#
躯体疾病所致焦虑障碍	18	0.14	0.05 ~ 0.23	6	0.03	0 ~ 0.07	3	0.01	0 ~ 0.01	< 0.0001

续表

精神障碍类别	低收入人群			中等收入人群			高收入人群			P
	残疾人数	残疾率（%）	残疾率95%CI（%）	残疾人数	残疾率（%）	残疾率95%CI（%）	残疾人数	残疾率（%）	残疾率95%CI（%）	
焦虑障碍未特定	2	0.01	0 ~ 0.02	1	0.004	0 ~ 0.01	2	0.01	0 ~ 0.02	0.811
任何一类焦虑障碍	234	2.44	1.84 ~ 3.05	168	1.73	1.24 ~ 2.22	100	0.92	0.63 ~ 1.20	< 0.0001
Ⅲ．酒精药物使用障碍										
酒精使用障碍	28	0.35	0.14 ~ 0.55	22	0.27	0.11 ~ 0.44	16	0.17	0.05 ~ 0.29	0.270
酒精依赖	17	0.24	0.05 ~ 0.42	15	0.19	0.05 ~ 0.34	11	0.08	0.01 ~ 0.15	0.191
酒精滥用	11	0.11	0.002 ~ 0.22	7	0.08	0.01 ~ 0.15	5	0.09	0 ~ 0.19	0.898
药物使用障碍	8	0.09	0.01 ~ 0.17	8	0.11	0 ~ 0.22	8	0.02	0.002 ~ 0.04	0.097
药物依赖	8	0.09	0.01 ~ 0.17	8	0.11	0 ~ 0.22	7	0.02	0.001 ~ 0.03	0.082
药物滥用	0	—	—	0	—	—	1	0.002	0 ~ 0.01	—
任何一类酒精药物使用障碍	35	0.42	0.21 ~ 0.64	30	0.38	0.16 ~ 0.60	24	0.19	0.07 ~ 0.31	0.116
Ⅳ．间歇爆发性障碍										
间歇爆发性障碍	27	0.22	0.09 ~ 0.36	39	0.49	0.30 ~ 0.68	33	0.34	0.15 ~ 0.53	0.088
Ⅴ．进食障碍										
任何一类进食障碍	1	0.05	0 ~ 0.16	1	0.02	0 ~ 0.07	0	—	—	0.530[#]
Ⅵ．任何一类精神障碍										
任何一类精神障碍[*]	411	4.15	3.23 ~ 5.07	284	2.97	2.29 ~ 3.65	184	1.63	1.25 ~ 2.01	< 0.0001

[*] 包含心境障碍、焦虑障碍、酒精药物使用障碍、间歇爆发性障碍、进食障碍 5 类。

[#] 对于某一收入人群残疾人数为 0 的精神障碍，P 值为去掉该组后再进行比较的 P 值。

药物使用障碍、间歇性暴发性障碍、进食障碍残疾率的收入水平分布差异无统计学意义（$P > 0.05$）。

心境障碍中抑郁症、心境恶劣和躯体疾病所致心境障碍低收入人群残疾率高（$P < 0.05$）。双相Ⅱ型障碍和其他双相障碍中等收入人群残疾率高（$P < 0.05$），抑郁障碍未特定和双相Ⅰ型障碍残疾率的收入水平分布差异无统计学意义（$P > 0.05$）。焦虑障碍中惊恐障碍、特殊恐怖症、强迫症和躯体疾病所致焦虑障碍低收入人群残疾率高（$P < 0.05$），焦虑障碍未特定、广场恐怖症（不伴惊恐）、社交恐怖症和广泛性焦虑障碍残疾率的收入水平分布差异无统计学意义（$P > 0.05$）。除药物滥用外，酒精药物使用障碍各类别残疾率的收入水平分布差异无统计学意义（$P > 0.05$）。

二、精神分裂症及其他精神病性障碍残疾率及人群和地区分布

1. 精神分裂症及其他精神病性障碍残疾率

表 1-11 描述了精神分裂症及其他精神病性障碍残疾率。任何一类精神分裂症及其他精神病性障碍的残疾率为 0.34%，其中精神分裂症残疾率为 0.32%，高于其他精神病性障碍残疾率（0.03%）。

表 1-11　精神分裂症及其他精神病性障碍残疾率（$n = 1759$）

精神障碍类别	残疾人数	残疾率（%）	残疾率 95%CI（%）
精神分裂症	9	0.32	0 ~ 0.65
其他精神病性障碍	3	0.03	0 ~ 0.06
任何一类精神分裂症及其他精神病性障碍	12	0.34	0.01 ~ 0.68

2. 精神分裂症及其他精神病性障碍残疾率性别分布

表 1-12 描述了精神分裂症及其他精神病性障碍残疾率的性别分布。单因素分析结果显示，任何一类精神分裂症及其他精神病性障碍残疾率的性别分布差异无统计学意义（$P > 0.05$）。在精神分裂症及其他精神病性障碍中，精神分裂症和其他精神病性障碍残疾率的性别分布差异也无统计学意义（$P > 0.05$）。

表 1-12　精神分裂症及其他精神病性障碍残疾率的性别分布（$n = 1759$）

精神障碍类别	男性			女性			P
	残疾人数	残疾率(%)	残疾率95%CI(%)	残疾人数	残疾率(%)	残疾率95%CI(%)	
精神分裂症	4	0.31	0～0.75	5	0.33	0～0.81	0.952
其他精神病性障碍	2	0.04	0～0.11	1	0.01	0～0.04	0.318
任何一类精神分裂症及其他精神病性障碍	6	0.35	0～0.80	6	0.34	0～0.83	0.978

3. 精神分裂症及其他精神病性障碍残疾率年龄分布

表 1-13 描述了精神分裂症及其他精神病性障碍残疾率的年龄分布。单因素分析结果显示，任何一类精神分裂症及其他精神病性障碍残疾率的年龄分布差异无统计学意义（$P > 0.05$）。其中精神分裂症、其他精神病性障碍残疾率的年龄分布差异也均无统计学意义（$P > 0.05$）。

表 1-13　精神分裂症及其他精神病性障碍残疾率的年龄分布（$n = 1752$）

精神障碍类别	18～34岁			35～49岁		
	残疾人数	残疾率(%)	残疾率95%CI(%)	残疾人数	残疾率(%)	残疾率95%CI(%)
精神分裂症	5	0.59	0～1.46	2	0.33	0～0.89
其他精神病性障碍	0	—	—	1	0.04	0～0.13
任何一类精神分裂症及其他精神病性障碍	5	0.59	0～1.46	3	0.37	0～0.93

续表 1-13　精神分裂症及其他精神病性障碍残疾率的年龄分布（$n = 1752$）

精神障碍类别	50～64岁			65～79岁			P
	残疾人数	残疾率(%)	残疾率95%CI(%)	残疾人数	残疾率(%)	残疾率95%CI(%)	
精神分裂症	1	0.06	0～0.18	1	0.03	0～0.10	0.295
其他精神病性障碍	0	—	—	2	0.11	0～0.27	0.428#
任何一类精神分裂症及其他精神病性障碍	1	0.06	0～0.18	3	0.14	0～0.31	0.371

对于某一年龄段残疾人数为 0 的精神障碍，P 值为去掉该组后再进行比较的 P 值。

4. 精神分裂症及其他精神病性障碍残疾率城乡分布

表 1-14 描述了精神分裂症及其他精神病性障碍残疾率的城乡分布。单因素分析结果显示，任何一类精神分裂症及其他精神病性障碍残疾率农村高于城市（$P < 0.05$）。

在精神分裂症及其他精神病性障碍中，精神分裂症残疾率农村高于城市（$P < 0.05$）。其他精神病性障碍残疾率的城乡分布差异无统计学意义（$P > 0.05$）。

表 1-14　精神分裂症及其他精神病性障碍残疾率的城乡分布（$n = 1759$）

精神障碍类别	城市			农村			P
	残疾人数	残疾率（%）	残疾率 95%CI（%）	残疾人数	残疾率（%）	残疾率 95%CI（%）	
精神分裂症	2	0.04	0 ~ 0.12	7	0.61	0 ~ 1.29	0.001
其他精神病性障碍	2	0.02	0 ~ 0.05	1	0.03	0 ~ 0.10	0.635
任何一类精神分裂症及其他精神病性障碍	4	0.06	0 ~ 0.15	8	0.64	0 ~ 1.32	0.0004

5. 精神分裂症及其他精神病性障碍残疾率婚姻状态分布

表 1-15 描述了精神分裂症及其他精神病性障碍残疾率的婚姻状态分布。单因素分析结果显示，任何一类精神分裂症及其他精神病性障碍残疾率的婚姻状态分布差异无统计学意义（$P > 0.05$）。

在精神分裂症及其他精神病性障碍中，其他精神病性障碍残疾率未婚 / 离婚 / 分居 / 丧偶人群高于已婚人群（$P < 0.05$）。精神分裂症残疾率的婚姻状态分布差异无统计学意义（$P > 0.05$）。

表 1-15　精神分裂症及其他精神病性障碍残疾率的婚姻状态分布（$n = 1759$）

精神障碍类别	未婚 / 离婚 / 分居 / 丧偶			已婚			P
	残疾人数	残疾率（%）	残疾率 95%CI（%）	残疾人数	残疾率（%）	残疾率 95%CI（%）	
精神分裂症	4	0.15	0 ~ 0.38	5	0.35	0 ~ 0.75	0.321
其他精神病性障碍	2	0.12	0 ~ 0.32	1	0.01	0 ~ 0.02	0.001
任何一类精神分裂症及其他精神病性障碍	6	0.27	0 ~ 0.58	6	0.36	0 ~ 0.76	0.725

6. 精神分裂症及其他精神病性障碍残疾率受教育程度分布

表 1-16 描述了精神分裂症及其他精神病性障碍残疾率的受教育程度分布。单因素分析结果显示，任何一类精神分裂症及其他精神病性障碍小学受教育程度的患者残疾率最高（$P < 0.05$），其中精神分裂症小学受教育程度的患者残疾率最高（$P < 0.05$），其他精神病性障碍残疾率的受教育程度分布差异无统计学意义（$P > 0.05$）。

7. 精神分裂症及其他精神病性障碍残疾率收入水平分布

表 1-17 描述了精神分裂症及其他精神病性障碍残疾率的收入水平分布。单因素分析结果显示，任何一类精神分裂症及其他精神病性障碍低收入人群残疾率高（$P < 0.05$）。

在精神分裂症及其他精神病性障碍中，精神分裂症低收入人群残疾率高（$P < 0.05$）。其他精神病性障碍残疾率的收入水平分布差异无统计学意义（$P > 0.05$）。

表 1-16　精神分裂症及其他精神病性障碍残疾率的受教育程度分布（$n = 1759$）

精神障碍类别	文盲及小学以下			小学			中学			P
	残疾人数	残疾率（%）	残疾率95%CI（%）	残疾人数	残疾率（%）	残疾率95%CI（%）	残疾人数	残疾率（%）	残疾率95%CI（%）	
精神分裂症	4	0.26	0 ~ 0.53	3	1.15	0 ~ 2.75	2	0.06	0 ~ 0.18	0.001
其他精神病性障碍	2	0.04	0 ~ 0.11	1	0.08	0 ~ 0.24	0	—	—	0.591#
任何一类精神分裂症及其他精神病性障碍	6	0.30	0.02 ~ 0.58	4	1.24	0 ~ 2.84	2	0.06	0 ~ 0.18	0.0003

对于某一受教育程度残疾人数为 0 的精神障碍，P 值为去掉该组后再进行比较的 P 值。

表 1-17　精神分裂症及其他精神病性障碍残疾率的收入水平分布（$n = 1759$）

精神障碍类别	低收入人群			中等收入人群			高收入人群			P
	残疾人数	残疾率（%）	残疾率95%CI（%）	残疾人数	残疾率（%）	残疾率95%CI（%）	残疾人数	残疾率（%）	残疾率95%CI（%）	
精神分裂症	5	0.72	0 ~ 1.62	2	0.12	0 ~ 0.33	2	0.06	0 ~ 0.18	0.007
其他精神病性障碍	2	0.03	0 ~ 0.07	1	0.06	0 ~ 0.18	0	—	—	0.505[#]
任何一类精神分裂症及其他精神病性障碍	7	0.75	0 ~ 1.65	3	0.18	0 ~ 0.42	2	0.06	0 ~ 0.18	0.009

[#] 对于某一收入人群残疾人数为 0 的精神障碍，P 值为去掉该组后再进行比较的 P 值。

三、老年期痴呆残疾率及人群和地区分布

1. 老年期痴呆残疾率

表 1-18 描述了老年期痴呆残疾率。55 ~ 64 岁年龄组残疾率为 0.73%，65 岁及以上年龄组老年期痴呆残疾率为 2.15%。

表 1-18　老年期痴呆残疾率

年龄组	人数	残疾人数	残疾率（%）	残疾率 95%CI（%）
55 ~ 64 岁	1257	33	0.73	0.41 ~ 1.06
65 岁及以上	1203	76	2.15	1.11 ~ 3.18

2. 老年期痴呆残疾率性别分布

表 1-19 描述了老年期痴呆残疾率的性别分布。单因素分析结果显示，65 岁及以上年龄组老年期痴呆残疾率女性高于男性（$P < 0.05$）。55 ~ 64 岁年龄组老年期痴呆残疾率的性别分布差异无统计学意义（$P > 0.05$）。

表 1-19　老年期痴呆残疾率的性别分布

年龄组	人数	男性			女性			P
		残疾人数	残疾率（%）	残疾率 95%CI（%）	残疾人数	残疾率（%）	残疾率 95%CI（%）	
55 ～ 64 岁	1257	10	0.55	0.18 ～ 0.91	23	0.92	0.35 ～ 1.49	0.269
65 岁及以上	1203	30	1.14	0.60 ～ 1.68	46	3.07	1.18 ～ 4.97	0.007

3. 老年期痴呆残疾率年龄分布

关于老年期痴呆残疾率的年龄分布，单因素分析结果显示老年期痴呆残疾率的年龄分布差异有统计学意义（$P < 0.05$），55 ～ 64 岁年龄组诊断老年期痴呆 33 人，残疾率 0.73%（残疾率 95%CI 0.41 ～ 1.06）；65 ～ 79 岁年龄组诊断老年期痴呆 55 人，残疾率 1.87%（残疾率 95%CI 0.87 ～ 2.86）；80 岁及以上年龄组诊断老年期痴呆 21 人，残疾率 5.58%（残疾率 95%CI 1.34 ～ 9.83）。

4. 老年期痴呆残疾率城乡分布

表 1-20 描述了老年期痴呆残疾率的城乡分布，单因素分析结果显示，55 ～ 64 岁年龄组老年期痴呆残疾率农村高于城市（$P < 0.05$）。65 岁及以上年龄组老年期痴呆残疾率的城乡分布差异无统计学意义（$P > 0.05$）。

表 1-20　老年期痴呆残疾率的城乡分布

年龄组	人数	城市			农村			P
		残疾人数	残疾率（%）	残疾率 95%CI（%）	残疾人数	残疾率（%）	残疾率 95%CI（%）	
55 ～ 64 岁	1257	11	0.36	0.06 ～ 0.65	22	1.03	0.56 ～ 1.51	0.007
65 岁及以上	1202	31	2.73	0.85 ～ 4.60	45	1.70	0.64 ～ 2.76	0.296

5. 老年期痴呆残疾率婚姻状态分布

表 1-21 描述了老年期痴呆残疾率的婚姻状态分布。单因素分析结果显示，55 ～ 64 岁年龄组老年期痴呆残疾率未婚 / 离婚 / 分居 / 丧偶人群高于已婚人群（$P < 0.05$）。65

岁及以上年龄组老年期痴呆残疾率的婚姻状态分布差异无统计学意义（$P > 0.05$）。

表 1-21　老年期痴呆残疾率的婚姻状态分布

年龄组	人数	未婚 / 离婚 / 分居 / 丧偶			已婚			P
		残疾人数	残疾率（%）	残疾率 95%CI（%）	残疾人数	残疾率（%）	残疾率 95%CI（%）	
55 ~ 64 岁	1257	6	2.53	0.16 ~ 4.90	27	0.54	0.23 ~ 0.85	0.005
65 岁及以上	1203	34	3.19	1.79 ~ 4.60	42	1.80	0.62 ~ 2.98	0.093

6. 老年期痴呆残疾率受教育程度分布

表 1-22 描述了老年期痴呆残疾率的受教育程度分布。单因素分析结果显示，65 岁及以上年龄组老年期痴呆受教育程度为文盲及小学以下的患者残疾率高（$P < 0.05$）。55 ~ 64 岁年龄组老年期痴呆残疾率的受教育程度分布差异无统计学意义（$P > 0.05$）。

7. 老年期痴呆残疾率收入水平分布

表 1-23 描述了老年期痴呆残疾率的收入水平分布，单因素分析结果显示，65 岁及以上年龄组老年期痴呆残疾率在低收入人群高（$P < 0.05$）。55 ~ 64 岁年龄组老年期痴呆残疾率的收入水平分布差异无统计学意义（$P > 0.05$）。

表 1-22 老年期痴呆残疾率的受教育程度分布

年龄组	人数	文盲及小学以下			小学			中学			大专及以上			P
		残疾人数	残疾率（%）	残疾率 95%CI（%）	残疾人数	残疾率（%）	残疾率 95%CI（%）	残疾人数	残疾率（%）	残疾率 95%CI（%）	残疾人数	残疾率（%）	残疾率 95%CI（%）	
55 ~ 64 岁	1257	27	1.18	0.50 ~ 1.86	3	0.32	0 ~ 0.80	3	0.35	0 ~ 0.84	0	—	—	0.099[#]
65 岁及以上	1202	53	3.21	1.39 ~ 5.03	12	0.89	0.07 ~ 1.70	10	0.99	0.34 ~ 1.63	1	0.31	0 ~ 0.96	0.0001

[#] 对于某一受教育程度残疾人数为 0 的精神障碍，P 值为去掉该组后再进行比较的 P 值。

表 1-23 老年期痴呆残疾率的收入水平分布

年龄组	人数	低收入人群			中等收入人群			高收入人群			P
		残疾人数	残疾率（%）	残疾率 95%CI（%）	残疾人数	残疾率（%）	残疾率 95%CI（%）	残疾人数	残疾率（%）	残疾率 95%CI（%）	
55 ~ 64 岁	1257	18	1.08	0.48 ~ 1.68	10	0.74	0.03 ~ 1.46	5	0.17	0.01 ~ 0.33	0.068
65 岁及以上	1203	56	3.33	1.49 ~ 5.17	12	0.78	0.33 ~ 1.23	8	0.55	0.10 ~ 1.00	< 0.0001

第三节

中国成人各类精神障碍致残率及人群和地区分布特征

一、5类精神障碍致残率及人群和地区分布

1. 5类精神障碍致残率

表1-24描述了心境障碍、焦虑障碍、酒精药物使用障碍、间歇性暴发性障碍、进食障碍、任何一类精神障碍（不含精神分裂症及其他精神病性障碍、老年期痴呆）致残率及残疾等级人数构成比，其中包含精神障碍和躯体疾病共病，上述5类精神障碍中任何一类精神障碍致残率为31.95%。

在各类精神障碍中进食障碍致残率最高，为89.79%，其他各类精神障碍致残率依次是焦虑障碍致残率为42.17%、心境障碍致残率为41.98%、间歇性暴发性障碍致残率为28.48%、酒精药物使用障碍致残率为16.58%。

心境障碍各类别致残率为23.20% ~ 89.86%，其中躯体疾病所致心境障碍致残率最高（89.86%），其次为双相Ⅰ型障碍（67.86%），最低的为抑郁障碍未特定（23.20%）。

焦虑障碍各类别致残率为13.47% ~ 91.74%，其中躯体疾病所致焦虑障碍致残率最高（91.74%），其次为广场恐怖症（不伴惊恐）（76.33%），最低的为焦虑障碍未特定（13.47%）。

酒精药物使用障碍各类别致残率为8.03% ~ 64.92%，其中药物依赖致残率最高（64.92%），其次为酒精依赖（23.89%），最低的为酒精滥用（8.03%）。

表 1-24 5 类精神障碍的四级残疾的构成

精神障碍类别	患病人数	致残率（%）	致残率 95%CI（%）	残疾等级构成比							
				一级残疾		二级残疾		三级残疾		四级残疾	
				残疾人数	构成比（%）	残疾人数	构成比（%）	残疾人数	构成比（%）	残疾人数	构成比（%）
Ⅰ．心境障碍											
抑郁障碍	1007	38.95	33.89 ~ 44.00	39	7.47	28	6.33	37	9.23	342	76.97
抑郁症	655	50.70	44.30 ~ 57.11	37	9.69	25	7.09	36	12.10	267	71.12
心境恶劣	312	50.29	40.70 ~ 59.88	24	10.11	14	8.37	19	10.13	118	71.39
抑郁障碍未特定	322	23.20	15.87 ~ 30.52	1	0.32	3	4.08	0	—	67	95.60
双相障碍	121	66.17	53.15 ~ 79.19	5	2.39	2	0.71	5	10.37	74	86.53
双相Ⅰ型障碍	91	67.86	52.29 ~ 83.43	5	3.07	2	0.91	4	11.75	55	84.28
双相Ⅱ型障碍	10	61.87	20.26 ~ 100.00	0	—	0	—	0	—	8	100.00
其他双相障碍	20	60.45	29.89 ~ 91.02	0	—	0	—	1	6.97	11	93.03
躯体疾病所致心境障碍	17	89.86	71.26 ~ 100.00	7	63.64	0	—	2	6.87	6	29.49
任何一类心境障碍	1136	41.98	37.33 ~ 46.64	51	8.24	30	5.31	43	9.38	413	77.06
Ⅱ．焦虑障碍											
惊恐障碍	97	64.44	52.18 ~ 76.69	5	4.44	3	4.45	3	3.14	47	87.97
广场恐怖症（不伴惊恐）	75	76.33	63.59 ~ 89.06	7	7.19	1	0.20	5	23.57	42	69.04
特殊恐怖症	609	44.37	38.45 ~ 50.30	17	5.04	14	4.67	24	11.58	209	78.71
社交恐怖症	120	66.07	53.41 ~ 78.73	7	4.03	3	3.36	8	19.60	61	73.01
强迫症	410	41.22	34.41 ~ 48.03	8	2.78	6	1.54	2	0.92	172	94.76
广泛性焦虑障碍	51	50.55	27.93 ~ 73.17	5	18.05	2	4.63	3	7.94	21	69.38

续表

精神障碍类别	患病人数	致残率（%）	致残率 95%CI（%）	残疾等级构成比							
				一级残疾		二级残疾		三级残疾		四级残疾	
				残疾人数	构成比（%）	残疾人数	构成比（%）	残疾人数	构成比（%）	残疾人数	构成比（%）
躯体疾病所致焦虑障碍	29	91.74	76.17 ~ 100.00	8	42.36	0	—	1	1.81	18	55.83
焦虑障碍未特定	15	13.47	0 ~ 27.31	1	21.02	1	7.01	0	—	3	71.97
任何一类焦虑障碍	1134	42.17	37.98 ~ 46.36	35	5.53	23	3.33	30	7.08	414	84.06
Ⅲ．酒精药物使用障碍											
酒精使用障碍	345	14.00	8.64 ~ 19.35	2	6.37	1	1.30	3	3.45	60	88.88
酒精依赖	141	23.89	12.61 ~ 35.17	1	7.11	1	2.02	2	3.00	39	87.87
酒精滥用	204	8.03	3.60 ~ 12.46	1	5.04	0	—	1	4.26	21	90.70
药物使用障碍	44	61.56	44.30 ~ 78.81	0	—	2	1.99	3	2.21	19	95.80
药物依赖	40	64.92	46.25 ~ 83.58	0	—	2	2.01	3	2.24	18	95.75
药物滥用	4	12.24	0 ~ 39.93	0	—	0	—	0	—	1	100.00
任何一类酒精药物使用障碍	387	16.58	10.82 ~ 22.33	2	5.10	3	1.46	6	3.23	78	90.21
Ⅳ．间歇爆发性障碍											
间歇爆发性障碍	290	28.48	18.64 ~ 38.32	2	0.84	3	1.55	3	1.15	91	96.46
Ⅴ．进食障碍											
任何一类进食障碍	5	89.79	71.81 ~ 100.00	0	—	0	—	0	—	2	100.00
Ⅵ．任何一类精神障碍											
任何一类精神障碍*	2362	31.95	28.29 ~ 35.63	60	5.68	38	3.53	60	8.41	721	82.38

* 包含心境障碍、焦虑障碍、酒精药物使用障碍、间歇爆发性障碍、进食障碍 5 类。

2. 5类精神障碍残疾等级构成比

在 WHODAS 2.0 36 项版本评定的 5 类精神障碍中，躯体疾病所致心境障碍一级残疾人数构成比最高，为 63.64%，其余各类精神障碍均为四级残疾人数构成比最高。

5 类精神障碍中任何一类精神障碍四级残疾人数构成比最高（82.38%），二级残疾人数构成比最低（3.53%）。心境障碍四级残疾人数构成比为 77.06%，二级残疾人数构成比最低（5.31%）；焦虑障碍四级残疾人数构成比为 84.06%，二级残疾人数构成比最低（3.33%）；酒精药物使用障碍四级残疾人数构成比为 90.21%，二级残疾人数构成比最低（1.46%）；间歇性暴发性障碍四级残疾人数构成比为 96.46%，一级残疾人数构成比最低（0.84%）。

3. 5类精神残疾患者WHODAS 2.0的6类功能损害评分

（1）WHODAS 2.0 总分

表 1-25 描述了心境障碍、焦虑障碍、酒精药物使用障碍、间歇性暴发性障碍、进食障碍、任何一类精神障碍（不含精神分裂症及其他精神病性障碍、老年期痴呆）精神残疾患者 WHODAS 2.0 评分。这些障碍采用 WHODAS 2.0 36 项版本评分。上述 5 类精神障碍中任何一类精神障碍残疾人群 WHODAS 2.0 总分均值为 74.46。

精神残疾人群总分均值最高的为心境障碍（78.28），其余各类精神残疾人群总分均值依次为：焦虑障碍（73.32）、酒精药物使用障碍（72.89）、间歇性暴发性障碍（67.81）、进食障碍（55.04）。

心境障碍各类别残疾人群的总分均值为 64.71 ～ 111.84，其中躯体疾病所致心境障碍总分均值最高（111.84），其次为心境恶劣（83.90），最低的为其他双相障碍（64.71）。

焦虑障碍各类别残疾人群的总分均值为 67.30 ～ 103.10，其中躯体疾病所致焦虑障碍总分均值最高（103.10），其次为焦虑障碍未特定（90.21），最低的为强迫症（67.30）。

酒精药物使用障碍各类别残疾人群的总分均值为 68.06 ～ 90.00，其中药物滥用总分均值最高（90.00），其次为药物依赖（82.38），最低的为酒精依赖（68.06）。

表 1-25 还描述了各类精神残疾人群不同功能 WHODAS 2.0 评分。

（2）认知功能评分

精神残疾人群认知功能评分均值最高的为心境障碍（12.20），其余各类精神残疾人群认知功能评分均值依次为：焦虑障碍（12.06）、间歇性暴发性障碍（11.63）、酒精药物使用障碍（10.65）、进食障碍（8.58）。

各类别心境障碍残疾人群认知功能评分均值为 10.11 ～ 14.64，其中躯体疾病所致心境障碍评分均值最高（14.64），其次为心境恶劣（13.27），最低的为双相Ⅱ型障碍（10.11）。

各类别焦虑障碍残疾人群认知功能评分均值为 11.41 ～ 15.13，其中躯体疾病所致焦虑障碍评分均值最高（15.13），其次为广泛性焦虑障碍（14.84），最低的为焦虑障碍未特定（11.41）。

各类别酒精药物使用障碍残疾人群认知功能评分均值为 9.42 ～ 15.00，其中药物滥用评分均值最高（15.00），其次为酒精依赖（11.47），最低的为酒精滥用（9.42）。

（3）活动功能评分

精神残疾人群的活动功能评分均值最高的为心境障碍（9.99），其余各类精神残疾人群活动功能评分均值依次为：酒精药物使用障碍（9.38）、焦虑障碍（9.10）、间歇性暴发性障碍（8.48）、进食障碍（5.29）。

心境障碍各类别残疾人群的活动功能评分均值为 6.69 ～ 15.07，其中躯体疾病所致心境障碍评分均值最高（15.07），其次为心境恶劣（11.12），最低的为其他双相障碍（6.69）。

焦虑障碍各类别残疾人群的活动功能评分均值为 7.92 ～ 13.30，其中躯体疾病所致焦虑障碍评分均值最高（13.30），其次为广泛性焦虑障碍（13.06），最低的为广场恐怖症（不伴惊恐）（7.92）。

酒精药物使用障碍各类别残疾人群的活动功能评分均值为 7.49 ～ 11.51，其中药物依赖评分均值最高（11.51），其次为酒精滥用（11.12），最低的为酒精依赖（7.49）。

（4）自我照护功能评分

精神残疾人群的自我照护功能评分均值最高的为心境障碍（6.48），其余各类精神残疾人群的自我照护功能评分均值依次为：酒精药物使用障碍（6.06）、焦虑障碍（6.00）、间歇性暴发性障碍（5.11）、进食障碍（4.00）。

心境障碍各类别残疾人群自我照护功能评分均值为 4.54 ～ 10.49，其中躯体疾病所致心境障碍评分均值最高（10.49），其次为抑郁症（6.87），最低的为其他双相障碍（4.54）。

焦虑障碍各类别残疾人群自我照护功能评分均值为5.33～8.30，其中躯体疾病所致焦虑障碍评分均值最高（8.30），其次为焦虑障碍未特定（7.21），最低的为强迫症（5.33）。

酒精药物使用障碍各类别残疾人群自我照护功能评分均值为5.76～10.00，其中药物滥用评分均值最高（10.00），其次为药物依赖（7.14），最低的为酒精依赖（5.76）。

（5）与他人相处功能评分

精神残疾人群与他人相处功能评分均值最高的为心境障碍（9.72），其余各类精神残疾人群的与他人相处功能评分均值依次为：焦虑障碍（9.22）、酒精药物使用障碍（8.65）、间歇性暴发性障碍（8.21）、进食障碍（6.88）。

心境障碍各类别残疾人群与他人相处功能评分均值为7.79～12.35，其中躯体疾病所致心境障碍评分均值最高（12.35），其次为心境恶劣（10.43），最低的为双相Ⅱ型障碍（7.79）。

焦虑障碍各类别残疾人群与他人相处功能评分均值为8.19～12.37，其中躯体疾病所致焦虑障碍评分均值最高（12.37），其次为社交恐怖症（11.34），最低的为惊恐障碍（8.19）。

各类酒精药物使用障碍残疾人群与他人相处功能评分均值为6.00～8.87，其中酒精依赖评分均值最高（8.87），其次为药物依赖（8.63），最低的为药物滥用（6.00）。

（6）与生活相关的各项活动功能评分

精神残疾人群与生活相关的各项活动功能评分均值最高的为心境障碍（20.82），其余各类精神残疾人群与生活相关的各项活动功能评分均值依次为：酒精药物使用障碍（20.46）、焦虑障碍（19.07）、间歇性暴发性障碍（17.84）、进食障碍（10.83）。

心境障碍各类别残疾人群与生活相关的各项活动功能评分均值为17.42～31.58，其中躯体疾病所致心境障碍评分均值最高（31.58），其次为心境恶劣（22.54），最低的为其他双相障碍（17.42）。

焦虑障碍各类别残疾人群与生活相关的各项活动功能评分均值为17.17～29.00，其中躯体疾病所致焦虑障碍评分均值最高（29.00），其次为焦虑障碍未特定（26.25），最低的为强迫症（17.17）。

酒精药物使用各类别障碍残疾人群与生活相关的各项活动功能评分均值为17.90～28.00，其中药物滥用评分均值最高（28.00），其次为药物依赖（23.73），最低的为酒精依赖（17.90）。

表 1-25　5 类精神残疾患者 WHODAS 2.0 的 6 类功能损害评分（$\bar{x} \pm S$）

精神障碍类别	总分	认知	活动	自我照护	与他人相处	与生活相关的各项活动	社会参与
Ⅰ．心境障碍							
抑郁障碍	78.25±21.56	12.15±4.14	10.22±4.45	6.45±2.93	9.70±3.55	20.83±7.68	18.90±5.47
抑郁症	81.57±21.74	12.71±4.11	10.74±4.47	6.87±3.06	10.22±3.58	21.59±7.47	19.45±5.43
心境恶劣	83.90±21.50	13.27±3.95	11.12±4.59	6.82±2.97	10.43±3.95	22.54±7.32	19.71±5.27
抑郁障碍未特定	67.47±17.04	10.23±3.79	8.62±4.07	5.12±1.58	7.98±2.80	18.35±8.56	17.17±5.59
双相障碍	72.02±19.13	11.86±3.53	7.93±3.03	5.80±2.49	9.32±4.05	18.63±6.63	18.47±5.35
双相Ⅰ型障碍	73.91±20.05	12.03±3.65	8.13±3.07	6.12±2.72	9.66±4.25	18.90±6.91	19.07±5.25
双相Ⅱ型障碍	67.24±7.16	10.11±2.94	9.08±2.22	5.08±0.99	7.79±1.70	18.62±5.92	16.56±2.54
其他双相障碍	64.71±17.85	11.55±3.21	6.69±3.06	4.54±0.95	8.20±3.91	17.42±5.70	16.31±6.69
躯体疾病所致心境障碍	111.84±16.04	14.64±3.13	15.07±4.74	10.49±2.96	12.35±3.41	31.58±6.62	27.71±3.16
任何一类心境障碍	78.28±21.80	12.20±4.04	9.99±4.42	6.48±2.95	9.72±3.65	20.82±7.72	19.08±5.57
Ⅱ．焦虑障碍							
惊恐障碍	74.98±17.92	12.57±3.86	10.14±3.86	6.71±2.31	8.19±3.23	18.99±6.99	18.37±6.28
广场恐怖症（不伴惊恐）	79.05±22.20	13.47±4.00	7.92±3.54	6.77±3.34	10.55±3.67	20.54±8.21	19.79±5.89
特殊恐怖症	74.24±20.62	12.46±4.15	9.36±4.48	6.08±2.75	9.28±3.65	19.08±7.69	17.98±5.68
社交恐怖症	82.73±18.87	13.70±3.72	9.13±3.84	6.92±2.68	11.34±3.61	21.40±6.72	20.24±6.03
强迫症	67.30±16.25	11.70±3.61	7.99±3.60	5.33±2.19	8.93±3.15	17.17±5.53	16.17±4.81
广泛性焦虑障碍	85.71±25.04	14.84±5.09	13.06±4.00	6.60±3.31	10.09±4.21	20.45±9.29	20.67±6.00
躯体疾病所致焦虑障碍	103.10±18.84	15.13±3.60	13.30±3.09	8.30±2.82	12.37±3.43	29.00±5.81	25.00±4.89
焦虑障碍未特定	90.21±15.01	11.41±1.98	11.81±2.70	7.21±1.38	10.34±3.69	26.25±5.55	23.19±4.50
任何一类焦虑障碍	73.32±19.84	12.06±3.85	9.10±4.14	6.00±2.58	9.22±3.43	19.07±7.22	17.87±5.68

续表

精神障碍类别	总分	认知	活动	自我照护	与他人相处	与生活相关的各项活动	社会参与
Ⅲ．酒精药物使用障碍							
酒精使用障碍	70.30±21.75	10.73±4.11	8.79±4.24	5.81±2.98	8.63±3.69	19.52±8.38	16.82±6.09
酒精依赖	68.06±21.96	11.47±3.43	7.49±2.77	5.76±2.77	8.87±3.21	17.90±7.81	16.57±6.27
酒精滥用	74.33±21.14	9.42±4.91	11.12±5.35	5.91±3.40	8.19±4.50	22.44±8.69	17.26±5.85
药物使用障碍	82.48±10.37	10.32±2.41	11.47±3.63	7.17±2.30	8.60±3.41	23.79±4.50	21.13±5.28
药物依赖	82.38±10.58	10.26±2.41	11.51±3.69	7.14±2.33	8.63±3.48	23.73±4.58	21.11±5.39
药物滥用	90.00[#]	15.00[#]	8.00[#]	10.00[#]	6.00[#]	28.00[#]	23.00[#]
任何一类酒精药物使用障碍	72.89±20.08	10.65±3.74	9.38±4.23	6.06±2.86	8.65±3.61	20.46±7.76	17.68±6.14
Ⅳ．间歇爆发性障碍							
间歇爆发性障碍	67.81±14.58	11.63±4.57	8.48±3.77	5.11±1.70	8.21±3.18	17.84±5.57	16.53±5.56
Ⅴ．进食障碍							
任何一类进食障碍	55.04±8.16	8.58±2.33	5.29±1.17	4.00[#]	6.88±3.50	10.83±4.66	19.46±5.83
Ⅵ．任何一类精神障碍							
任何一类精神障碍[*]	74.46±20.34	11.83±4.07	9.51±4.37	6.11±2.76	9.09±3.52	19.79±7.35	18.13±5.58

[*] 包含心境障碍、焦虑障碍、酒精药物使用障碍、间歇爆发性障碍、进食障碍5类。

[#] 因例数太少，无法计算标准差。

（7）社会参与功能评分

精神残疾人群社会参与功能评分均值最高的为进食障碍（19.46），其余各类精神残疾人群社会参与功能评分均值依次为：心境障碍（19.08）、焦虑障碍（17.87）、酒精药物使用障碍（17.68）、间歇性暴发性障碍（16.53）。

心境障碍各类别残疾人群社会参与功能评分均值为 16.31 ~ 27.71，其中躯体疾病所致心境障碍评分均值最高（27.71），其次为心境恶劣（19.71），最低的为其他双相障碍（16.31）。

焦虑障碍各类别残疾人群社会参与功能评分均值为 16.17 ~ 25.00，其中躯体疾病所致焦虑障碍评分均值最高（25.00），其次为焦虑障碍未特定（23.19），最低的为强迫症（16.17）。

酒精药物使用障碍各类别残疾人群社会参与功能评分均值为 16.57 ~ 23.00，其中药物滥用评分均值最高（23.00），其次为药物依赖（21.11），最低的为酒精依赖（16.57）。

4. 5类及任何一类精神障碍致残率性别分布

表 1-26 描述了心境障碍、焦虑障碍、酒精药物使用障碍、间歇性暴发性障碍、进食障碍、5 类精神障碍中任何一类精神障碍致残率的性别分布。单因素分析结果显示，酒精药物使用障碍、任何一类精神障碍致残率女性高于男性（$P < 0.05$）。心境障碍致残率男性高于女性（$P < 0.05$）。焦虑障碍、间歇性暴发性障碍致残率的性别分布差异无统计学意义（$P > 0.05$）。

心境障碍中抑郁障碍未特定致残率男性高于女性（$P < 0.05$）。心境恶劣致残率女性高于男性（$P < 0.05$）。其余心境障碍各类别致残率的性别分布差异无统计学意义（$P > 0.05$）。焦虑障碍各类别致残率的性别分布差异无统计学意义（$P > 0.05$）。酒精药物使用障碍中酒精依赖和药物依赖致残率女性高于男性（$P < 0.05$）。

表 1-26　5 类及任何一类精神障碍致残率的性别分布

精神障碍类别	男性		女性		P
	致残率（%）	致残率 95%CI（%）	致残率（%）	致残率 95%CI（%）	
Ⅰ. 心境障碍					
抑郁障碍	43.78	35.93 ~ 51.64	35.40	30.49 ~ 40.32	0.028
抑郁症	55.10	43.75 ~ 66.46	47.63	41.67 ~ 53.59	0.185
心境恶劣	43.84	30.38 ~ 57.29	56.10	46.85 ~ 65.35	0.026
抑郁障碍未特定	32.39	18.47 ~ 46.31	16.49	9.20 ~ 23.79	0.021
双相障碍	64.99	42.27 ~ 87.70	67.56	54.21 ~ 80.91	0.818
双相Ⅰ型障碍	63.60	36.37 ~ 90.84	73.09	58.86 ~ 87.33	0.467
双相Ⅱ型障碍	100.00	—	51.98	4.00 ~ 99.96	—
其他双相障碍	66.87	27.63 ~ 100.00	51.29	14.85 ~ 87.72	0.101
躯体疾病所致心境障碍	76.38	31.21 ~ 100.00	99.09	97.01 ~ 100.00	0.079
任何一类心境障碍	46.44	39.34 ~ 53.53	38.54	33.74 ~ 43.34	0.035
Ⅱ. 焦虑障碍					
惊恐障碍	61.26	39.41 ~ 83.11	67.50	48.84 ~ 86.16	0.670
广场恐怖症（不伴惊恐）	69.33	40.30 ~ 98.36	77.87	63.16 ~ 92.58	0.546
特殊恐怖症	44.24	33.69 ~ 54.79	44.45	38.16 ~ 50.75	0.970
社交恐怖症	65.04	48.57 ~ 81.51	66.59	49.66 ~ 83.52	0.861
强迫症	42.80	32.98 ~ 52.61	39.57	30.48 ~ 48.65	0.601
广泛性焦虑障碍	48.39	10.32 ~ 86.46	52.79	30.83 ~ 74.75	0.791
躯体疾病所致焦虑障碍	92.64	76.90 ~ 100.00	91.21	74.58 ~ 100.00	0.791
焦虑障碍未特定	20.77	0 ~ 59.31	9.44	0 ~ 22.67	0.284
任何一类焦虑障碍	43.46	36.75 ~ 50.17	41.14	36.30 ~ 45.98	0.559
Ⅲ. 酒精药物使用障碍					
酒精使用障碍	13.90	8.47 ~ 19.32	17.08	0 ~ 35.41	0.703
酒精依赖	22.98	11.46 ~ 34.49	61.59	23.22 ~ 99.96	0.039
酒精滥用	8.34	3.78 ~ 12.91	—	—	—
药物使用障碍	33.07	0 ~ 70.23	74.18	54.86 ~ 93.50	0.045
药物依赖	39.22	0 ~ 79.79	74.74	55.23 ~ 94.26	0.024
药物滥用	—	—	49.84	0 ~ 100.00	—
任何一类酒精药物使用障碍	14.11	8.74 ~ 19.47	49.40	24.23 ~ 74.56	0.0001
Ⅳ. 间歇性暴发性障碍					
间歇性暴发性障碍	24.10	12.10 ~ 36.09	38.12	25.26 ~ 50.98	0.052

续表

精神障碍类别	男性		女性		P
	致残率（%）	致残率 95%CI（%）	致残率（%）	致残率 95%CI（%）	
Ⅴ．进食障碍					
任何一类进食障碍	71.95	24.74 ~ 100.00	100.00	—	—
Ⅵ．任何一类精神障碍					
任何一类精神障碍*	28.92	24.25 ~ 33.59	35.55	31.80 ~ 39.30	0.004

* 包含心境障碍、焦虑障碍、酒精药物使用障碍、间歇性暴发性障碍、进食障碍 5 类。

5. 5类及任何一类精神障碍致残率年龄分布

表 1-27 描述了心境障碍、焦虑障碍、酒精药物使用障碍、间歇性暴发性障碍、进食障碍、5 类精神障碍中任何一类精神障碍致残率的年龄分布。单因素分析结果显示，各类精神障碍均呈现出致残率随年龄增高而增高的趋势。心境障碍、焦虑障碍、酒精药物使用障碍、任何一类精神障碍 80 岁及以上人群致残率最高（$P < 0.05$）。间歇性暴发性障碍致残率的年龄分布差异无统计学意义（$P > 0.05$）。

心境障碍中抑郁症和心境恶劣 80 岁及以上人群致残率最高（$P < 0.05$）。双相Ⅰ型障碍 50 ~ 64 岁人群致残率最高（$P < 0.05$）。抑郁障碍未特定、其他双相障碍类别的致残率的年龄分布差异无统计学意义（$P > 0.05$）。焦虑障碍中广场恐怖症（不伴惊恐）50 ~ 64 岁年龄组致残率最高（$P < 0.05$），特殊恐怖症 80 岁及以上年龄组致残率最高（$P < 0.05$），社交恐怖症 65 ~ 79 岁年龄组致残率最高（$P < 0.05$）。惊恐障碍、强迫症、广泛性焦虑障碍、躯体疾病所致焦虑障、焦虑障碍未特定致残率的年龄分布差异无统计学意义（$P > 0.05$）。酒精药物使用障碍中酒精依赖、酒精滥用、药物依赖致残率的年龄分布差异无统计学意义（$P > 0.05$）。

表 1-27　5 类及任何一类精神障碍致残率的年龄分布

精神障碍类别	18 ~ 34 岁		35 ~ 49 岁		50 ~ 64 岁	
	致残率(%)	致残率 95%CI(%)	致残率(%)	致残率 95%CI(%)	致残率(%)	致残率 95%CI(%)
Ⅰ. 心境障碍						
抑郁障碍	20.97	12.35 ~ 29.58	34.31	26.13 ~ 42.49	54.87	45.24 ~ 64.51
抑郁症	28.40	14.25 ~ 42.56	41.98	30.42 ~ 53.55	61.10	51.00 ~ 71.19
心境恶劣	21.40	6.99 ~ 35.81	42.56	28.15 ~ 56.96	55.75	38.65 ~ 72.85
抑郁障碍未特定	16.96	6.26 ~ 27.67	23.95	13.24 ~ 34.65	33.85	15.75 ~ 51.96
双相障碍	50.51	24.22 ~ 76.80	69.36	51.31 ~ 87.41	89.69	80.04 ~ 99.33
双相Ⅰ型障碍	48.81	18.23 ~ 79.39	74.00	51.60 ~ 96.41	91.06	80.48 ~ 100.00
双相Ⅱ型障碍	—	—	46.53	0 ~ 95.30	100.00	—
其他双相障碍	56.16	9.53 ~ 100.00	61.17	9.84 ~ 100.00	76.47	39.42 ~ 100.00
躯体疾病所致心境障碍	100.00	—	100.00	—	81.41	44.67 ~ 100.00
任何一类心境障碍	23.41	14.97 ~ 31.85	40.41	33.03 ~ 47.79	58.02	48.86 ~ 67.17
Ⅱ. 焦虑障碍						
惊恐障碍	71.05	34.22 ~ 100.00	43.28	17.67 ~ 68.90	62.76	44.83 ~ 80.68
广场恐怖症(不伴惊恐)	65.82	27.15 ~ 100.00	68.30	50.21 ~ 86.39	96.36	92.08 ~ 100.00
特殊恐怖症	36.33	23.57 ~ 49.09	36.67	25.23 ~ 48.10	53.89	45.48 ~ 62.31
社交恐怖症	49.83	20.12 ~ 79.54	57.11	33.87 ~ 80.34	83.50	68.09 ~ 98.90
强迫症	32.61	19.91 ~ 45.32	41.85	28.89 ~ 54.81	47.06	36.93 ~ 57.19
广泛性焦虑障碍	—	—	64.21	18.34 ~ 100.00	49.41	25.30 ~ 73.52
躯体疾病所致焦虑障碍	—	—	100.00	—	88.79	67.83 ~ 100.00
焦虑障碍未特定	—	—	27.79	0 ~ 74.55	10.45	0 ~ 33.18
任何一类焦虑障碍	32.41	22.96 ~ 41.86	38.35	30.97 ~ 45.72	48.67	42.42 ~ 54.92
Ⅲ. 酒精药物使用障碍						
酒精使用障碍	7.78	0.07 ~ 15.49	16.69	8.50 ~ 24.89	21.99	12.87 ~ 31.11
酒精依赖	21.56	1.11 ~ 42.01	21.80	8.95 ~ 34.64	31.16	16.72 ~ 45.61
酒精滥用	—	—	13.72	2.91 ~ 24.53	15.26	5.84 ~ 24.67
药物使用障碍	—	—	64.29	27.32 ~ 100.00	72.25	44.36 ~ 100.00
药物依赖	—	—	63.92	25.89 ~ 100.00	72.25	44.36 ~ 100.00
药物滥用	—	—	76.87	27.01 ~ 100.00	—	—
任何一类酒精药物使用障碍	7.72	0.07 ~ 15.38	18.84	10.50 ~ 27.18	27.70	17.74 ~ 37.66

续表

精神障碍类别	18 ~ 34 岁		35 ~ 49 岁		50 ~ 64 岁	
	致残率（%）	致残率 95%CI（%）	致残率（%）	致残率 95%CI（%）	致残率（%）	致残率 95%CI（%）
Ⅳ．间歇性暴发性障碍						
间歇性暴发性障碍	21.99	5.92 ~ 38.06	32.41	20.50 ~ 44.32	34.60	21.20 ~ 47.99
Ⅴ．进食障碍						
任何一类进食障碍	100.00	—	87.27	56.10 ~ 100.00	—	—
Ⅵ．任何一类精神障碍						
任何一类精神障碍*	19.60	13.50 ~ 25.69	29.84	24.98 ~ 34.70	41.99	36.27 ~ 47.71

*包含心境障碍、焦虑障碍、酒精药物使用障碍、间歇性暴发性障碍、进食障碍 5 类。

续表 1-27　5 类及任何一类精神障碍致残率的年龄分布

精神障碍类别	65 ~ 79 岁		80 岁及以上		P
	致残率（%）	致残率 95%CI（%）	致残率（%）	致残率 95%CI（%）	
Ⅰ．心境障碍					
抑郁障碍	71.56	59.65 ~ 83.48	97.74	93.77 ~ 100.00	< 0.0001
抑郁症	79.37	66.11 ~ 92.63	95.45	87.12 ~ 100.00	< 0.0001
心境恶劣	88.97	79.67 ~ 98.26	98.75	95.89 ~ 100.00	< 0.0001
抑郁障碍未特定	42.99	19.63 ~ 66.35	100.00	—	0.096#
双相障碍	69.25	33.75 ~ 100.00	—	—	0.009#
双相Ⅰ型障碍	62.86	20.19 ~ 100.00	—	—	0.008
双相Ⅱ型障碍	100.00	—	—	—	—
其他双相障碍	—	—	—	—	0.181#
躯体疾病所致心境障碍	100.00	—	—	—	—
任何一类心境障碍	71.58	59.96 ~ 83.19	95.72	88.97 ~ 100.00	< 0.0001
Ⅱ．焦虑障碍					
惊恐障碍	85.96	64.74 ~ 100.00	96.96	88.67 ~ 100.00	0.144
广场恐怖症（不伴惊恐）	89.49	71.96 ~ 100.00	100.00	—	0.008#
特殊恐怖症	58.64	40.87 ~ 76.41	75.65	41.43 ~ 100.00	0.014
社交恐怖症	89.89	72.15 ~ 100.00	—	—	0.002#
强迫症	54.80	32.81 ~ 76.79	100.00	—	0.144#

续表

精神障碍类别	65～79岁		80岁及以上		P
	致残率（%）	致残率95%CI（%）	致残率（%）	致残率95%CI（%）	
广泛性焦虑障碍	92.21	81.31～100.00	100.00	—	0.364#
躯体疾病所致焦虑障碍	89.23	68.31～100.00	100.00	—	0.613#
焦虑障碍未特定	6.79	0～20.26	100.00	—	0.291#
任何一类焦虑障碍	57.33	43.00～71.65	89.36	72.53～100.00	0.0004
Ⅲ．酒精药物使用障碍					
酒精使用障碍	47.01	13.01～81.00	—	—	0.024#
酒精依赖	44.37	0～96.52	—	—	0.679
酒精滥用	49.86	17.25～82.46	—	—	0.334#
药物使用障碍	59.88	14.72～100.00	73.17	22.65～100.00	0.907#
药物依赖	59.88	14.72～100.00	73.17	22.65～100.00	0.901#
药物滥用			—	—	—
任何一类酒精药物使用障碍	51.50	26.50～76.51	67.41	14.85～100.00	0.0002
Ⅳ．间歇性暴发性障碍					
间歇性暴发性障碍	60.94	27.17～94.70	—	—	0.213#
Ⅴ．进食障碍					
任何一类进食障碍	—	—	—	—	—
Ⅵ．任何一类精神障碍					
任何一类精神障碍*	60.12	49.77～70.46	83.26	67.03～99.48	＜0.0001

*包含心境障碍、焦虑障碍、酒精药物使用障碍、间歇性暴发性障碍、进食障碍5类。

#对于某一年龄段残疾人数或不残疾人数为0的疾病，*P*值为去掉该组后再进行比较的*P*值。

6. 5类及任何一类精神障碍致残率城乡分布

表1-28描述了心境障碍、焦虑障碍、酒精药物使用障碍、间歇性暴发性障碍、进食障碍、5类精神障碍中任何一类精神障碍致残率的城乡分布。单因素分析结果显示，心境障碍、焦虑障碍、酒精药物使用障碍、间歇性暴发性障碍、任何一类精神障碍致残率的城乡分布差异无统计学意义（$P > 0.05$）。

心境障碍中躯体疾病所致心境障碍致残率城市高于农村（$P < 0.05$），其余心境障碍致残率的城乡分布差异无统计学意义（$P > 0.05$）。焦虑障碍中特殊恐怖症致残率城市高于农村（$P < 0.05$），躯体疾病所致焦虑障碍致残率农村高于城市（$P < 0.05$）。其余焦虑障碍致残率的城乡分布差异无统计学意义（$P > 0.05$）。除药物滥用外各类酒精药物使用障碍致残率的城乡分布差异无统计学意义（$P > 0.05$）。

表 1-28　5 类及任何一类精神障碍致残率的城乡分布

精神障碍类别	城市		农村		P
	致残率（%）	致残率 95%CI（%）	致残率（%）	致残率 95%CI（%）	
Ⅰ. 心境障碍					
抑郁障碍	34.44	27.36 ~ 41.53	43.39	35.57 ~ 51.20	0.102
抑郁症	45.49	35.84 ~ 55.14	55.49	47.17 ~ 63.80	0.096
心境恶劣	45.13	29.13 ~ 61.12	54.74	44.05 ~ 65.43	0.272
抑郁障碍未特定	21.01	9.81 ~ 32.21	25.53	15.76 ~ 35.30	0.517
双相障碍	67.62	47.32 ~ 87.91	65.11	48.39 ~ 81.84	0.805
双相Ⅰ型障碍	69.09	46.52 ~ 91.65	66.90	46.24 ~ 87.55	0.834
双相Ⅱ型障碍	100.00	—	52.74	8.46 ~ 97.01	—
其他双相障碍	56.93	3.96 ~ 100.00	62.91	27.87 ~ 97.94	0.516
躯体疾病所致心境障碍	99.29	97.76 ~ 100.00	60.05	7.07 ~ 100.00	< 0.0001
任何一类心境障碍	38.29	31.96 ~ 44.63	45.57	38.72 ~ 52.43	0.127
Ⅱ. 焦虑障碍					
惊恐障碍	70.47	51.78 ~ 89.16	58.32	41.63 ~ 75.00	0.342
广场恐怖症（不伴惊恐）	81.00	61.71 ~ 100.00	72.68	52.34 ~ 93.02	0.522
特殊恐怖症	50.91	41.08 ~ 60.73	39.14	31.80 ~ 46.49	0.049
社交恐怖症	68.48	50.15 ~ 86.82	63.25	45.36 ~ 81.13	0.611
强迫症	34.98	24.73 ~ 45.23	46.95	38.17 ~ 55.73	0.065
广泛性焦虑障碍	40.44	4.69 ~ 76.19	64.63	47.43 ~ 81.83	0.129
躯体疾病所致焦虑障碍	88.12	65.63 ~ 100.00	94.88	84.76 ~ 100.00	0.005
焦虑障碍未特定	3.94	0 ~ 12.45	26.86	0 ~ 67.15	0.052
任何一类焦虑障碍	41.32	34.68 ~ 47.95	42.94	36.53 ~ 49.35	0.743
Ⅲ. 酒精药物使用障碍					
酒精使用障碍	11.84	4.61 ~ 19.06	16.77	9.55 ~ 23.98	0.320
酒精依赖	19.99	4.32 ~ 35.66	28.61	13.50 ~ 43.72	0.381
酒精滥用	7.10	0.94 ~ 13.26	9.27	2.59 ~ 15.95	0.651
药物使用障碍	58.00	19.12 ~ 96.89	64.01	47.35 ~ 80.67	0.627
药物依赖	58.00	19.12 ~ 96.89	70.27	50.12 ~ 90.42	0.383

续表

精神障碍类别	城市		农村		P
	致残率（%）	致残率 95%CI（%）	致残率（%）	致残率 95%CI（%）	
药物滥用	—	—	12.24	0 ~ 39.85	—
任何一类酒精药物使用障碍	13.78	6.13 ~ 21.42	20.07	12.51 ~ 27.64	0.214
Ⅳ．间歇性暴发性障碍					
间歇性暴发性障碍	26.44	10.76 ~ 42.13	30.52	20.95 ~ 40.09	0.626
Ⅴ．进食障碍					
任何一类进食障碍	97.69	91.35 ~ 100.00	75.04	29.30 ~ 100.00	—
Ⅵ．任何一类精神障碍					
任何一类精神障碍[*]	29.59	24.81 ~ 34.37	34.39	28.71 ~ 40.07	0.194

[*] 包含心境障碍、焦虑障碍、酒精药物使用障碍、间歇性暴发性障碍、进食障碍 5 类。

7. 5类及任何一类精神障碍致残率婚姻状况分布

表 1-29 描述了心境障碍、焦虑障碍、酒精药物使用障碍、间歇性暴发性障碍、进食障碍、5 类精神障碍中任何一类精神障碍致残率的婚姻状况分布。单因素分析结果显示，心境障碍、焦虑障碍、酒精药物使用障碍、间歇性暴发性障碍、任何一类精神障碍致残率的婚姻状况分布差异无统计学意义（$P > 0.05$）。

表 1-29　5 类及任何一类精神障碍致残率的婚姻状况分布

精神障碍类别	未婚 / 离婚 / 分居 / 丧偶		已婚		P
	致残率（%）	致残率 95%CI（%）	致残率（%）	致残率 95%CI（%）	
Ⅰ．心境障碍					
抑郁障碍	39.93	28.02 ~ 51.83	38.70	33.17 ~ 44.23	0.853
抑郁症	50.38	36.20 ~ 64.55	50.79	43.91 ~ 57.67	0.957
心境恶劣	57.83	37.14 ~ 78.51	48.62	38.21 ~ 59.02	0.213
抑郁障碍未特定	24.90	5.56 ~ 44.24	22.78	15.16 ~ 30.41	0.825
双相障碍	61.85	26.54 ~ 97.16	67.05	53.07 ~ 81.04	0.769
双相Ⅰ型障碍	53.96	4.36 ~ 100.00	69.75	54.05 ~ 85.45	0.474
双相Ⅱ型障碍	100.00	—	46.68	0.43 ~ 92.92	—
其他双相障碍	64.25	14.61 ~ 100.00	58.48	19.98 ~ 96.99	0.390

续表

精神障碍类别	未婚/离婚/分居/丧偶		已婚		P
	致残率（%）	致残率 95%CI（%）	致残率（%）	致残率 95%CI（%）	
躯体疾病所致心境障碍	100.00	—	88.91	68.51 ~ 100.00	—
任何一类心境障碍	41.19	29.45 ~ 52.92	42.17	37.22 ~ 47.12	0.878
Ⅱ. 焦虑障碍					
惊恐障碍	76.96	50.01 ~ 100.00	59.50	46.56 ~ 72.43	0.276
广场恐怖症（不伴惊恐）	56.76	12.23 ~ 100.00	78.58	66.09 ~ 91.07	0.016
特殊恐怖症	58.95	43.00 ~ 74.90	42.13	35.76 ~ 48.50	0.055
社交恐怖症	53.11	17.37 ~ 88.84	68.44	55.35 ~ 81.53	0.144
强迫症	42.57	28.67 ~ 56.47	40.88	32.90 ~ 48.86	0.827
广泛性焦虑障碍	36.01	0 ~ 87.85	51.45	27.57 ~ 75.32	0.528
躯体疾病所致焦虑障碍	100.00	—	91.27	74.86 ~ 100.00	—
焦虑障碍未特定	3.06	0 ~ 11.32	18.11	0 ~ 38.97	0.078
任何一类焦虑障碍	47.16	35.22 ~ 59.10	41.14	36.51 ~ 45.77	0.359
Ⅲ. 酒精药物使用障碍					
酒精使用障碍	12.18	0.56 ~ 23.81	14.35	8.52 ~ 20.17	0.742
酒精依赖	31.11	3.38 ~ 58.84	22.44	10.51 ~ 34.37	0.488
酒精滥用	—	—	9.53	4.43 ~ 14.62	—
药物使用障碍	4.76	0 ~ 15.24	67.18	48.73 ~ 85.62	< 0.0001
药物依赖	4.76	0 ~ 15.24	71.32	51.92 ~ 90.72	< 0.0001
药物滥用	—	—	12.24	0 ~ 39.93	—
任何一类酒精药物使用障碍	12.13	0.72 ~ 23.55	17.39	11.02 ~ 23.76	0.452
Ⅳ. 间歇性暴发性障碍					
间歇性暴发性障碍	21.37	5.37 ~ 37.36	30.35	20.09 ~ 40.61	0.276
Ⅴ. 进食障碍					
任何一类进食障碍	100.00	—	86.16	58.28 ~ 100.00	—
Ⅵ. 任何一类精神障碍					
任何一类精神障碍[*]	31.79	24.18 ~ 39.40	31.99	28.14 ~ 35.84	0.960

[*] 包含心境障碍、焦虑障碍、酒精药物使用障碍、间歇性暴发性障碍、进食障碍 5 类。

除双相Ⅱ型障碍、躯体疾病所致心境障碍外，各类别心境障碍致残率的婚姻状况分布差异无统计学意义（$P > 0.05$）。焦虑障碍中广场恐怖症（不伴惊恐）致残率已婚

人群高于未婚 / 离婚 / 分居 / 丧偶人群（$P < 0.05$）。其余焦虑障碍除躯体疾病所致焦虑障碍外致残率的婚姻状况分布差异无统计学意义（$P > 0.05$）。酒精药物使用障碍中药物依赖致残率已婚人群高于未婚 / 离婚 / 分居 / 丧偶人群（$P < 0.05$）。酒精依赖致残率的婚姻状况分布差异无统计学意义（$P > 0.05$）。

8. 5类及任何一类精神障碍致残率受教育程度分布

表 1-30 描述了心境障碍、焦虑障碍、酒精药物使用障碍、间歇性暴发性障碍、进食障碍、5 类精神障碍中任何一类精神障碍致残率的受教育程度分布。单因素分析结果显示，心境障碍、焦虑障碍、酒精药物使用障碍、间歇性暴发性障碍、任何一类精神障碍受教育程度为文盲及小学以下的患者致残率最高（$P < 0.05$）。

心境障碍中抑郁症、心境恶劣受教育程度为文盲及小学以下的患者致残率最高（$P < 0.05$），其他双相障碍、躯体疾病所致心境障碍受教育程度为中学的患者致残率最高（$P < 0.05$），抑郁障碍未特定、双相Ⅰ型障碍致残率的受教育程度分布差异无统计学意义（$P > 0.05$）。焦虑障碍中特殊恐怖症、社交恐怖症、强迫症和广泛性焦虑障碍受教育程度为文盲及小学以下的患者致残率最高（$P < 0.05$）。惊恐障碍、广场恐怖症（不伴惊恐）、焦虑障碍未特定致残率的受教育程度分布差异无统计学意义（$P > 0.05$）。酒精药物使用障碍中酒精依赖、酒精滥用受教育程度为文盲及小学以下的患者致残率最高（$P < 0.05$）。药物依赖致残率的受教育程度分布差异无统计学意义（$P > 0.05$）。

9. 5类及任何一类精神障碍致残率收入水平分布

表 1-31 描述了心境障碍、焦虑障碍、酒精药物使用障碍、间歇性暴发性障碍、进食障碍、5 类精神障碍中任何一类精神障碍致残率的收入水平分布。单因素分析结果显示，心境障碍、焦虑障碍、酒精药物使用障碍、任何一类精神障碍低收入人群致残率高（$P < 0.05$）。间歇性暴发性障碍致残率的收入水平差异无统计学意义（$P > 0.05$）。

心境障碍中抑郁症、心境恶劣、抑郁障碍未特定低收入人群致残率高（$P < 0.05$）。双相Ⅰ型障碍、双相Ⅱ型障碍和其他双相障碍致残率的收入水平分布差异无统计学意义（$P > 0.05$）。焦虑障碍中社交恐怖症、强迫症低收入人群致残率高（$P < 0.05$）。惊

表 1-30　5 类及任何一类精神障碍致残率的受教育程度分布

精神障碍类别	文盲及小学以下		小学		中学		大专及以上		P
	致残率（%）	致残率 95%CI（%）	致残率（%）	致残率 95%CI（%）	致残率（%）	致残率 95%CI（%）	致残率（%）	致残率 95%CI（%）	
Ⅰ．心境障碍									
抑郁障碍	57.27	48.05 ~ 66.49	42.01	30.29 ~ 53.74	31.01	25.07 ~ 36.96	21.99	8.94 ~ 35.05	< 0.0001
抑郁症	63.55	54.68 ~ 72.43	57.04	42.56 ~ 71.52	41.77	33.20 ~ 50.35	15.94	3.88 ~ 28.00	< 0.0001
心境恶劣	66.01	52.79 ~ 79.24	53.71	36.48 ~ 70.93	34.68	20.09 ~ 49.27	29.29	3.95 ~ 54.63	0.003
抑郁障碍未特定	34.63	15.30 ~ 53.95	23.45	9.61 ~ 37.29	18.57	7.56 ~ 29.58	24.69	6.71 ~ 42.68	0.516
双相障碍	62.72	43.29 ~ 82.14	73.96	39.18 ~ 100.00	67.52	49.41 ~ 85.63	21.91	0 ~ 62.08	0.113
双相Ⅰ型障碍	64.62	46.21 ~ 83.02	73.29	34.24 ~ 100.00	66.83	45.29 ~ 88.37	—	—	0.761#
双相Ⅱ型障碍	100.00	—	55.62	0 ~ 100.00	22.87	0 ~ 72.35	100.00	—	—
其他双相障碍	40.83	0 ~ 100.00	100.00	—	77.28	47.55 ~ 100.00	—	—	0.022#
躯体疾病所致心境障碍	100.00	—	72.60	28.11 ~ 100.00	98.50	94.93 ~ 100.00	100.00	—	0.006#
任何一类心境障碍	57.81	49.78 ~ 65.83	45.89	34.51 ~ 57.27	36.00	29.51 ~ 42.49	22.09	9.54 ~ 34.64	< 0.0001
Ⅱ．焦虑障碍									
惊恐障碍	58.04	36.59 ~ 79.48	67.94	42.67 ~ 93.22	71.36	46.26 ~ 96.46	80.40	40.27 ~ 100.00	0.649
广场恐怖症（不伴惊恐）	85.25	73.11 ~ 97.39	63.32	30.13 ~ 96.51	75.03	47.88 ~ 100.00	100.00	—	0.287#
特殊恐怖症	60.29	51.40 ~ 69.19	29.12	17.57 ~ 40.66	35.43	27.26 ~ 43.61	57.41	24.55 ~ 90.27	< 0.0001
社交恐怖症	89.67	77.61 ~ 100.00	77.49	52.14 ~ 100.00	51.91	33.12 ~ 70.71	59.09	20.12 ~ 98.06	0.002
强迫症	55.61	42.51 ~ 68.70	45.86	28.14 ~ 63.59	38.07	28.03 ~ 48.11	12.81	3.65 ~ 21.97	0.003
广泛性焦虑障碍	77.54	48.16 ~ 100.00	20.98	0 ~ 45.17	38.09	4.54 ~ 71.64	34.64	0 ~ 92.14	0.001
躯体疾病所致焦虑障碍	100.00	—	71.07	25.02 ~ 100.00	100.00	—	100.00	—	—

续表

精神障碍类别	文盲及小学以下		小学		中学		大专及以上		P
	致残率（%）	致残率95%CI（%）	致残率（%）	致残率95%CI（%）	致残率（%）	致残率95%CI（%）	致残率（%）	致残率95%CI（%）	
焦虑障碍未特定	16.51	0 ~ 34.79	—	—	9.61	0 ~ 31.22	—	—	0.067#
任何一类焦虑障碍	57.05	50.12 ~ 63.99	37.35	26.28 ~ 48.42	35.53	29.29 ~ 41.76	28.50	9.68 ~ 47.33	0.001
Ⅲ．酒精药物使用障碍									
酒精使用障碍	31.48	12.02 ~ 50.95	28.96	9.36 ~ 48.56	9.34	4.08 ~ 14.60	1.20	0 ~ 3.07	0.0002
酒精依赖	46.20	17.80 ~ 74.61	35.49	6.27 ~ 64.71	18.66	7.81 ~ 29.51	5.21	0 ~ 14.05	0.045
酒精滥用	23.51	0 ~ 49.28	23.21	4.04 ~ 42.38	3.50	0.61 ~ 6.38	—	—	0.004#
药物使用障碍	61.08	34.91 ~ 87.25	52.23	0 ~ 100.00	72.21	40.81 ~ 100.00	—	—	0.684#
药物依赖	62.17	35.90 ~ 88.44	49.51	0.00 ~ 100.00	81.54	56.19 ~ 100.00	—	—	0.200#
药物滥用	—	—	76.87	27.01 ~ 100.00	—	—	—	—	—
任何一类酒精药物使用障碍	38.15	20.85 ~ 55.44	30.09	10.69 ~ 49.48	11.57	5.62 ~ 17.53	1.18	0 ~ 3.01	< 0.0001
Ⅳ．间歇爆发性障碍									
间歇爆发性障碍	48.49	25.26 ~ 71.73	40.41	20.49 ~ 60.34	26.23	11.85 ~ 40.62	4.75	0 ~ 13.21	0.018
Ⅴ．进食障碍									
任何一类进食障碍	—	—	87.27	56.10 ~ 100.00	—	—	100.00	—	—
Ⅵ．任何一类精神障碍									
任何一类精神障碍*	50.89	44.99 ~ 56.79	36.37	27.94 ~ 44.79	24.51	20.54 ~ 28.48	16.75	9.01 ~ 24.49	< 0.0001

* 包含心境障碍、焦虑障碍、酒精药物使用障碍、间歇爆发性障碍、进食障碍 5 类。

对于某一受教育程度残疾人数或不残疾人数为 0 的精神障碍，P 值为去掉该组后再进行比较的 P 值。

恐障碍、广场恐怖症（不伴惊恐）、特殊恐怖症和焦虑障碍未特定致残率的收入水平分布差异无统计学意义（$P > 0.05$）。酒精药物使用障碍中酒精依赖低收入人群致残率高（$P < 0.05$），药物依赖中等收入人群致残率高（$P < 0.05$）。酒精滥用致残率的收入水平分布差异无统计学意义（$P > 0.05$）。

表 1-31 5 类及任何一类精神障碍致残率的收入水平分布

精神障碍类别	低收入人群		中等收入人群		高收入人群		P
	致残率（%）	致残率 95%CI（%）	致残率（%）	致残率 95%CI（%）	致残率（%）	致残率 95%CI（%）	
Ⅰ. 心境障碍							
抑郁障碍	57.49	47.82 ~ 67.17	37.25	28.15 ~ 46.35	21.84	14.52 ~ 29.17	< 0.0001
抑郁症	66.87	56.47 ~ 77.27	44.40	34.29 ~ 54.51	31.76	19.25 ~ 44.28	< 0.0001
心境恶劣	70.30	55.34 ~ 85.26	45.35	30.65 ~ 60.05	27.87	13.11 ~ 42.62	0.0001
抑郁障碍未特定	37.72	23.46 ~ 51.99	25.74	11.34 ~ 40.14	14.10	4.73 ~ 23.47	0.016
双相障碍	67.66	38.34 ~ 96.98	70.55	52.62 ~ 88.49	55.33	27.34 ~ 83.32	0.502
双相Ⅰ型障碍	67.49	34.21 ~ 100.00	74.15	50.45 ~ 97.85	58.39	28.16 ~ 88.62	0.585
双相Ⅱ型障碍	100.00	—	79.57	40.76 ~ 100.00	22.87	0 ~ 72.35	0.051#
其他双相障碍	65.27	17.76 ~ 100.00	59.45	19.71 ~ 99.18	51.95	0 ~ 100.00	0.255
躯体疾病所致心境障碍	100.00	—	100.00	—	4.75	0 ~ 17.12	—
任何一类心境障碍	58.99	49.66 ~ 68.32	43.04	34.52 ~ 51.55	23.69	16.25 ~ 31.12	< 0.0001
Ⅱ. 焦虑障碍							
惊恐障碍	82.22	68.80 ~ 95.64	42.75	20.78 ~ 64.73	57.56	26.80 ~ 88.31	0.050
广场恐怖症（不伴惊恐）	90.09	71.95 ~ 100.00	79.84	61.63 ~ 98.04	48.81	7.35 ~ 90.27	0.108
特殊恐怖症	50.61	42.16 ~ 59.05	43.10	32.45 ~ 53.75	37.69	27.34 ~ 48.04	0.185
社交恐怖症	85.21	71.76 ~ 98.67	75.60	56.40 ~ 94.81	45.06	22.28 ~ 67.83	0.003
强迫症	59.06	45.33 ~ 72.79	40.39	29.36 ~ 51.41	27.48	16.22 ~ 38.74	0.002
广泛性焦虑障碍	55.44	22.93 ~ 87.96	65.56	35.30 ~ 95.81	—	—	—

续表

精神障碍类别	低收入人群		中等收入人群		高收入人群		P
	致残率（%）	致残率 95%CI（%）	致残率（%）	致残率 95%CI（%）	致残率（%）	致残率 95%CI（%）	
躯体疾病所致焦虑障碍	89.72	70.52 ~ 100.00	100.00	—	100.00	—	—
焦虑障碍未特定	7.45	0 ~ 20.34	6.99	0 ~ 24.59	100.00	—	0.970[#]
任何一类焦虑障碍	54.61	48.09 ~ 61.13	40.67	32.50 ~ 48.85	29.03	22.20 ~ 35.86	＜ 0.0001
Ⅲ．酒精药物使用障碍							
酒精使用障碍	24.31	9.73 ~ 38.90	16.71	7.25 ~ 26.18	7.23	2.26 ~ 12.20	0.015
酒精依赖	36.31	9.63 ~ 63.00	30.81	9.38 ~ 52.23	10.65	2.95 ~ 18.34	0.044
酒精滥用	14.28	1.03 ~ 27.53	7.87	1.52 ~ 14.22	5.54	0 ~ 11.88	0.357
药物使用障碍	70.43	46.75 ~ 94.12	74.75	52.52 ~ 96.98	27.76	1.68 ~ 53.84	0.0001
药物依赖	70.43	46.75 ~ 94.12	84.71	62.43 ~ 100.00	26.54	0 ~ 53.68	＜ 0.0001
药物滥用	—	—	—	—	43.34	0 ~ 100.00	—
任何一类酒精药物使用障碍	27.53	13.70 ~ 41.36	21.49	10.32 ~ 32.66	7.85	2.96 ~ 12.74	0.003
Ⅳ．间歇性暴发性障碍							
间歇性暴发性障碍	26.72	8.35 ~ 45.08	37.55	24.22 ~ 50.88	22.88	10.76 ~ 35.00	0.179
Ⅴ．进食障碍							
任何一类进食障碍	94.33	79.34 ~ 100.00	80.38	40.33 ~ 100.00	—	—	—
Ⅵ．任何一类精神障碍							
任何一类精神障碍*	47.18	39.97 ~ 54.39	33.68	28.02 ~ 39.34	18.10	14.27 ~ 21.92	＜ 0.0001

*包含心境障碍、焦虑障碍、酒精药物使用障碍、间歇性暴发性障碍、进食障碍 5 类。

#对于某一收入人群残疾人数或不残疾人数为 0 的精神障碍，P 值为去掉该组后再进行比较的 P 值。

二、精神分裂症及其他精神病性障碍致残率及人群和地区分布

1. 精神分裂症及其他精神病性障碍致残率

表 1-32 描述了精神分裂症及其他精神病性障碍致残率。任何一类精神分裂症及其他精神病性障碍致残率为 58.91%，其中精神分裂症致残率为 57.01%，低于其他精神病性障碍致残率（98.02%）。

表 1-32 精神分裂症及其他精神病性障碍致残率（$n = 23$）

精神障碍类别	患病人数	致残率（%）	致残率 95%CI（%）
精神分裂症	19	57.01	17.04 ～ 96.97
其他精神病性障碍	4	98.02	93.37 ～ 100.00
任何一类精神分裂症及其他精神病性障碍	23	58.91	20.79 ～ 97.04

2. 精神分裂症及其他精神病性障碍残疾人群WHODAS 2.0总分评分

精神分裂症及其他精神病性障碍采用 WHODAS 2.0 12 项版本评分，任何一类精神分裂症及其他精神病性障碍残疾人群 WHODAS 2.0 总分均值和标准差为 19.83 ± 5.33。

在精神分裂症及其他精神病性障碍中，精神分裂症残疾人群总分均值和标准差为 19.43 ± 5.94，其他精神病性障碍残疾人群总分均值和标准差为 24.56 ± 3.02。

3. 精神分裂症及其他精神病性障碍致残率性别分布

表 1-33 描述了精神分裂症及其他精神病性障碍致残率的性别分布。单因素分析结果显示，任何一类精神分裂症及其他精神病性障碍致残率的性别分布差异无统计学意义（$P > 0.05$）。

在精神分裂症及其他精神病性障碍中，精神分裂症和其他精神病性障碍致残率的性别分布差异均无统计学意义（$P > 0.05$）。

表 1-33　精神分裂症及其他精神病性障碍致残率的性别分布

精神障碍类别	男性		女性		P
	致残率（%）	致残率 95%CI（%）	致残率（%）	致残率 95%CI（%）	
精神分裂症	50.26	0 ~ 100.00	65.42	18.82 ~ 100.00	0.447
其他精神病性障碍	100.00	—	91.65	70.18 ~ 100.00	0.911
任何一类精神分裂症及其他精神病性障碍	53.39	0 ~ 100.00	66.08	20.84 ~ 100.00	0.463

4. 精神分裂症及其他精神病性障碍致残率年龄分布

表 1-34 描述了精神分裂症及其他精神病性障碍致残率的年龄分布。单因素分析结果显示，任何一类精神分裂症及其他精神病性障碍 65 ~ 79 岁年龄组致残率最高（$P < 0.05$）。精神分裂症及其他精神病性障碍中，精神分裂症 35 ~ 49 岁年龄组致残率最高（$P < 0.05$）。

5. 精神分裂症及其他精神病性障碍致残率城乡分布

表 1-35 描述了精神分裂症及其他精神病性障碍致残率的城乡分布。单因素分析结果显示，任何一类精神分裂症及其他精神病性障碍致残率城市高于农村（$P < 0.05$）。

在精神分裂症及其他精神病性障碍中，精神分裂症致残率的城乡分布差异无统计学意义（$P > 0.05$）。

表 1-34　精神分裂症及其他精神病性障碍致残率的年龄分布

精神障碍类别	18 ~ 34 岁		35 ~ 49 岁		50 ~ 64 岁		65 ~ 79 岁		P
	致残率（%）	致残率 95%CI（%）	致残率（%）	致残率 95%CI（%）	致残率（%）	致残率 95%CI（%）	致残率（%）	致残率 95%CI（%）	
精神分裂症	45.32	0 ~ 95.19	87.99	65.68 ~ 100.00	47.34	0 ~ 100.00	100.0	—	0.001
其他精神病性障碍	—	—	100.00	—	—	—	94.93	83.19 ~ 100.00	—
任何一类精神分裂症及其他精神病性障碍	45.32	0 ~ 95.19	89.21	70.22 ~ 100.00	47.34	0 ~ 100.00	96.09	87.42 ~ 100.00	< 0.0001

表 1-35 精神分裂症及其他精神病性障碍致残率的城乡分布

精神障碍类别	城市		农村		P
	致残率（%）	致残率 95%CI（%）	致残率（%）	致残率 95%CI（%）	
精神分裂症	85.83	56.30 ~ 100.00	55.61	14.01 ~ 97.20	0.101
其他精神病性障碍	94.93	83.19 ~ 100.00	100.00	—	—
任何一类精神分裂症及其他精神病性障碍	88.48	68.90 ~ 100.00	56.95	16.65 ~ 97.24	0.023

6. 精神分裂症及其他精神病性障碍致残率婚姻状况分布

表 1-36 描述了精神分裂症及其他精神病性障碍致残率的婚姻状况分布。

表 1-36 精神分裂症及其他精神病性障碍致残率的婚姻状况分布

精神障碍类别	未婚 / 离婚 / 分居 / 丧偶		已婚		P
	致残率（%）	致残率 95%CI（%）	致残率（%）	致残率 95%CI（%）	
精神分裂症	12.28	0 ~ 34.64	87.91	72.29 ~ 100.00	—
其他精神病性障碍	100.00	—	88.59	60.23 ~ 100.00	—
任何一类精神分裂症及其他精神病性障碍	20.15	0 ~ 49.50	87.92	72.52 ~ 100.00	—

7. 精神分裂症及其他精神病性障碍致残率受教育程度分布

表 1-37 描述了精神分裂症及其他精神病性障碍致残率的受教育程度分布。

表 1-37 精神分裂症及其他精神病性障碍致残率的受教育程度分布

精神障碍类别	文盲及小学以下		小学		中学		P
	致残率（%）	致残率 95%CI（%）	致残率（%）	致残率 95%CI（%）	致残率（%）	致残率 95%CI（%）	
精神分裂症	26.78	0 ~ 67.01	98.69	95.57 ~ 100.00	27.89	0 ~ 78.28	—
其他精神病性障碍	94.93	83.19 ~ 100.00	100.00	—	—	—	—
任何一类精神分裂症及其他精神病性障碍	29.94	0 ~ 71.34	98.78	95.92 ~ 100.00	27.89	0 ~ 78.28	—

8. 精神分裂症及其他精神病性障碍致残率收入水平分布

表 1-38 描述了精神分裂症及其他精神病性障碍致残率的收入水平分布。单因素分析结果显示，任何一类精神分裂症及其他精神病性障碍低收入人群致残率高（$P < 0.05$）。

在精神分裂症及其他精神病性障碍中，精神分裂症低收入人群致残率高（$P < 0.05$）。

表 1-38 精神分裂症及其他精神病性障碍致残率的收入水平分布

精神障碍类别	低收入人群		中等收入人群		高收入人群		P
	致残率(%)	致残率 95%CI(%)	致残率(%)	致残率 95%CI(%)	致残率(%)	致残率 95%CI(%)	
精神分裂症	64.34	13.29 ~ 100.00	29.41	0 ~ 79.22	57.71	0 ~ 100.00	0.005
其他精神病性障碍	94.93	83.19 ~ 100.00	100.00	—	—	—	—
任何一类精神分裂症及其他精神病性障碍	65.11	15.23 ~ 100.00	38.67	0 ~ 88.32	57.71	0 ~ 100.00	0.047

三、老年期痴呆致残率及人群和地区分布

1. 老年期痴呆致残率

表 1-39 描述了老年期痴呆致残率。55 ~ 64 岁老年期痴呆致残率为 27.72%，65 岁及以上老年期痴呆致残率为 38.64%。

表 1-39 老年期痴呆致残率

年龄组	患病人数	致残率（%）	致残率 95%CI（%）
55 ~ 64 岁	91	27.72	16.17 ~ 39.27
65 岁及以上	157	38.64	22.69 ~ 54.59

2. 老年期痴呆残疾人群WHODAS 2.0总分评分

老年期痴呆采用 WHODAS 2.0 12 项版本评分。55 ~ 64 岁老年期痴呆残疾人

群 WHODAS 2.0 总分均值和标准差为 29.14±5.36，65 岁及以上老年期痴呆残疾人群 WHODAS 2.0 总分均值为 25.30±4.68。

3. 老年期痴呆致残率性别分布

表 1-40 描述了老年期痴呆致残率的性别分布。单因素分析结果显示，55 ~ 64 岁老年期痴呆致残率的性别分布差异无统计学意义（$P > 0.05$）。

表 1-40 老年期痴呆致残率的性别分布

年龄组	男性		女性		P
	致残率（%）	致残率 95%CI（%）	致残率（%）	致残率 95%CI（%）	
55 ~ 64 岁	27.11	12.09 ~ 42.13	28.11	13.30 ~ 42.92	0.921
65 岁及以上	19.52	6.67 ~ 32.37	57.95	41.38 ~ 74.52	—

4. 老年期痴呆致残率年龄分布

关于老年期痴呆致残率的年龄分布，单因素分析结果显示，55 ~ 64 岁老年期痴呆致残率为 27.72%（致残率 95%CI 16.31 ~ 39.13），65 ~ 79 岁老年期痴呆致残率为 40.38%（致残率 95%CI 22.24 ~ 58.53），老年期痴呆致残率的年龄分布差异无统计学意义（$P > 0.05$）。

5. 老年期痴呆致残率城乡分布

表 1-41 描述了老年期痴呆致残率的城乡分布。单因素分析结果显示，65 岁及以上老年期痴呆致残率城市高于农村（$P < 0.05$）。55 ~ 64 岁老年期痴呆致残率的城乡分布差异无统计学意义（$P > 0.05$）。

表 1-41 老年期痴呆致残率的城乡分布

年龄组	城市		农村		P
	致残率（%）	致残率 95%CI（%）	致残率（%）	致残率 95%CI（%）	
55 ~ 64 岁	18.66	2.55 ~ 34.76	32.08	21.26 ~ 42.90	0.113
65 岁及以上	65.03	38.50 ~ 91.57	25.76	13.76 ~ 37.77	< 0.0001

6. 老年期痴呆致残率婚姻状况分布

表 1-42 描述了老年期痴呆致残率的婚姻状况分布。单因素分析结果显示，55 ~ 64 岁和 65 岁及以上老年期痴呆致残率的婚姻状况分布差异无统计学意义（$P > 0.05$）。

表 1-42　老年期痴呆致残率的婚姻状况分布

年龄组	未婚 / 离婚 / 分居 / 丧偶		已婚		P
	致残率（%）	致残率 95%CI（%）	致残率（%）	致残率 95%CI（%）	
55 ~ 64 岁	32.68	6.76 ~ 58.59	25.76	14.44 ~ 37.07	0.599
65 岁及以上	33.59	14.25 ~ 52.94	42.39	21.94 ~ 62.83	0.442

7. 老年期痴呆致残率受教育程度分布

表 1-43 描述了老年期痴呆致残率的受教育程度分布。单因素分析结果显示，55 ~ 64 岁和 65 岁及以上老年期痴呆致残率的受教育程度分布差异无统计学意义（$P > 0.05$）。

表 1-43　老年期痴呆致残率的受教育程度分布

年龄组	文盲及小学以下		小学		中学		大专及以上		P
	致残率（%）	致残率 95%CI（%）	致残率（%）	致残率 95%CI（%）	致残率（%）	致残率 95%CI（%）	致残率（%）	致残率 95%CI（%）	
55 ~ 64 岁	28.71	14.30 ~ 43.13	15.91	0 ~ 37.41	43.96	4.94 ~ 82.98	—	—	0.450#
65 岁及以上	39.12	19.85 ~ 58.40	31.64	3.12 ~ 60.15	57.38	34.13 ~ 80.62	71.41	12.60 ~ 100.00	0.624

对于某一受教育程度残疾人数或不残疾人数为 0 的精神障碍，P 值为去掉该组后再进行比较的 P 值。

8. 老年期痴呆致残率收入水平分布

表 1-44 描述了老年期痴呆致残率的收入水平分布。单因素分析结果显示，55 ~ 64 岁和 65 岁及以上老年期痴呆致残率的收入水平分布差异无统计学意义（$P > 0.05$）。

表 1-44 老年期痴呆致残率的收入水平分布

年龄组	低收入人群		中等收入人群		高收入人群		P
	致残率(%)	致残率95%CI(%)	致残率(%)	致残率95%CI(%)	致残率(%)	致残率95%CI(%)	
55 ~ 64 岁	24.77	13.78 ~ 35.76	32.49	7.27 ~ 57.72	44.03	35.26 ~ 52.79	0.500
65 岁及以上	43.56	24.34 ~ 62.78	18.41	0 ~ 40.23	58.63	41.05 ~ 76.20	0.057

第四节

单一精神障碍和共病精神障碍残疾率和致残率及其人群和地区分布特征

一、单一精神障碍和共病精神障碍残疾率和致残率

1. 5类精神障碍单一精神残疾率和致残率

表 1-45 描述了单一心境障碍、焦虑障碍、酒精药物使用障碍、间歇性暴发性障碍、进食障碍的残疾率和致残率，以及 5 类精神障碍中任何一类单一精神障碍的残疾率和致残率。

单一精神残疾率最高的为焦虑障碍（0.25%），其他依次为心境障碍（0.23%）、间歇性暴发性障碍（0.12%）、酒精药物使用障碍（0.05%），进食障碍且残疾的人数为 0。单一精神致残率最高的为间歇性暴发性障碍（20.59%），其他依次为焦虑障碍（17.77%）、心境障碍（15.99%）、酒精药物使用障碍（3.74%）。5 类精神障碍中任何一类单一精神障碍残疾人数为 77 人，残疾率为 0.63%，致残率为 13.55%。

2. 5类单一精神障碍共病躯体疾病的残疾率和致残率

在 28 140 名受访者中，排除精神障碍和躯体疾病者共 14 294 人，分别与 5 类单一精神障碍共病躯体疾病患者合计作为调查人群（分母），分别计算 5 类单一精神障碍共病躯体疾病的残疾率和致残率以及 5 类中任何一类单一精神障碍共病躯体疾病的残疾率和致残率，见表 1-46。

单一精神障碍共病躯体疾病的残疾率最高的为焦虑障碍（0.66%），其他依次为心

表 1-45　5 类精神障碍单一精神残疾率和致残率

精神障碍类别	单一精神残疾人数	单一精神障碍人数	单一精神障碍及正常人合计	残疾率		致残率	
				%	95%CI（%）	%	95%CI（%）
Ⅰ. 心境障碍							
抑郁障碍	21	151	14 445	0.16	0.05 ~ 0.28	13.01	5.05 ~ 20.96
抑郁症	13	65	14 359	0.08	0.02 ~ 0.15	17.31	4.70 ~ 29.92
心境恶劣	2	7	14 301	0.01	0 ~ 0.02	25.54	0 ~ 65.52
抑郁障碍未特定	6	79	14 373	0.08	0 ~ 0.17	9.98	0 ~ 20.70
双相障碍	6	15	14 309	0.06	0 ~ 0.14	40.00	4.60 ~ 75.40
双相Ⅰ型障碍	4	9	14 303	0.03	0 ~ 0.08	36.79	0 ~ 84.25
双相Ⅱ型障碍	0	0	14 294	—	—	—	—
其他双相障碍	2	6	14 300	0.03	0 ~ 0.09	43.39	0 ~ 94.39
躯体疾病所致心境障碍	0	0	14 294	—	—	—	—
任何一类心境障碍	27	166	14 460	0.23	0.09 ~ 0.36	15.99	7.92 ~ 24.05
Ⅱ. 焦虑障碍							
惊恐障碍	1	7	14 301	0.003	0 ~ 0.01	13.92	0 ~ 40.01
广场恐怖症（不伴惊恐）	1	3	14 297	0.02	0 ~ 0.05	45.42	0 ~ 100.00
特殊恐怖症	12	103	14 397	0.11	0.01 ~ 0.22	15.59	3.12 ~ 28.07
社交恐怖症	0	7	14 301	—	—	—	—
强迫症	13	60	14 354	0.12	0.03 ~ 0.20	23.19	9.90 ~ 36.48
广泛性焦虑障碍	0	3	14 297	—	—	—	—
躯体疾病所致焦虑障碍	0	0	14 294	—	—	—	—
焦虑障碍未特定	0	3	14 297	—	—	—	—
任何一类焦虑障碍	27	187	14 481	0.25	0.11 ~ 0.38	17.77	9.26 ~ 26.27
Ⅲ. 酒精药物使用障碍							
酒精使用障碍	11	124	14 418	0.05	0 ~ 0.10	3.55	0 ~ 7.37
酒精依赖	6	35	14 329	0.03	0 ~ 0.07	9.63	0 ~ 20.72
酒精滥用	5	89	14 383	0.02	0.001 ~ 0.03	1.55	0.01 ~ 3.09
药物使用障碍	2	4	14 298	0.003	0 ~ 0.01	51.56	1.20 ~ 100.00
药物依赖	2	4	14 298	0.003	0 ~ 0.01	51.56	1.20 ~ 100.00
药物滥用	0	0	14 294	—	—	—	—
任何一类酒精药物使用障碍	13	128	14 422	0.05	0 ~ 0.10	3.74	0 ~ 7.56

续表

精神障碍类别	单一精神残疾人数	单一精神障碍人数	单一精神障碍及正常人合计	残疾率		致残率	
				%	95%CI（%）	%	95%CI（%）
Ⅳ．间歇爆发性障碍							
间歇爆发性障碍	10	65	14 359	0.12	0 ~ 0.26	20.59	0.82 ~ 40.36
Ⅴ．进食障碍							
任何一类进食障碍	0	0	14 294	—	—	—	—
Ⅵ．任何一类精神障碍							
任何一类精神障碍*	77	545	14 839	0.63	0.40 ~ 0.85	13.55	8.78 ~ 18.32

* 包含心境障碍、焦虑障碍、酒精药物使用障碍、间歇爆发性障碍、进食障碍5类

表 1-46 5类单一精神障碍共病躯体疾病的残疾率和致残率

精神障碍类别	精神残疾人数	精神躯体共病人数	精神躯体共病及正常人合计	残疾率		致残率	
				%	95%CI(%)	%	95%CI（%）
Ⅰ．心境障碍							
抑郁障碍	123	311	14 605	0.50	0.31 ~ 0.70	31.44	21.64 ~ 41.23
抑郁症	96	185	14 479	0.40	0.23 ~ 0.57	44.11	31.82 ~ 56.41
心境恶劣	6	13	14 307	0.02	0 ~ 0.04	26.04	0 ~ 60.44
抑郁障碍未特定	21	113	14 407	0.09	0.02 ~ 0.16	13.86	4.05 ~ 23.67
双相障碍	17	21	14 315	0.13	0.03 ~ 0.22	93.00	83.51 ~ 100.00
双相Ⅰ型障碍	13	16	14 310	0.12	0.02 ~ 0.21	93.37	83.13 ~ 100.00
双相Ⅱ型障碍	3	3	14 297	0.01	0 ~ 0.02	100.00	—
其他双相障碍	1	2	14 296	0.002	0 ~ 0.01	57.42	0 ~ 100.00
躯体疾病所致心境障碍	4	5	14 299	0.02	0 ~ 0.06	98.02	92.89 ~ 100.00
任何一类心境障碍	144	338	14 632	0.65	0.45 ~ 0.86	36.93	28.05 ~ 45.80
Ⅱ．焦虑障碍							
惊恐障碍	7	16	14 310	0.06	0 ~ 0.14	74.84	42.79 ~ 100.00
广场恐怖症（不伴惊恐）	1	2	14 296	0.002	0 ~ 0.01	27.65	0 ~ 83.76
特殊恐怖症	61	199	14 493	0.31	0.18 ~ 0.44	33.01	23.04 ~ 42.99
社交恐怖症	5	9	14 303	0.04	0 ~ 0.08	70.65	34.41 ~ 100.00
强迫症	47	128	14 422	0.20	0.11 ~ 0.29	27.93	17.07 ~ 38.78
广泛性焦虑障碍	5	10	14 304	0.02	0 ~ 0.04	44.13	12.56 ~ 75.69
躯体疾病所致焦虑障碍	11	12	14 306	0.04	0.01 ~ 0.06	91.90	75.93 ~ 100.00

续表

精神障碍类别	精神残疾人数	精神躯体共病人数	精神躯体共病及正常人合计	残疾率		致残率	
				%	95%CI(%)	%	95%CI(%)
焦虑障碍未特定	1	4	14 298	0.003	0 ~ 0.01	7.46	0 ~ 25.39
任何一类焦虑障碍	139	383	14 677	0.66	0.45 ~ 0.87	34.19	27.02 ~ 41.36
Ⅲ. 酒精药物使用障碍							
酒精使用障碍	14	103	14 397	0.06	0.02 ~ 0.10	7.44	2.18 ~ 12.71
酒精依赖	6	34	14 328	0.01	0.01 ~ 0.02	7.10	1.95 ~ 12.25
酒精滥用	8	69	14 363	0.05	0.01 ~ 0.08	7.56	0.89 ~ 14.23
药物使用障碍	3	15	14 309	0.02	0 ~ 0.05	42.96	4.09 ~ 81.84
药物依赖	3	12	14 306	0.02	0 ~ 0.05	55.12	15.57 ~ 94.68
药物滥用	0	3	14 297	—	—	—	—
任何一类酒精药物使用障碍	17	118	14 412	0.08	0.03 ~ 0.13	9.51	3.52 ~ 15.50
Ⅳ. 间歇爆发性障碍							
间歇爆发性障碍	28	83	14 377	0.15	0.08 ~ 0.22	27.90	14.09 ~ 41.71
Ⅴ. 进食障碍							
任何一类进食障碍	0	1	14 295	—	—	—	—
Ⅵ. 任何一类精神障碍							
任何一类精神障碍*	327	920	15 214	1.49	1.15 ~ 1.83	30.49	25.42 ~ 35.56

* 包含心境障碍、焦虑障碍、酒精药物使用障碍、间歇爆发性障碍、进食障碍5类。

境障碍（0.65%）、间歇性暴发性障碍（0.15%）、酒精药物使用障碍（0.08%）。单一精神障碍共病躯体疾病的致残率最高的为心境障碍（36.93%），其他依次为焦虑障碍（34.19%）、间歇性暴发性障碍（27.90%）、酒精药物使用障碍（9.51%）。5类精神障碍中任何一类单一精神障碍共病躯体疾病的残疾患者为327人，残疾率为1.49%，致残率为30.49%。

3. 5类精神障碍共病的残疾率和致残率

在28 140名受访者中，排除精神障碍和躯体疾病者共14 294人，分别与共病2类及以上精神障碍患者合计作为调查人群（分母），分别计算5类精神障碍的共病残疾率和致残率，以及共病任何2类及以上精神障碍的残疾率和致残率，见表1-47。

精神障碍共病残疾率最高的为焦虑障碍（0.51%），其他依次为心境障碍（0.37%）、酒精药物使用障碍（0.08%）、间歇性暴发性障碍（0.06%）、进食障碍（0.03%）。精神障碍共病致残率最高的为进食障碍（92.86%），其他依次为焦虑障碍（40.97%）、心境障碍（31.15%）、酒精药物使用障碍（15.04%）、间歇性暴发性障碍（13.45%）。5类精神障碍中共病任何2类及以上精神障碍的残疾患者为79人，残疾率为0.58%，致残率为28.26%。

表 1-47　5 类精神障碍共病的残疾率和致残率

精神障碍类别	精神残疾人数	精神障碍人数	精神障碍及正常人合计	残疾率		致残率	
				%	95%CI（%）	%	95%CI（%）
Ⅰ. 心境障碍							
抑郁障碍	47	136	14 430	0.28	0.14 ~ 0.43	27.84	17.58 ~ 38.10
抑郁症	41	89	14 383	0.25	0.11 ~ 0.40	38.24	22.42 ~ 54.06
心境恶劣	23	76	14 370	0.12	0.04 ~ 0.20	22.86	9.76 ~ 35.96
抑郁障碍未特定	6	43	14 337	0.03	0.001 ~ 0.06	9.59	0.18 ~ 19.01
双相障碍	13	21	14 315	0.09	0.01 ~ 0.16	49.87	15.73 ~ 84.02
双相Ⅰ型障碍	10	16	14 310	0.08	0.01 ~ 0.15	55.28	15.58 ~ 94.97
双相Ⅱ型障碍	1	2	14 296	0.002	0 ~ 0.01	13.74	0 ~ 46.97
其他双相障碍	2	3	14 297	0.005	0 ~ 0.01	29.67	0 ~ 83.96
躯体疾病所致心境障碍	1	1	14 295	0.004	0 ~ 0.01	100.00	100.00 ~ 100.00
任何一类心境障碍	60	157	14 451	0.37	0.20 ~ 0.54	31.15	21.43 ~ 40.87
Ⅱ. 焦虑障碍							
惊恐障碍	3	10	14 304	0.01	0 ~ 0.02	17.30	0 ~ 41.53
广场恐怖症(不伴惊恐)	9	16	14 310	0.09	0.004 ~ 0.17	66.05	36.78 ~ 95.33
特殊恐怖症	39	86	14 380	0.31	0.14 ~ 0.48	47.11	30.96 ~ 63.25
社交恐怖症	9	18	14 312	0.08	0.002 ~ 0.16	64.65	36.08 ~ 93.21
强迫症	26	71	14 365	0.28	0.11 ~ 0.45	41.53	27.27 ~ 55.78
广泛性焦虑障碍	4	11	14 305	0.04	0 ~ 0.10	23.52	0 ~ 61.58
躯体疾病所致焦虑障碍	1	1	14 295	0.004	0 ~ 0.01	100.00	100.00 ~ 100.00
焦虑障碍未特定	1	2	14 296	0.003	0 ~ 0.01	39.97	0 ~ 100.00
任何一类焦虑障碍	63	156	14 450	0.51	0.30 ~ 0.73	40.97	30.09 ~ 51.85
Ⅲ. 酒精药物使用障碍							

续表

精神障碍类别	精神残疾人数	精神障碍人数	精神障碍及正常人合计	残疾率		致残率	
				%	95%CI（%）	%	95%CI（%）
酒精使用障碍	7	47	14 341	0.07	0 ~ 0.16	13.21	0 ~ 29.79
酒精依赖	6	27	14 321	0.06	0 ~ 0.15	17.19	0 ~ 39.53
酒精滥用	1	20	14 314	0.01	0 ~ 0.03	5.57	0 ~ 15.55
药物使用障碍	2	5	14 299	0.01	0 ~ 0.03	39.58	11.44 ~ 67.72
药物依赖	2	5	14 299	0.01	0 ~ 0.03	39.58	11.44 ~ 67.72
药物滥用	0	0	14 294	—	—	—	—
任何一类酒精药物使用障碍	9	51	14 345	0.08	0 ~ 0.17	15.04	0 ~ 30.90
Ⅳ．间歇性暴发性障碍							
间歇性暴发性障碍	11	49	14 343	0.06	0.01 ~ 0.12	13.45	1.86 ~ 25.04
Ⅴ．进食障碍							
任何一类进食障碍	1	2	14 296	0.03	0 ~ 0.09	92.86	74.27 ~ 100.00
Ⅵ．任何2类及以上精神障碍							
共病任何2类及以上精神障碍*	79	253	14 547	0.58	0.35 ~ 0.81	28.26	19.40 ~ 37.12

* 包含心境障碍、焦虑障碍、酒精药物使用障碍、间歇性暴发性障碍、进食障碍5类。

4. 5类精神障碍共病其他精神障碍和躯体疾病的残疾率和致残率

在28 140受访者中，排除精神障碍和躯体疾病者共14 294人，与共病2类及以上精神障碍和1类及以上躯体疾病患者合计作为调查人群（分母），分别计算5类精神障碍身心共病的残疾率和致残率，以及共病任何2类及以上精神障碍和1类及以上躯体疾病的残疾率和致残率，见表1-48。

精神障碍和躯体疾病共病残疾率最高的为心境障碍（1.73%），其他依次为焦虑障碍（1.48%）、酒精药物使用障碍（0.35%）、间歇性暴发性障碍（0.28%），进食障碍（0.01%）。精神障碍和躯体疾病共病致残率最高的为进食障碍（94.57%），其他依次为焦虑障碍（64.18%）、心境障碍（62.89%）、酒精药物使用障碍（55.31%）、间歇性暴发性障碍（50.09%）。5类精神障碍中共病任何2类及以上精神障碍和1类及以上躯体疾病的患者为396人，残疾率为2.18%，致残率为59.50%。

表 1-48　5 类精神障碍共病其他精神障碍和躯体疾病的残疾率和致残率

精神障碍类别	精神残疾人数	精神躯体共病人数	精神躯体共病及正常人合计	残疾率		致残率	
				%	95%CI（%）	%	95%CI（%）
Ⅰ. 心境障碍							
抑郁障碍	255	409	14 703	1.50	1.16 ~ 1.84	61.57	53.21 ~ 69.94
抑郁症	215	316	14 610	1.14	0.88 ~ 1.40	68.54	60.61 ~ 76.47
心境恶劣	144	216	14 510	0.77	0.55 ~ 0.99	64.24	53.46 ~ 75.01
抑郁障碍未特定	38	87	14 381	0.37	0.20 ~ 0.55	50.59	33.25 ~ 67.93
双相障碍	50	64	14 358	0.26	0.14 ~ 0.38	75.91	63.48 ~ 88.34
双相Ⅰ型障碍	39	50	14 344	0.19	0.10 ~ 0.29	72.45	57.38 ~ 87.52
双相Ⅱ型障碍	4	5	14 299	0.01	0 ~ 0.03	74.25	29.41 ~ 100.00
其他双相障碍	7	9	14 303	0.05	0 ~ 0.11	93.07	80.96 ~ 100.00
躯体疾病所致心境障碍	10	11	14 305	0.05	0.01 ~ 0.10	86.01	60.17 ~ 100.00
任何一类心境障碍	306	475	14 769	1.73	1.36 ~ 2.11	62.89	55.27 ~ 70.51
Ⅱ. 焦虑障碍							
惊恐障碍	47	64	14 358	0.24	0.13 ~ 0.34	73.27	59.73 ~ 86.82
广场恐怖症（不伴惊恐）	44	54	14 348	0.22	0.11 ~ 0.32	87.71	74.22 ~ 100.00
特殊恐怖症	152	221	14 515	0.84	0.60 ~ 1.07	68.66	60.24 ~ 77.08
社交恐怖症	65	86	14 380	0.34	0.20 ~ 0.47	76.69	62.50 ~ 90.88
强迫症	102	151	14 445	0.59	0.42 ~ 0.77	60.16	48.48 ~ 71.83
广泛性焦虑障碍	22	27	14 321	0.12	0.05 ~ 0.19	83.59	66.92 ~ 100.00
躯体疾病所致焦虑障碍	15	16	14 310	0.06	0.02 ~ 0.11	91.22	74.31 ~ 100.00
焦虑障碍未特定	3	6	14 300	0.01	0 ~ 0.02	73.45	37.29 ~ 100.00
任何一类焦虑障碍	273	408	14 702	1.48	1.13 ~ 1.82	64.18	57.47 ~ 70.89
Ⅲ. 酒精药物使用障碍							
酒精使用障碍	34	71	14 365	0.28	0.13 ~ 0.42	51.43	32.80 ~ 70.05
酒精依赖	25	45	14 339	0.19	0.07 ~ 0.30	56.35	34.13 ~ 78.57
酒精滥用	9	26	14 320	0.09	0.01 ~ 0.18	43.71	12.51 ~ 74.91
药物使用障碍	17	20	14 314	0.08	0.01 ~ 0.15	77.75	50.13 ~ 100.00
药物依赖	16	19	14 313	0.08	0.01 ~ 0.15	77.43	49.38 ~ 100.00
药物滥用	1	1	14 295	0.002	0 ~ 0.005	100.00	100.00 ~ 100.00
任何一类酒精药物使用障碍	50	90	14 384	0.35	0.19 ~ 0.52	55.31	37.44 ~ 73.18

续表

精神障碍类别	精神残疾人数	精神躯体共病人数	精神躯体共病及正常人合计	残疾率		致残率	
				%	95%CI(%)	%	95%CI(%)
Ⅳ．间歇性暴发性障碍							
间歇性暴发性障碍	50	93	14 387	0.28	0.14 ~ 0.42	50.09	33.49 ~ 66.69
Ⅴ．进食障碍							
任何一类进食障碍	1	2	14 296	0.01	0 ~ 0.04	94.57	80.18 ~ 100.00
Ⅵ．任何2类及以上精神障碍							
共病任何2类及以上精神障碍和1类及以上躯体疾病*	396	644	14 938	2.18	1.72 ~ 2.63	59.50	53.57 ~ 65.43

*包含心境障碍、焦虑障碍、酒精药物使用障碍、间歇性暴发性障碍、进食障碍5类。

二、2类单一精神障碍及5类单一精神障碍人群和地区分布特征

1. 2类单一精神障碍及5类单一精神障碍的残疾率和致残率性别分布

表1-49、表1-50分别描述了心境障碍、焦虑障碍、5类精神障碍中任何一类单一精神障碍的残疾率和致残率的性别分布。单因素分析结果显示，心境障碍、焦虑障碍、任何一类单一精神障碍的残疾率和致残率的性别分布差异无统计学意义（$P > 0.05$）。

表1-49　2类单一精神障碍及5类单一精神障碍残疾率的性别分布

精神障碍类别	男性				女性				P
	残疾人数	患者及正常人合计	残疾率（%）	残疾率95%CI（%）	残疾人数	患者及正常人合计	残疾率（%）	残疾率95%CI（%）	
心境障碍	15	6833	0.20	0.05 ~ 0.35	12	7627	0.26	0.02 ~ 0.49	0.678
焦虑障碍	9	6836	0.17	0.02 ~ 0.31	18	7645	0.34	0.11 ~ 0.58	0.177
任何一类精神障碍*	38	7064	0.55	0.33 ~ 0.78	39	7775	0.72	0.34 ~ 1.10	0.396

*包含心境障碍、焦虑障碍、酒精药物使用障碍、间歇性暴发性障碍、进食障碍5类。

表 1-50　2 类单一精神障碍及 5 类单一精神障碍致残率的性别分布

精神障碍类别	男性				女性				P
	残疾人数	患者人数	致残率(%)	致残率95%CI(%)	残疾人数	患者人数	致残率(%)	致残率95%CI(%)	
心境障碍	15	64	19.79	7.39 ~ 32.18	12	102	13.61	5.38 ~ 21.84	0.398
焦虑障碍	9	67	16.97	4.21 ~ 29.74	18	120	18.25	6.68 ~ 29.82	0.884
任何一类精神障碍*	38	295	10.90	6.41 ~ 15.40	39	250	17.42	8.75 ~ 26.08	0.117

*包含心境障碍、焦虑障碍、酒精药物使用障碍、间歇性暴发性障碍、进食障碍 5 类。

2. 2类单一精神障碍及5类单一精神障碍的残疾率和致残率年龄分布

表 1-51、表 1-52 分别描述了心境障碍、焦虑障碍、5 类精神障碍中任何一类单一精神障碍的残疾率和致残率的年龄分布。单因素分析结果显示，心境障碍、焦虑障碍、任何一类单一精神障碍的残疾率和致残率的年龄分布差异无统计学意义（$P > 0.05$）。

表 1-51　2 类单一精神障碍及 5 类单一精神障碍残疾率的年龄分布

精神障碍类别	18 ~ 34 岁				35 ~ 49 岁				50 ~ 64 岁			
	残疾人数	患者及正常人合计	残疾率(%)	残疾率95%CI(%)	残疾人数	患者及正常人合计	残疾率(%)	残疾率95%CI(%)	残疾人数	患者及正常人合计	残疾率(%)	残疾率95%CI(%)
心境障碍	9	3309	0.24	0.01 ~ 0.47	10	5511	0.28	0.02 ~ 0.55	6	4190	0.13	0 ~ 0.26
焦虑障碍	3	3284	0.16	0 ~ 0.36	9	5520	0.24	0.03 ~ 0.44	11	4219	0.52	0.06 ~ 0.98
任何一类精神障碍*	17	3401	0.61	0.20 ~ 1.01	29	5663	0.65	0.28 ~ 1.03	21	4298	0.69	0.22 ~ 1.15

*包含心境障碍、焦虑障碍、酒精药物使用障碍、间歇性暴发性障碍、进食障碍 5 类。

续表 1-51　2 类单一精神障碍及 5 类单一精神障碍残疾率的年龄分布

精神障碍类别	65 ~ 79 岁				80 岁及以上				P
	残疾人数	患者及正常人合计	残疾率（%）	残疾率 95%CI（%）	残疾人数	患者及正常人合计	残疾率（%）	残疾率 95%CI（%）	
心境障碍	2	1273	0.09	0 ~ 0.23	0	151	—	—	0.684[#]
焦虑障碍	3	1280	0.14	0 ~ 0.30	1	152	1.15	0 ~ 3.46	0.154
任何一类精神障碍[*]	9	1298	0.42	0.06 ~ 0.78	1	153	1.14	0 ~ 3.46	0.959

[*] 包含心境障碍、焦虑障碍、酒精药物使用障碍、间歇性暴发性障碍、进食障碍 5 类。

[#] 对于某一年龄段残疾人数为 0 的精神障碍，P 值为去掉该组后再进行比较的 P 值。

表 1-52　2 类单一精神障碍及 5 类单一精神障碍致残率的年龄分布

精神障碍类别	18 ~ 34 岁				35 ~ 49 岁				50 ~ 64 岁			
	残疾人数	患者人数	致残率（%）	致残率 95%CI（%）	残疾人数	患者人数	致残率（%）	致残率 95%CI（%）	残疾人数	患者人数	致残率（%）	致残率 95%CI（%）
心境障碍	9	62	12.70	4.50 ~ 20.91	10	61	21.49	3.78 ~ 39.21	6	32	16.57	1.38 ~ 31.76
焦虑障碍	3	37	14.99	0 ~ 32.09	9	70	15.97	4.56 ~ 27.37	11	61	26.65	6.13 ~ 47.17
任何一类精神障碍[*]	17	154	12.18	4.64 ~ 19.72	29	213	13.89	6.43 ~ 21.34	21	140	15.72	5.97 ~ 25.48

[*] 包含心境障碍、焦虑障碍、酒精药物使用障碍、间歇性暴发性障碍、进食障碍 5 类。

续表 1-52　2 类单一精神障碍及 5 类单一精神障碍致残率的年龄分布

精神障碍类别	65 ~ 79 岁				80 岁及以上				P
	残疾人数	患者人数	致残率（%）	致残率 95%CI（%）	残疾人数	患者人数	致残率（%）	致残率 95%CI（%）	
心境障碍	2	11	20.81	0 ~ 48.50	0	0	—	—	0.616[#]
焦虑障碍	3	18	6.56	0 ~ 14.15	1	1	100.00	100.00 ~ 100.00	0.502[#]
任何一类精神障碍[*]	9	36	15.01	0.66 ~ 29.37	1	2	85.43	50.43 ~ 100.00	0.376

[*] 包含心境障碍、焦虑障碍、酒精药物使用障碍、间歇性暴发性障碍、进食障碍 5 类。

[#] 对于某一年龄段残疾人数或不残疾人数为 0 的精神障碍，P 值为去掉该组后再进行比较的 P 值。

3. 2类单一精神障碍及5类单一精神障碍的残疾率和致残率城乡分布

表1-53、表1-54分别描述了心境障碍、焦虑障碍、5类精神障碍中任何一类单一精神障碍的残疾率和致残率的城乡分布。单因素分析结果显示，心境障碍、焦虑障碍、任何一类单一精神障碍的残疾率和致残率的城乡分布差异无统计学意义（$P > 0.05$）。

表1-53　2类单一精神障碍及5类单一精神障碍残疾率的城乡分布

精神障碍类别	城市				农村				P
	残疾人数	患者及正常人合计	残疾率（%）	残疾率95%CI（%）	残疾人数	患者及正常人合计	残疾率（%）	残疾率95%CI（%）	
心境障碍	13	6442	0.26	0.06 ~ 0.47	14	8018	0.18	0.02 ~ 0.34	0.511
焦虑障碍	11	6439	0.19	0.002 ~ 0.37	16	8042	0.31	0.14 ~ 0.49	0.346
任何一类精神障碍*	33	6600	0.57	0.27 ~ 0.87	44	8239	0.69	0.34 ~ 1.03	0.620

*包含心境障碍、焦虑障碍、酒精药物使用障碍、间歇性暴发性障碍、进食障碍5类。

表1-54　2类单一精神障碍及5类单一精神障碍致残率的城乡分布

精神障碍类别	城市				农村				P
	残疾人数	患者人数	致残率（%）	致残率95%CI（%）	残疾人数	患者人数	致残率（%）	致残率95%CI（%）	
心境障碍	13	79	16.88	9.25 ~ 24.52	14	87	14.76	3.46 ~ 26.07	0.750
焦虑障碍	11	76	15.24	1.95 ~ 28.54	16	111	19.88	9.18 ~ 30.59	0.591
任何一类精神障碍*	33	237	11.92	6.36 ~ 17.48	44	308	15.47	7.76 ~ 23.18	0.434

*包含心境障碍、焦虑障碍、酒精药物使用障碍、间歇性暴发性障碍、进食障碍5类。

4. 2类单一精神障碍及5类单一精神障碍的残疾率和致残率婚姻状态分布

表1-55、表1-56分别描述了心境障碍、焦虑障碍、5类精神障碍中任何一类单一精神障碍的残疾率和致残率的婚姻状态分布。单因素分析结果显示，心境障碍未婚/离婚/分居/丧偶人群单一精神残疾率和致残率低于已婚人群（$P < 0.05$），焦虑障碍、任何一类单一精神障碍的残疾率和致残率的婚姻状态分布差异无统计学意义（$P > 0.05$）。

表 1-55　2 类单一精神障碍及 5 类单一精神障碍残疾率的婚姻状态分布

精神障碍类别	未婚/离婚/分居/丧偶				已婚				P
	残疾人数	患者及正常人合计	残疾率(%)	残疾率95%CI(%)	残疾人数	患者及正常人合计	残疾率(%)	残疾率95%CI(%)	
心境障碍	3	2029	0.04	0 ~ 0.09	24	12 431	0.27	0.10 ~ 0.44	0.001
焦虑障碍	2	2026	0.25	0 ~ 0.66	25	12 455	0.25	0.11 ~ 0.38	0.993
任何一类精神障碍*	5	2087	0.28	0 ~ 0.68	72	12 752	0.71	0.45 ~ 0.97	0.191

*包含心境障碍、焦虑障碍、酒精药物使用障碍、间歇性暴发性障碍、进食障碍 5 类。

表 1-56　2 类单一精神障碍及 5 类单一精神障碍致残率的婚姻状态分布

精神障碍类别	未婚/离婚/分居/丧偶				已婚				P
	残疾人数	患者人数	致残率(%)	致残率95%CI(%)	残疾人数	患者人数	致残率(%)	致残率95%CI(%)	
心境障碍	3	33	2.85	0 ~ 6.21	24	133	18.85	10.71 ~ 26.99	0.0003
焦虑障碍	2	30	15.82	0 ~ 38.97	25	157	18.28	9.77 ~ 26.80	0.846
任何一类精神障碍*	5	91	5.49	0 ~ 13.19	72	454	15.61	10.03 ~ 21.19	0.115

*包含心境障碍、焦虑障碍、酒精药物使用障碍、间歇性暴发性障碍、进食障碍 5 类。

5. 2类单一精神障碍及5类单一精神障碍的残疾率和致残率受教育程度分布

表 1-57、表 1-58 分别描述了心境障碍、焦虑障碍、5 类精神障碍中任何一类单一精神障碍的残疾率和致残率的受教育程度分布。单因素分析结果显示，心境障碍单一精神残疾率大专及以上人群最高（$P < 0.05$）；心境障碍单一精神致残率的受教育程度分布差异无统计学意义（$P > 0.05$），焦虑障碍、任何一类单一精神障碍的残疾率和致残率的受教育程度分布差异无统计学意义（$P > 0.05$）。

6. 2类单一精神障碍及5类单一精神障碍的残疾率和致残率收入水平分布

表 1-59、表 1-60 分别描述了心境障碍、焦虑障碍、5 类精神障碍中任何一类单一精神障碍的残疾率和致残率的收入水平分布。单因素分析结果显示，心境障碍、焦虑障碍、任何一类单一精神障碍的残疾率的收入水平分布差异无统计学意义（$P > 0.05$）；

心境障碍、任何一类单一精神障碍低收入人群致残率高（$P < 0.05$），焦虑障碍单一精神致残率的收入水平分布差异无统计学意义（$P > 0.05$）。

表 1-57　2 类单一精神障碍及 5 类单一精神障碍残疾率的受教育程度分布

精神障碍类别	文盲及小学以下				小学			
	残疾人数	患者及正常人合计	残疾率（%）	残疾率 95%CI（%）	残疾人数	患者及正常人合计	残疾率（%）	残疾率 95%CI（%）
心境障碍	5	3495	0.23	0 ~ 0.54	5	2933	0.10	0 ~ 0.23
焦虑障碍	12	3529	0.38	0.05 ~ 0.71	9	2947	0.31	0.06 ~ 0.57
任何一类精神障碍*	23	3582	0.68	0.19 ~ 1.17	18	3005	0.52	0.21 ~ 0.84

*包含心境障碍、焦虑障碍、酒精药物使用障碍、间歇性暴发性障碍、进食障碍 5 类。

续表 1-57　2 类单一精神障碍及 5 类单一精神障碍残疾率的受教育程度分布

精神障碍类别	中学				大专及以上				P
	残疾人数	患者及正常人合计	残疾率（%）	残疾率 95%CI（%）	残疾人数	患者及正常人合计	残疾率（%）	残疾率 95%CI（%）	
心境障碍	10	6751	0.17	0.02 ~ 0.31	7	1261	0.73	0 ~ 1.55	0.030
焦虑障碍	5	6749	0.16	0.02 ~ 0.30	1	1237	0.37	0 ~ 1.10	0.586
任何一类精神障碍*	27	6940	0.56	0.32 ~ 0.80	9	1292	1.06	0.01 ~ 2.11	0.458

*包含心境障碍、焦虑障碍、酒精药物使用障碍、间歇性暴发性障碍、进食障碍 5 类。

表 1-58　2 类单一精神障碍及 5 类单一精神障碍致残率的受教育程度分布

精神障碍类别	文盲及小学以下				小学			
	残疾人数	患者人数	致残率（%）	致残率 95%CI（%）	残疾人数	患者人数	致残率（%）	致残率 95%CI（%）
心境障碍	5	23	28.41	0 ~ 61.60	5	31	9.43	0 ~ 19.17
焦虑障碍	12	57	22.58	9.44 ~ 35.73	9	45	16.38	3.96 ~ 28.79
任何一类精神障碍*	23	110	21.42	9.04 ~ 33.80	18	103	13.45	5.37 ~ 21.52

*包含心境障碍、焦虑障碍、酒精药物使用障碍、间歇性暴发性障碍、进食障碍 5 类。

续表 1-58 2类单一精神障碍及5类单一精神障碍致残率的受教育程度分布

精神障碍类别	中学				大专及以上				P
	残疾人数	患者人数	致残率(%)	致残率95%CI(%)	残疾人数	患者人数	致残率(%)	致残率95%CI(%)	
心境障碍	10	74	13.60	2.11 ~ 25.08	7	37	19.25	7.23 ~ 31.27	0.535
焦虑障碍	5	72	13.11	2.28 ~ 23.95	1	13	38.21	0 ~ 87.90	0.378
任何一类精神障碍*	27	263	11.63	6.33 ~ 16.93	9	68	14.48	1.02 ~ 27.94	0.486

*包含心境障碍、焦虑障碍、酒精药物使用障碍、间歇性暴发性障碍、进食障碍5类。

表 1-59 2类单一精神障碍及5类单一精神障碍残疾率的收入水平分布

精神障碍类别	低收入人群				中等收入人群				高收入人群				P
	残疾人数	患者及正常人合计	残疾率(%)	残疾率95%CI(%)	残疾人数	患者及正常人合计	残疾率(%)	残疾率95%CI(%)	残疾人数	患者及正常人合计	残疾率(%)	残疾率95%CI(%)	
心境障碍	11	4518	0.31	0.02 ~ 0.60	8	4498	0.31	0 ~ 0.63	8	5444	0.10	0.01 ~ 0.18	0.231
焦虑障碍	11	4526	0.44	0.07 ~ 0.81	10	4520	0.21	0.04 ~ 0.39	6	5435	0.13	0 ~ 0.27	0.120
任何一类精神障碍*	27	4613	0.79	0.29 ~ 1.29	25	4614	0.72	0.30 ~ 1.14	25	5612	0.43	0.26 ~ 0.61	0.246

*包含心境障碍、焦虑障碍、酒精药物使用障碍、间歇性暴发性障碍、进食障碍5类。

表 1-60 2类单一精神障碍及5类单一精神障碍致残率的收入水平分布

精神障碍类别	低收入人群				中等收入人群				高收入人群				P
	残疾人数	患者人数	致残率(%)	致残率95%CI(%)	残疾人数	患者人数	致残率(%)	致残率95%CI(%)	残疾人数	患者人数	致残率(%)	致残率95%CI(%)	
心境障碍	11	49	29.79	5.85 ~ 53.74	8	47	21.67	10.55 ~ 32.79	8	70	5.67	1.32 ~ 10.03	0.009
焦虑障碍	11	57	31.63	10.36 ~ 52.90	10	69	13.29	3.35 ~ 23.23	6	61	10.32	0.28 ~ 20.35	0.055
任何一类精神障碍*	27	144	23.78	10.63 ~ 36.93	25	163	16.34	7.96 ~ 24.71	25	238	7.48	4.40 ~ 10.57	0.002

*包含心境障碍、焦虑障碍、酒精药物使用障碍、间歇性暴发性障碍、进食障碍5类。

第五节

精神残疾危险因素

一、各类精神障碍与残疾的关联

1. 任何一类单一精神或躯体疾病对残疾影响的Logistic回归

表1-61描述了不同疾病对残疾发生影响的Logistic回归分析，结果显示，精神障碍中的抑郁症、抑郁障碍未特定、双相Ⅰ型障碍、特殊恐怖症、强迫症、间歇性暴发性障碍，以及躯体疾病对于残疾发生的作用有统计学意义（$P < 0.05$）。精神障碍中双相Ⅰ型障碍发生残疾的可能性是正常人的29.84倍（OR = 29.84），强迫症发生残疾的可能性是正常人的15.25倍（OR = 15.25），间歇性暴发性障碍发生残疾的可能性是正常人的13.42倍（OR = 13.42），抑郁症发生残疾的可能性是正常人的7.23倍（OR = 7.23），抑郁障碍未特定发生残疾的可能性是正常人的6.39倍（OR = 6.39），特殊恐怖症发生残疾的可能性是正常人的5.40倍（OR = 5.40），躯体疾病发生残疾的可能性是正常人的2.75倍（OR = 2.75），以上都是发生残疾的危险因素，其他疾病对于残疾发生的作用无统计学意义（$P > 0.05$）。

此外，年龄、婚姻状况、受教育程度、收入水平、过去12个月精神科治疗情况对于残疾发生的作用有统计学意义（$P < 0.05$）。80岁及以上发生残疾的可能性是18～34岁的8.26倍（OR = 8.26），65～79岁年龄组发生残疾的可能性是18～34岁年龄组的3.01倍（OR = 3.01），50～64岁年龄组发生残疾的可能性是18～34岁年龄组的2.00倍（OR = 2.00），未婚/离婚/分居/丧偶发生残疾的可能性是已婚的1.33倍（OR = 1.33），过去12个月曾接受过精神科治疗人群发生残疾的可能性是过去12个月未接受

过精神科治疗人群的 4.31 倍（OR = 4.31），以上都是发生残疾的危险因素。相对于收入水平低，收入水平高（OR = 0.48）是残疾发生的保护因素；相对于文盲及小学以下受教育程度，大专及以上（OR = 0.50）、中学（OR = 0.59）受教育程度是残疾发生的保护因素。

表 1-61　任何一类单一精神或躯体疾病对残疾影响的 Logistic 回归 *（$n = 22084$）

精神障碍类别 / 人口学因素	OR	OR 95%CI	*P*
Ⅰ. 心境障碍			
抑郁障碍			
抑郁症	7.23	2.53 ~ 20.65	0.0003
抑郁障碍未特定	6.39	2.30 ~ 17.75	0.001
双相障碍			
双相Ⅰ型障碍	29.84	3.83 ~ 232.34	0.001
Ⅱ. 焦虑障碍			
特殊恐怖症	5.40	1.97 ~ 14.83	0.001
强迫症	15.25	6.30 ~ 36.92	< 0.0001
Ⅲ. 酒精药物使用障碍			
酒精使用障碍			
酒精依赖	1.46	0.44 ~ 4.82	0.532
酒精滥用	0.76	0.26 ~ 2.23	0.618
Ⅳ. 间歇性暴发性障碍	13.42	4.26 ~ 42.27	< 0.0001
Ⅴ. 躯体疾病	2.75	2.17 ~ 3.48	< 0.0001
Ⅵ. 人口学因素			
性别			
女性	1	—	—
男性	1.17	0.96 ~ 1.43	0.115
年龄组			
18 ~	1	—	—
35 ~	1.42	0.97 ~ 2.08	0.072
50 ~	2.00	1.35 ~ 2.96	0.001
65 ~	3.01	1.94 ~ 4.68	< 0.0001
80 ~	8.26	4.63 ~ 14.75	< 0.0001
居住地			
农村	1	—	—

续表

精神障碍类别 / 人口学因素	OR	OR 95%CI	P
城市	0.97	0.74 ~ 1.27	0.823
婚姻状况			
已婚	1	—	—
未婚 / 离婚 / 分居 / 丧偶	1.33	1.00 ~ 1.77	0.049
受教育程度			
文盲及小学以下	1	—	—
小学	0.86	0.66 ~ 1.12	0.254
中学	0.59	0.44 ~ 0.78	0.0003
大专及以上	0.50	0.27 ~ 0.90	0.021
收入水平			
低	1	—	—
中	0.76	0.58 ~ 1.00	0.053
高	0.48	0.36 ~ 0.65	< 0.0001
过去 12 个月精神科治疗情况			
过去 12 个月未接受过精神科治疗	1	—	—
过去 12 个月曾接受过精神科治疗	4.31	2.34 ~ 7.95	< 0.0001

[*] 由于调查结果是社交恐怖症人数为 0，惊恐障碍残疾人数为 1 人，心境恶劣、其他双相障碍、药物依赖残疾人数均为 2 人，因此这 5 类别精神障碍残疾未纳入模型分析。

2. 任何一类单一精神或躯体疾病对WHODAS总分影响的多重线性回归

表 1-62 描述了任何一类单一精神或躯体疾病对 WHODAS 总分影响的多重线性回归分析，结果显示，躯体疾病（标准化 $\beta = 0.129$）和精神障碍中的抑郁症（标准化 $\beta = 0.075$）、强迫症（标准化 $\beta = 0.072$）、间歇性暴发性障碍（标准化 $\beta = 0.062$）、特殊恐怖症（标准化 $\beta = 0.051$）、抑郁障碍未特定（标准化 $\beta = 0.046$）、药物依赖（标准化 $\beta = 0.041$）、酒精依赖（标准化 $\beta = 0.023$）与残疾总分呈正关联，其他疾病与 WHODAS 总分的关系无统计学意义（$P > 0.05$）。在该模型中，年龄（标准化 $\beta = 0.133$）、婚姻状况（标准化 $\beta = 0.075$）、受教育程度（标准化 $\beta = 0.061$）、收入水平（标准化 $\beta = 0.053$）、过去 12 个月精神科治疗情况（标准化 $\beta = 0.060$）与 WHODAS 总分呈正关联，年龄越大则 WHODAS 总分越高，未婚 / 离婚 / 分居 / 丧偶者的 WHODAS 总分更高，受教育程度越低、收入水平越低则 WHODAS 总分越高，过去 12 个月曾接受过精神科治疗者的 WHO DAS 总分更高。

表 1-62 任何一类单一精神或躯体疾病对 WHODAS 总分影响的多重线性回归*（$n = 22118$）

精神障碍类别 / 人口学因素	β	标准化 β	P
Ⅰ．心境障碍			
抑郁障碍			
抑郁症	9.84	0.075	0.004
心境恶劣	8.08	0.016	0.191
抑郁障碍未特定	4.73	0.046	0.028
双相障碍			
双相Ⅰ型障碍	9.44	0.030	0.068
其他双相障碍	9.52	0.029	0.052
Ⅱ．焦虑障碍			
惊恐障碍	1.15	0.002	0.602
特殊恐怖症	5.46	0.051	0.0001
社交恐怖症	3.28	0.010	0.071
强迫症	8.62	0.072	< 0.0001
Ⅲ．酒精药物使用障碍			
酒精使用障碍			
酒精依赖	3.29	0.023	0.003
酒精滥用	1.13	0.013	0.068
药物使用障碍			
药物依赖	31.47	0.041	0.0002
Ⅳ．间歇性暴发性障碍	7.27	0.062	0.024
Ⅴ．躯体疾病	2.19	0.129	< 0.0001
Ⅵ．人口学因素			
性别	-0.10	-0.007	0.544
年龄	0.07	0.133	< 0.0001
居住地	0.12	0.008	0.601
婚姻状况	1.51	0.075	< 0.0001
受教育程度	0.49	0.061	< 0.0001
收入水平	0.47	0.053	< 0.0001
过去 12 个月精神科治疗情况	4.02	0.060	< 0.0001

* 回归方程 $P < 0.05$，$R^2 = 0.083$，调整 $R^2 = 0.082$（赋值：性别：1 = 男，2 = 女；居住地：1 = 农村，2 = 城市；婚姻状况：1 = 已婚，2 = 未婚 / 离婚 / 分居 / 丧偶；受教育程度：1 = 大专及以上，2 = 中学，3 = 小学，4 = 文盲及小学以下；收入水平：1 = 高，2 = 中，3 = 低；过去 12 个月精神科治疗情况：1 = 过去 12 个月未接受过精神科治疗，2 = 过去 12 个月曾接受过精神科治疗。

二、精神残疾的影响因素

表 1-63 描述了精神残疾影响因素的 Logistic 回归分析，结果显示，单一精神障碍共病躯体疾病、共病其他精神障碍和躯体疾病、65 ～ 79 岁、80 岁及以上、中学文化程度、中等收入水平、高收入水平、过去 12 个月曾接受过精神科治疗对于精神残疾发生的影响有统计学意义（$P < 0.05$）。单一精神障碍共病躯体疾病发生精神残疾的可能性是单一精神障碍的 2.00 倍（OR = 2.00），共病其他精神障碍和躯体疾病发生精神残疾的可能性是单一精神障碍的 6.50 倍（OR = 6.50），80 岁及以上发生精神残疾的可能性是 18 ～ 34 岁的 8.98 倍（OR = 8.98），65 ～ 79 岁发生精神残疾的可能性是 18 ～ 34 岁的 3.00 倍（OR = 3.00），过去 12 个月曾接受过精神科治疗人群发生精神残疾的可能性是过去 12 个月未接受过精神科治疗的 2.46 倍（OR = 2.46），以上都是发生残疾的危险因素。与低等收入水平相比，高等收入水平（OR = 0.36）、中等收入水平（OR = 0.66）是发生精神残疾的保护因素。与文盲及小学以下受教育程度相比，中学受教育程度（OR = 0.59）是发生精神残疾的保护因素。

表 1-63　精神残疾影响因素的 Logistic 回归（$n = 2307$）

共病情况 / 人口学因素	OR	OR 95%CI	P
Ⅰ. 精神障碍共病情况分类			
单一精神障碍	1	—	—
精神障碍共病	1.95	1.00 ～ 3.79	0.051
单一精神障碍共病躯体疾病	2.00	1.24 ～ 3.21	0.005
共病其他精神障碍和躯体疾病	6.50	3.83 ～ 11.04	< 0.0001
Ⅱ. 人口学因素			
性别			
女性	1	—	—
男性	0.93	0.70 ～ 1.23	0.614
年龄组			
18 ～	1	—	—
35 ～	1.44	0.85 ～ 2.44	0.179
50 ～	1.73	1.00 ～ 3.01	0.051
65 ～	3.00	1.60 ～ 5.63	0.001
80 ～	8.98	2.72 ～ 29.64	0.0004

续表

共病情况 / 人口学因素	OR	OR 95%CI	*P*
居住地			
农村	1	—	—
城市	1.00	0.70 ~ 1.43	0.981
婚姻状况			
已婚	1	—	—
未婚 / 离婚 / 分居 / 丧偶	1.12	0.68 ~ 1.86	0.650
受教育程度			
文盲及小学以下	1	—	—
小学	0.72	0.45 ~ 1.15	0.166
中学	0.59	0.42 ~ 0.83	0.003
大专及以上	0.57	0.27 ~ 1.20	0.139
收入水平			
低	1	—	—
中	0.66	0.46 ~ 0.95	0.024
高	0.36	0.24 ~ 0.54	< 0.0001
过去 12 个月精神科治疗情况			
过去 12 个月未接受过精神科治疗	1	—	—
过去 12 个月曾接受过精神科治疗	2.46	1.52 ~ 3.99	0.0004

三、抑郁症的症状与残疾的关联

1. 9种抑郁症状对WHODAS总分影响的多重线性回归分析

以 9 种抑郁症状为自变量，以 WHODAS 总分为因变量进行多重线性回归分析，结果显示，精神运动性激越或迟滞（$\beta = 4.83$）、无价值感或自罪自责（$\beta = 6.50$）与残疾总分呈正相关，其他抑郁症状，包括心境抑郁、丧失兴趣或乐趣、体重或食欲变化、失眠或嗜睡、疲倦乏力或缺乏精力、思考或集中思想能力减退、自杀意念或计划与 WHODAS 总分的关联无统计学意义（$P > 0.05$）。在该模型中，收入水平与 WHODAS 总分呈负关联，以低收入水平为参照组，收入水平中等和高等的偏回归系数 β 分别为 −12.53（$P < 0.01$）和 −13.21（$P = 0.01$）。躯体疾病数量与 WHODAS 总分呈正关

联，以无躯体疾病者为参照组，仅患一种躯体疾病和患有多种躯体疾病的偏回归系数 β 分别为 9.09（$P = 0.01$）和 12.18（$P = 0.01$）。罹患焦虑障碍与残疾总分呈正相关（$\beta = 4.75$，$P = 0.047$），见表 1-64。

表 1-64　9 种抑郁症状对 WHODAS 总分影响的多重线性回归*（$n = 654$）

自变量	类别	β	95%CI	*P*
抑郁症状	心境抑郁	−3.43	−13.06 ~ 6.20	0.481
	丧失兴趣或乐趣	−1.53	−8.83 ~ 5.78	0.679
	体重或食欲变化	0.92	−5.12 ~ 6.97	0.763
	失眠或嗜睡	1.95	−5.10 ~ 9.01	0.583
	精神运动性激越或迟滞	4.83	0.48 ~ 9.19	0.030
	疲倦乏力或缺乏精力	0.31	−8.26 ~ 8.88	0.943
	无价值感或自罪自责	6.50	1.88 ~ 11.11	0.006
	思考或集中思想能力减退	1.79	−5.91 ~ 9.50	0.645
	自杀意念或计划	3.20	−2.62 ~ 9.03	0.278
性别	女性	1	—	—
	男性	4.41	−1.06 ~ 9.87	0.113
年龄	18 ~ 34 岁	1	—	—
	35 ~ 49 岁	−0.99	−7.99 ~ 6.00	0.779
	50 ~ 64 岁	3.72	−4.25 ~ 11.69	0.356
	65 岁及以上	9.74	−3.97 ~ 23.45	0.162
居住地	农村	1	—	—
	城市	−1.66	−6.86 ~ 3.55	0.529
婚姻状态	已婚	1	—	—
	未婚	−0.63	−11.50 ~ 10.23	0.908
	分居 / 离婚	5.00	−9.36 ~ 19.35	0.491
	丧偶	1.95	−7.13 ~ 11.02	0.671
受教育程度	文盲及小学以下	1	—	—
	小学	−0.01	−6.75 ~ 6.73	0.998
	初中	−4.92	−13.28 ~ 3.44	0.245
	高中	2.35	−8.26 ~ 12.95	0.661
	大专及以上	−4.45	−15.13 ~ 6.24	0.411

续表

自变量	类别	β	95%CI	P
收入水平	低	1	—	—
	中	−12.53	−17.68 ~ −7.39	< 0.0001
	高	−13.21	−19.98 ~ −6.43	0.0002
是否患有焦虑障碍	否	1	—	—
	是	4.75	0.06 ~ 9.44	0.047
躯体疾病数量	0	1	—	—
	1	9.09	3.78 ~ 14.39	0.001
	2 个或更多	12.18	5.76 ~ 18.61	0.0003

* 由于 1 人没有受教育程度信息，故共纳入 654 人进入回归模型。

2. 9种抑郁症状对WHODAS六类功能评分影响的多重线性回归分析

以 9 种抑郁症状为自变量，以 WHODAS 六类功能评分为因变量进行多重线性回归分析，结果显示，无价值感或自罪自责（β = 1.58）、思考或集中思想能力减退或犹豫不决（β = 1.97）与认知功能得分呈正关联，无价值感或自罪自责与他人相处功能得分（β = 0.92）和社会参与功能得分（β = 1.87）呈正关联，而精神运动性激越或迟滞与活动功能得分（β = 0.86）、自我照护功能得分（β = 0.52）以及与生活相关的各项活动功能得分（β = 1.64）呈正关联。在上述模型中，除认知功能外，收入水平高与患者其他各功能评分均呈负关联；除与他人相处功能外，躯体疾病数量与患者其他各功能评分均呈正关联。焦虑障碍诊断与认知功能以及与他人相处功能得分呈正关联，而与其他功能得分关联无统计学意义，见表 1-65。

采用 Logistic 回归探索 9 种抑郁症状对抑郁症残疾的影响，研究结果显示，各类抑郁症状对抑郁症残疾发生的作用无统计学意义（$P > 0.05$）。

表 1-65 9 种抑郁症状对 WHODAS 六类功能评分影响的多重线性回归 * （$n = 654$）

自变量	认知			活动			自我照护		
	β	P	β 95%CI	β	P	β 95%CI	β	P	β 95%CI
心境抑郁	−0.91	0.417	−3.11 ~ 1.30	−0.49	0.380	−1.61 ~ 0.62	−0.52	0.172	−1.28 ~ 0.23
丧失兴趣或乐趣	0.25	0.678	−0.94 ~ 1.44	−0.79	0.243	−2.14 ~ 0.55	−0.52	0.273	−1.45 ~ 0.41

续表

自变量	认知			活动			自我照护		
	β	*P*	β 95%CI	β	*P*	β 95%CI	β	*P*	β 95%CI
体重或食欲变化	−0.04	0.950	−1.16 ~ 1.09	0.74	0.207	−0.42 ~ 1.89	0.12	0.709	−0.52 ~ 0.77
失眠或嗜睡	−0.63	0.482	−2.39 ~ 1.14	0.21	0.730	−0.99 ~ 1.41	0.63	0.072	−0.06 ~ 1.31
精神运动性激越或迟滞	0.58	0.158	−0.23 ~ 1.39	0.86	0.027	0.10 ~ 1.63	0.52	0.026	0.06 ~ 0.98
疲倦乏力或缺乏精力	1.05	0.077	−0.12 ~ 2.22	−0.21	0.754	−1.52 ~ 1.11	−0.64	0.262	−1.76 ~ 0.48
无价值感或自罪自责	1.58	0.0002	0.77 ~ 2.39	0.74	0.056	−0.02 ~ 1.51	0.34	0.131	−0.10 ~ 0.79
思考或集中思想能力减退	1.97	0.004	0.67 ~ 3.28	−0.88	0.367	−2.80 ~ 1.05	−0.40	0.482	−1.51 ~ 0.72
自杀意念或计划	0.07	0.875	−0.83 ~ 0.98	0.54	0.257	−0.40 ~ 1.48	0.36	0.175	−0.16 ~ 0.89
患有任一焦虑障碍	1.12	0.019	0.19 ~ 2.06	0.57	0.238	−0.38 ~ 1.51	0.28	0.312	−0.27 ~ 0.84
男性	0.71	0.120	−0.19 ~ 1.60	−0.17	0.697	−1.05 ~ 0.71	0.41	0.182	−0.20 ~ 1.02
35 ~ 49 岁	−0.53	0.391	−1.75 ~ 0.69	0.61	0.221	−0.37 ~ 1.59	0.23	0.496	−0.43 ~ 0.88
50 ~ 64 岁	0.35	0.668	−1.25 ~ 1.94	0.90	0.110	−0.21 ~ 2.00	0.38	0.329	−0.39 ~ 1.15
≥ 65 岁	0.68	0.435	−1.05 ~ 2.41	2.25	0.058	−0.08 ~ 4.57	0.93	0.249	−0.66 ~ 2.51
18 ~ 34 岁	1	—	—	1	—	—	1	—	—
城市	−0.05	0.908	−1.00 ~ 0.89	−0.50	0.265	−1.40 ~ 0.39	−0.43	0.134	−0.99 ~ 0.13
未婚	−0.20	0.804	−1.76 ~ 1.37	0.72	0.424	−1.06 ~ 2.50	0.27	0.588	−0.71 ~ 1.25
分居 / 离婚	−1.39	0.052	−2.80 ~ 0.01	1.04	0.253	−0.75 ~ 2.82	1.70	0.103	−0.35 ~ 3.75
丧偶	−0.54	0.477	−2.05 ~ 0.97	0.91	0.287	−0.78 ~ 2.61	0.36	0.475	−0.63 ~ 1.35
已婚	1	—	—	1	—	—	1	—	—
小学	−0.47	0.396	−1.55 ~ 0.62	0.36	0.560	−0.86 ~ 1.57	−0.36	0.298	−1.04 ~ 0.32

续表

自变量	认知			活动			自我照护		
	β	P	β 95%CI	β	P	β 95%CI	β	P	β 95%CI
初中	-1.19	0.023	-2.22 ~ -0.17	-0.34	0.599	-1.62 ~ 0.94	-0.65	0.098	-1.43 ~ 0.12
高中	0.56	0.575	-1.41 ~ 2.53	-0.05	0.935	-1.25 ~ 1.15	-0.50	0.254	-1.37 ~ 0.37
大专及以上	-1.28	0.060	-2.62 ~ 0.06	0.17	0.885	-2.14 ~ 2.48	-0.45	0.288	-1.28 ~ 0.38
文盲及小学以下	1	—	—	1	—	—	1	—	—
中收入水平	-1.05	0.042	-2.06 ~ -0.04	-1.88	0.0002	-2.84 ~ -0.92	-1.30	< 0.0001	-1.84 ~ -0.76
高收入水平	-1.22	0.066	-2.53 ~ 0.08	-2.28	< 0.0001	-3.26 ~ -1.30	-1.21	0.001	-1.93 ~ -0.49
低收入水平	1	—	—	1	—	—	1	—	—
仅患一种躯体疾病	1.05	0.016	0.20 ~ 1.90	1.34	0.001	0.56 ~ 2.11	0.64	0.029	0.07 ~ 1.21
患有多种躯体疾病	1.34	0.005	0.42 ~ 2.27	2.35	< 0.0001	1.44 ~ 3.26	1.06	0.002	0.42 ~ 1.71
无躯体疾病	1	—	—	1	—	—	1	—	—

* 由于 1 人没有受教育程度信息，故共纳入 654 人进入回归模型。

续表 1-65　9 种抑郁症状对 WHODAS 六类功能评分影响的多重线性回归 *（n = 654）

自变量	与他人相处			与生活相关的各项活动			社会参与		
	β	P	β 95%CI	β	P	β 95%CI	β	P	β 95%CI
心境抑郁	-0.55	0.327	-1.65 ~ 0.55	-0.44	0.783	-3.58 ~ 2.71	-0.53	0.699	-3.21 ~ 2.16
丧失兴趣或乐趣	0.55	0.265	-0.42 ~ 1.52	-0.32	0.796	-2.75 ~ 2.11	-0.70	0.531	-2.90 ~ 1.50
体重或食欲变化	0.06	0.886	-0.80 ~ 0.92	0.31	0.791	-1.99 ~ 2.60	-0.27	0.723	-1.79 ~ 1.24
失眠或嗜睡	0.12	0.862	-1.29 ~ 1.54	1.46	0.164	-0.61 ~ 3.53	0.16	0.872	-1.82 ~ 2.15
精神运动性激越或迟滞	0.46	0.231	-0.30 ~ 1.22	1.64	0.034	0.13 ~ 3.14	0.77	0.163	-0.32 ~ 1.86
疲倦乏力或缺乏精力	0.07	0.889	-0.99 ~ 1.13	0.12	0.939	-2.88 ~ 3.11	-0.09	0.938	-2.34 ~ 2.16

续表

自变量	与他人相处			与生活相关的各项活动			社会参与		
	β	P	β 95%CI	β	P	β 95%CI	β	P	β 95%CI
无价值感或自罪自责	0.92	0.026	0.11–1.72	1.05	0.230	−0.67 ~ 2.77	1.87	0.013	0.40–3.33
思考或集中思想能力减退	0.37	0.555	−0.87 ~ 1.61	0.10	0.945	−2.77 ~ 2.97	0.62	0.567	−1.53 ~ 2.78
自杀意念或计划	0.20	0.647	−0.67 ~ 1.08	1.65	0.091	−0.27 ~ 3.58	0.37	0.667	−1.34 ~ 2.08
患有任一焦虑障碍	1.00	0.005	0.31 ~ 1.68	0.79	0.265	−0.61 ~ 2.20	0.99	0.173	−0.44 ~ 2.41
男性	0.40	0.359	−0.46 ~ 1.25	1.44	0.151	−0.54 ~ 3.42	1.62	0.015	0.32 ~ 2.92
35 ~ 49 岁	−0.71	0.206	−1.81 ~ 0.40	−0.20	0.866	−2.53 ~ 2.14	−0.39	0.706	−2.44 ~ 1.66
50 ~ 64 岁	0.16	0.811	−1.17 ~ 1.49	1.60	0.251	−1.15 ~ 4.36	0.33	0.746	−1.71 ~ 2.38
≥ 65 岁	1.71	0.101	−0.34 ~ 3.77	3.57	0.159	−1.43 ~ 8.57	0.60	0.687	−2.36 ~ 3.56
18 ~ 34 岁	1	—	—	1	—	—	1	—	—
城市	0.11	0.789	−0.68 ~ 0.90	−0.03	0.975	−1.80 ~ 1.74	−0.75	0.265	−2.07 ~ 0.58
未婚	0.36	0.660	−1.25 ~ 1.96	−0.68	0.693	−4.08 ~ 2.72	−1.11	0.509	−4.41 ~ 2.20
分居 / 离婚	0.77	0.460	−1.29 ~ 2.83	1.56	0.620	−4.66 ~ 7.78	1.33	0.482	−2.40 ~ 5.05
丧偶	0.34	0.645	−1.11 ~ 1.79	0.31	0.860	−3.14 ~ 3.75	0.57	0.602	−1.60 ~ 2.75
已婚	1	—	—	1	—	—	1	—	—
小学	−0.25	0.583	−1.14 ~ 0.64	0.50	0.664	−1.79 ~ 2.79	0.20	0.834	−1.70 ~ 2.11
初中	−0.21	0.732	−1.45 ~ 1.02	−1.03	0.508	−4.10 ~ 2.04	−1.50	0.133	−3.45 ~ 0.46
高中	1.10	0.154	−0.42 ~ 2.61	0.67	0.733	−3.21 ~ 4.55	0.57	0.689	−2.26 ~ 3.40
大专及以上	−1.17	0.139	−2.72 ~ 0.39	−1.06	0.603	−5.09 ~ 2.97	−0.66	0.683	−3.87 ~ 2.55
文盲及小学以下	1	—	—	1	—	—	1	—	—
中收入水平	−1.75	< 0.0001	−2.51 ~ −0.99	−3.90	0.0001	−5.81 ~ −2.00	−2.66	0.0004	−4.10 ~ −1.21
高收入水平	−1.72	0.001	−2.75 ~ −0.69	−4.07	0.001	−6.31 ~ −1.82	−2.70	0.007	−4.64 ~ −0.76
低收入水平	1	—	—	1	—	—	1	—	—
仅患一种躯体疾病	0.80	0.065	−0.05 ~ 1.65	2.61	0.010	0.65 ~ 4.57	2.65	0.006	0.78 ~ 4.52
患有多种躯体疾病	0.56	0.223	−0.35 ~ 1.48	3.88	0.001	1.56 ~ 6.21	2.98	0.004	0.99 ~ 4.97
无躯体疾病	1	—	—	1	—	—	1	—	—

[*] 由于 1 人没有受教育程度信息，故共纳入 654 人进入回归模型。

第六节

中国精神残疾研究的启示

一、CMHS精神残疾调查的首创性

1. 《世界卫生组织残疾与健康分类》的应用

《世界卫生组织残疾与健康分类》（The International Classification of Functioning，Disability and Health，ICF）是 WHO 制定的统一框架的国际功能、残疾与健康分类。它是基于人类功能、残疾和健康的评估和分类项目，其中有 100 多个国家、研究人员和用户的代表进行了国际合作。CMHS 采用的 WHODAS 2.0 是以 ICF 理念研发配套的评定健康和残疾的量表，可适用于包括精神障碍在内的所有疾病导致残疾的评估。量表共有 36 题，评定 6 项功能，分别为认知、活动、自我照护、与他人相处、与生活相关的各项活动、社会参与。

WHODAS 2.0 依据 ICF 的理论框架，所有功能都是根据全套 ICF 条目设计研发的，并直接反映 ICF 的“活动和参与”部分。它是 ICF 标准匹配的残疾评定工具，并且有足够的效度和信度，是一种跨文化衡量健康和残疾的标准工具。ICF 在躯体、个人或社会层面上测评个人的每一项功能，按照 ICF 的标准，WHODAS 2.0 将健康和残疾置于一个连续谱，将残疾定义为“每项功能的减退”。它提供了在功能方面任何健康状况影响的通用定量评估标准。WHODAS 2.0 的一个独特之处是与 ICF 直接关联，完全按照 ICF 的标准，这使其有别于其他残疾测量工具。虽然其他工具也可以对应到 ICF，但并没有明确区分症状、残疾和主观评估。WHODAS 2.0 是一种通用的测量方法，不是针对特定的疾病，而是用于比较不同疾病导致的残疾程度。

CMHS 是首次在全国进行精神残疾的评估，获得各类精神残疾的流行强度和分布特征。CMHS 采用的 CIDI 中嵌入了 WHODAS 2.0，具有国际公认理论框架的优势，使调查结果能够与国际标准一致，并能进行跨文化的比较。正是因为 WHODAS 2.0 允许脱离疾病状况而具有单独评估功能的特性，CMHS 能够比较不同疾病造成的功能损害程度，并在精神、躯体、个人或社会层面上评价不同功能损害，具有精神医学和精神康复的理论探讨意义，且为制定更有针对性的卫生服务措施提供了有力的科学依据。

2. CMHS与第二次全国残疾人抽样调查的异同

2006 年第二次全国残疾人抽样调查（简称二抽）是我国较为系统的残疾人抽样调查，并且也使用了 WHODAS 2.0 作为残疾评定工具，但是二抽的目的并不是专门调查精神残疾。二抽的调查设计是首先调查一般人群中的残疾人，之后经过诊断归因于精神障碍，以此判定精神残疾；CMHS 的目的是调查精神障碍，设计是首先调查一般人群中的精神障碍患者，之后评估精神障碍患者的残疾，以此判定精神残疾及其程度。根据 CMHS 的结论，大部分精神残疾残疾程度较轻，以四级残疾为主，而二抽先对残疾进行评估，会导致纳入的残疾人群的残疾程度较重，较轻的精神残疾患者未被纳入残疾人群而漏诊。所以二抽并不能准确地反映我国精神残疾状况，只能反映残疾人中归因于精神障碍的残疾状况。CMHS 则是全国首次精神障碍的调查，以精神医学最新理论为指导，以严格的流行病学调查方法获得精神障碍的诊断，进一步评估精神障碍患者的残疾程度，能够获得有真实性和可靠性的精神残疾患病率。

3. CMHS首次获得中国精神残疾率和致残率

CMHS 是中国首次全国范围内有代表性的社区精神障碍流行病学调查，首次获得了我国各类精神障碍残疾率、致残率、残疾程度、危险因素，并探讨了精神残疾的预测模型。国内外尚无采用相同的研究设计和标准的调查工具对精神残疾现况进行研究的报告。国外仅有的少数精神残疾研究也未采用一致的调查工具、精神疾病诊断标准和残疾评定标准。国内 2006 年二抽报告的全国精神残疾率并不能系统地说明我国精神残疾状况，且调查距今已经 10 多年。因此，对 CMHS 数据中精神残疾的深入分析，结果具有精神医学理论和精神康复实践的创新性，能够为精神障碍致残作用及危险因素的作用机制提供人群研究的证据，同时为我国精神残疾康复的政策制定提供了科学依据，对于精神健康促进具有重要的理论和实践意义。

二、精神障碍残疾率与国内外数据比较

对比国内既往精神残疾研究，我国2006年开展了第二次全国残疾人抽样调查，黄悦勤团队（2014年）报告第二次全国残疾人抽样调查中≥15岁人群归因于精神障碍所致残疾的流行强度和特征，与CMHS系统的中国残疾人流行病学调查的目的和研究设计不同，上文已解释不能直接比较数据。除此以外，二抽采用ICD-10诊断标准，而CMHS采用DSM-4诊断标准，精神障碍的诊断分类标准不一致，因此无法直接比较两次调查的精神残疾数据。

CMHS计算5类精神障碍中包含共病2类及以上精神障碍和1类及以上躯体疾病的残疾率，结果显示任何一类精神障碍残疾率为2.84%，而美国Druss B G等1994—1995年开展的美国残疾人调查的研究数据显示，有1.1%的受访者报告由精神障碍导致功能残疾。印度Velayutham B等分析了2011年印度泰米尔纳德邦开展的人口普查数据，结果显示精神残疾率为0.046%，精神障碍人数占残疾人总数的3%。由此可见，CMHS与国外研究报告的精神残疾率结果相差较大，这是由于国外有限的精神残疾率研究未采用统一的残疾评定标准，残疾评定工具亦不一致，如美国1994—1995年开展的美国残疾人调查根据ICD-9将残疾分为4类：①仅限精神残疾；②一般医疗残疾；③精神和一般医疗残疾；④无残疾。而印度的调查则依据印度政府印发的《残疾统计手册》来对各类残疾进行定义，故与国外的精神残疾率不具有可比性。

三、精神障碍致残率与国外数据比较

CMHS显示5类精神障碍中任何一类精神障碍致残率为31.95%，与国外同样调查工具CIDI的研究结果进行比较，显示我国精神障碍致残率更高。葡萄牙Antunes A等（2018年）报告了作为WMHS一部分的葡萄牙调查的结果，以调查人群WHODAS 2.0总分超过90百分位作为残疾判定标准的界值，任何一类心境障碍和焦虑障碍的致残率为14.6%，其中心境障碍致残率为21.6%，焦虑障碍致残率为13.5%。而CMHS中按照中国残疾评估标准WHODAS 2.0大于52分为残疾判定标准的界值，计算心境障碍的致残率为41.98%，焦虑障碍的致残率为42.17%，均高于葡萄牙的研究结果。为了与国外研究结果做进一步比较，与葡萄牙研究相同的WHODAS 2.0总分超过90百分位作为残

疾判定标准计算心境障碍和焦虑障碍致残率，结果显示任何一类心境障碍和焦虑障碍致残率为 43.80%（95%CI 40.15% ～ 47.46%），其中心境障碍致残率为 46.3%（95%CI 41.91% ～ 50.55%），焦虑障碍致残率为 48.66%（95%CI 44.58% ～ 52.74%），均远高于葡萄牙调查的致残率。葡萄牙研究的不同之处是采用 WMHS-WHODAS 2.0，测评的功能为 5 项，而 CMHS 测评的功能为 6 项。由于均采用 90 百分位法作为界值，可以说明我国心境障碍和焦虑障碍致残率均高于葡萄牙的调查结果。推测原因是葡萄牙是发达国家，人均 GDP 是中国人的两倍，医疗保障体系较我国更加完善，心境障碍和焦虑障碍患者患病后能够得到系统的治疗和完善的照护，因此致残率低。相比而言，我国精神障碍服务体系尚不完善，卫生服务资源不足且分布不均衡，心境障碍和焦虑障碍患者不能得到及时、精准、有效的治疗，从而导致残疾发生。

CMHS 将精神分裂症作为严重致残的精神障碍进行了专门的调查设计，从而评估精神残疾。由精神分裂症的定义可以看到症状与 WHODAS 的功能评估有很多重叠，比如认知的损害、社会功能的损害等。精神分裂症的临床表现主要有妄想、幻觉、思维（言语）紊乱、运动行为紊乱或异常，这导致患者与所处情境相分裂，与社会隔离。而精神分裂症的阴性症状包括目光接触和面部表情减少、动力缺乏、对工作和社交没有兴趣、语言贫乏等。这些都与残疾有关联。由于该病预后不良，大约 2/3 的精神分裂症患者长期存在慢性精神病性症状，社会功能损害明显，而其他精神病性障碍也大多与精神分裂症有着相类似的临床表现和功能损害，此类精神障碍未得到足量足疗程的治疗，容易病情发展导致残疾。虽然精神分裂症及其他精神病性障碍患病率较低，残疾率并不高，但是致残率非常高。在 CMHS 中精神分裂症及其他精神病性障碍致残率位居第二位，致残率最高的是进食障碍。由于进障碍患病率更低，疾病负担低于精神分裂症及其他精神病性障碍。

CMHS 显示精神分裂症及其他精神病性障碍致残率为 58.91%。而葡萄牙 2018 年的研究显示，在有精神病性症状经历，包括与幻觉有关的幻听、幻视，与思维有关的思维被插入 / 撤走、思维被控制 / 被动体验、牵连观念和被害妄想的人群中，按照 WHODAS 2.0 总分超过四分之三位数为残疾判定标准的界值，致残率为 19.1%。为了与葡萄牙的研究进行比较，CMHS 按照葡萄牙研究中精神病性症状筛查方法和残疾判定规则，计算出有精神病性症状经历人群的致残率为 58.41%（95%CI 52.84% ～ 63.98%），与按照中国残疾标准评估的精神分裂症及其他精神病性障碍致残率相近，说明精神分裂症及其他精神病性障碍残疾患者的 WHODAS 得分均高于四分之三位数，也说明 CMHS 中精神分裂症及其他精神病性障碍残疾判定标准与国外标准接近。同时研究结果反映出我国社区成人有精神病性症状经历的患者致残率高于葡萄牙，值得向国家提供科学证据，推动采取相应政策对该类人群早期发现和治疗，减少残疾发生，实施精神残疾的二级预防和三级预防。

四、各类精神障碍残疾程度的比较

CMHS 显示在 WHODAS 2.0 36 项版本评定的各类精神障碍中，除躯体疾病所致心境障碍的一级残疾人数构成比在各残疾等级构成比中最高以外（63.64%），各类精神障碍均为四级残疾人数构成比最高，此结果说明除精神分裂症及其他精神病性障碍和老年期痴呆外，大部分精神障碍造成的残疾程度较轻。刘肇瑞、黄悦勤等对 2006 年二抽数据的分析也显示了类似的结论，在单一残疾的患者中，归因于精神障碍所致残疾的患者也均为四级残疾人数构成比最高。此外，关于二抽各省市地区的数据分析也显示了相同的结论。值得强调的是，躯体疾病所致心境障碍一级残疾人数构成比最高，躯体疾病所致焦虑障碍一级残疾人数构成比也高达 42.36%。同样，以 WHODAS 2.0 总分评估精神障碍残疾程度，比较各类精神障碍和躯体疾病对残疾程度的影响，依据多重线性回归的标化回归系数排序，位居前三位的均为躯体疾病。这说明躯体疾病的致残作用大于精神障碍本身的致残作用，当精神障碍共病躯体疾病时，致残的风险增加。

我国 1987 年第一次全国残疾人抽样调查结果显示，精神残疾一级、二级重残者占精神残疾总数的 61.20%，其中不少需要住院治疗或家庭康复。一级、二级重残者是防治、康复、管理的重点。而 2006 年二抽结果显示，在单一残疾中，精神残疾以四级残疾为主，在多重残疾中精神残疾以一级残疾为主，如果将患有多重残疾的残疾人的各种残疾按人次计算并入六类残疾中，则精神残疾仍以四级残疾为主。CMHS 的精神残疾人群中同样是包含多重残疾人群，因此 CMHS 的结论与二抽调查结果相同，说明 30 多年以来国家残疾康复事业持续发展，尤其是进入 21 世纪之后，中度精神残疾比例下降。

黄悦勤团队分析 2006 年二抽的数据，分析各类精神残疾的残疾严重程度，报告归因于精神活性物质所致精神和行为障碍的残疾者中以四级残疾为主，归因于伴有生理紊乱及躯体因素的行为综合征，包括神经性厌食、神经性贪食、非器质性睡眠障碍和非器质性性功能障碍的残疾者也以四级残疾为主，归因于神经症，包括恐怖性神经症、焦虑性神经症、强迫性神经症、抑郁性神经症、疑病性神经症、神经衰弱和癔症所致残疾的人群也以四级残疾为主，以 ICD-10 分类的神经症类比 CMHS 的广场恐怖症（不伴惊恐）、特殊恐怖症、社交恐怖症、强迫症、广泛性焦虑障碍、抑郁症等均以四级残疾为主。CMHS 结论与二抽的结论一致。

五、共病与单一精神障碍残疾率和致残率的差异及原因

CMHS 分析发现，任何一类精神障碍，即包括单一精神障碍、共病 2 类及以上精神障碍和（或）躯体疾病的精神障碍均明显高于单一精神障碍的残疾率和致残率，且大多数精神障碍和躯体疾病均与残疾发生的关联有统计学意义，说明单一精神障碍的致残作用并不强，而一旦共病多种精神障碍和躯体疾病，致残作用明显增加。

比较共病 2 类及以上精神障碍和躯体疾病与单一精神障碍的残疾率和致残率的差异，目的是分析各类精神障碍和躯体疾病的致残作用。当共病多种精神障碍，尤其有进食障碍、精神分裂症和其他精神病性障碍等致残作用较严重的精神障碍时，或共病影响各类功能的心脑血管疾病、癫痫、关节炎或风湿病等躯体疾病时，不言而喻会导致共病残疾率和致残率高于单一精神障碍。

比较单一精神障碍残疾率，最高的为焦虑障碍，其次为心境障碍，最低的为进食障碍。而共病精神障碍和躯体疾病的残疾率最高的为心境障碍，其次为焦虑障碍，最低的为进食障碍。由此可见，单一精神障碍与共病身心疾病的精神残疾率排序趋势接近。比较单一精神障碍致残率，最高的为间歇性暴发性障碍，说明尽管间歇性暴发性障碍患病率和单一残疾率低，但是一旦罹患，由于冲动控制不良而导致生活和角色功能受损，影响人际关系和社会参与，成为突出的致残因素。单一精神障碍共病躯体疾病致残率最高的为心境障碍，说明尽管心境障碍患病率和单一致残率次于焦虑障碍，但是伴发躯体疾病则致残的作用明显增加。值得注意的是，精神障碍共病致残率、共病其他精神障碍和躯体疾病致残率最高的为进食障碍，作为患病率很低的精神障碍致残率却位居首位，首先可能是进食障碍患者例数过少而使结果不稳定，存在抽样误差，因为 CMHS 设计以精神分裂症患病率为依据计算样本量，因此不能满足进食障碍调查所需样本量。其次进食障碍因为焦虑症状和躯体疾病的痛苦，社会功能受到严重损害而快速致残，成为影

响疾病负担的前列精神残疾。

心境障碍、焦虑障碍、5类精神障碍中任何一类精神障碍的单一精神残疾率和致残率性别、年龄、城乡的分布差异无统计学意义。

单一心境障碍残疾率大专及以上人群残疾率最高，低收入人群致残率最高，已婚人群残疾率、致残率最高，说明单一心境障碍残疾率和致残率的分布与共病的残疾率和致残率的差异有复杂的社会人口学交互作用，横断面调查和单因素分析难以解释，有待深入研究。

单一焦虑障碍残疾率和致残率的性别、年龄、婚姻状况、城乡、受教育程度、收入水平的分布差异没有统计学意义，说明焦虑障碍致残作用大的因素来自受疾病自身症状特点，而受社会人口学因素影响小。

含精神躯体共病的任何一类精神障碍的残疾率和致残率均有年龄、受教育程度、收入水平分布的差异，致残率有性别差异，而单一精神障碍仅致残率存在收入水平分布差异，其余上述分布不存在差异，含精神躯体共病和单一精神障碍的残疾率和致残率分布差异的不一致现象说明就精神障碍本身因各种疾病特征有不同的致残作用，一旦有社会人口学因素和精神障碍共同存在，可能产生各种交互作用和中介效应，则不同于单一精神障碍的致残作用，导致残疾率和致残率伴随着各种社会人口学因素分布的差异产生共变现象。

六、精神残疾危险因素

1. 各类精神障碍的致残作用

以往研究证实，精神障碍的致残作用很强，神经精神障碍是导致残疾的最重要原因之一。荷兰 Ormel J 等（1994 年）报告，在 14 个国家中开展的研究显示，控制了躯体疾病的严重程度后，精神障碍与残疾存在关联，且精神障碍的严重程度与残疾之间存在剂量 - 反应关系。残疾在抑郁症、惊恐障碍、广泛性焦虑和神经衰弱的患者中最为突出。美国 Anfang S A 等（2018 年）报告，在美国，神经精神障碍是残疾的主要原因，其次则是心血管疾病、循环系统疾病和肿瘤。精神障碍，例如抑郁症、酒精使用障碍、双相障碍和精神分裂症等精神障碍是导致残疾的 15 个主要原因的一部分。

WHO 推荐的 ICF 将无法按照社会规范开展活动定义为残疾，精神障碍的致残作用就是社会功能的损害。患有严重的精神障碍，如精神分裂症、强迫症、抑郁症，由于精神症状而损害独立地按照社会规范进行活动的功能。瑞典 Nordenfelt（1997 年）认为残疾是无法进行与个人目标有关的活动，严重精神障碍患者，如抑郁症患者因为情绪低落、兴趣减退、缺乏动力而不能独立地进行与其个人目标相关的活动、不与朋友保持联系，进而可能导致不必要的社交孤立。还有学者认为，残疾是无法在个人层面进行自我组织，即自我补偿失能，严重精神障碍患者，如双相障碍患者不能独立地进行补偿其损害的活动，例如不保持睡眠卫生，导致情绪症状复发或恶化，从而发生残疾。

CMHS 将各类精神障碍和社会人口学因素作为自变量，综合分析与残疾发生的关联，首先讨论致残作用最强的精神障碍的影响。分析结果显示，双相Ⅰ型障碍与残疾的关联最高，其次是强迫症，最低的是特殊恐怖症。

心境障碍包括抑郁障碍和双相障碍，双相障碍躁狂相和抑郁相交替发生时致残作用更强。抑郁症的临床表现为情绪低落、兴趣缺乏、乐趣丧失、焦虑、自罪自责，并可伴有精神病性症状，此外还有认知能力下降、自杀观念和行为、精神运动性迟滞或激越、睡眠紊乱、食欲紊乱、性功能减退、精力丧失，并表现出晨重夜轻的特点，此外还有一些非特异性躯体症状。双相障碍患者躁狂发作时心境高涨、思维奔逸、精力活动增强、交感神经兴奋，主动和被动注意力均增强，但不能持久，易被周围事物所吸引。部分患者可有极度兴奋躁动和冲动行为。其中思维奔逸、主动和被动注意力增强会影响患者的认知功能，而精力活动增强、交感神经兴奋以及躁动和冲动行为影响患者的人际交往，从而损害与他人相处和社会参与功能。WHODAS 2.0 对于功能损害可以进行定量评估，比如认知能力下降可影响患者的记忆、理解和交流，精神运动性迟滞可阻碍患者的身体移动，兴趣缺乏可减少患者的社会参与，上述症状不同程度地损害患者的自我照护、与他人相处和与生活相关的各项活动的功能。CMHS 结果的多重线性回归分析结果显示，抑郁症对残疾严重程度作用最大，符合 ICF 的理论框架，而且由于心境障碍患病率最高，高致残作用必然加重疾病负担。

强迫症也是一类严重且致残的精神障碍。美国国家共病复测调查（National Comorbidity Survey Replication，NCS-R）报告，65.3% 的 12 月强迫症患者经席汉残疾量表评估报告了严重的角色损害，强迫症生活质量所有功能，如工作、家庭和社交活动等功能显著降低。印度 Gururaj G P 等 2005—2006 年开展的研究将强迫症和精神分裂症患者进行了比较，发现强迫症和精神分裂症患者除与他人相处功能外，所有功能的残疾严重程度均相当，两类患者的 WHODAS 2.0 残疾评分没有显著差异。强迫症患者以强迫观念、强迫冲动或强迫行为为主要表现，而且深知强迫症状不合理、不必要，却无法控制和摆脱，因而焦虑和痛苦。有强迫观念的患者对已经完成的事有不确定感，反复多次核实；有的患者不由自主地回忆以往琐事；有的患者对一些无意的问题反复思索。强迫思维严重阻碍患者集中注意力做事情，影响日常的工作和学习；有强迫行为的患者会反复检查、反复洗手或洗涤衣物、重复某些仪式性动作，当无法完成这些仪式性动作时在之后进行补救方能缓解焦虑。这些症状影响患者的日常生活，更影响患者的与人相处和社会参与，严重者甚至无法完成工作和学习。由此可见强迫症所导致的功能损害涉及 WHODAS 测评的各个方面，CMHS 的结果证实了强迫症是与残疾高关联的精神疾病，提示应该予以高度重视，提倡早期规范足量足疗程治疗，以利于预防残疾发生。

葡萄牙 Antunes A 等（2018 年）报告了作为 WMHS 一部分的葡萄牙研究结果，在调查的精神障碍中，与残疾关联的强度从大到小依次是创伤后应激障碍（OR = 6.69，95% CI 3.20 ～ 14.01）、抑郁症（OR = 3.49，95% CI 2.13 ～ 5.72）、双相障碍（OR = 3.41，95% CI 1.04 ～ 11.12）和广泛性焦虑障碍（OR = 3.14，95% CI 1.43 ～ 6.90）。CMHS 的结果证实了抑郁症和双相障碍与残疾的关联，但是创伤后应激障碍和广泛性焦虑障碍样本量少而未进行分析。

分析精神障碍和躯体疾病共同与残疾的关联发现，各类精神障碍的致残风险大于躯体疾病；而对于 WHODAS 评分即残疾严重程度的研究结果则显示，躯体疾病造成的功能损害大于各类精神障碍。以此说明精神障碍致残的作用大于躯体疾病的致残作用，但是对于功能损害的严重程度，躯体疾病作用更大。因此，预防精神残疾在积极治疗精神障碍的同时，也应该对有致残作用的躯体疾病进行治疗，对于各类疾病采取不同的治疗策略，共同预防残疾发生。

CMHS 的结果因为精神分裂症及其他精神病性障碍和老年期痴呆样本量小而未进行深入的危险因素关联研究，但是这 2 类精神障碍与残疾的关联已经为国内外研究所证实。

2. 共病精神障碍和躯体疾病对精神残疾的作用

CMHS 结果显示，相对于单一精神障碍的致残作用，共病 2 类及以上精神障碍和一类及以上躯体疾病发生精神残疾的危险性是 6.5 倍，单一精神障碍共病躯体疾病的危险性是 2 倍，其原因既可能是精神残疾患者的部分功能损害是由共病躯体疾病所致，也可能是精神障碍和躯体疾病对残疾存在交互作用。已有文献表明具有躯体合并症的精神残疾严重程度更高。躯体、情感和认知方面通常相互作用，产生协同作用，而非单一功能损害的简单相加，以至于损害多方面功能而致残，影响患者的整体功能和自我依赖性。自身精神症状严重且共病躯体疾病的精神分裂症患者较易出现精神残疾。黄悦勤团队对二抽数据分析的结果显示，肢体残疾等级较高者是肢体残疾人共患精神残疾的危险因素。由此可见，对于精神残疾的防治，要同时防治共病的躯体疾病。值得注意的是，共病精神障碍与单一精神障碍对于精神残疾的致残危险无差别，可能是由于不同精神障碍之间有着相似的症状，而同类症状对同类功能的损害作用相同，因此共病多类精神障碍并未增加致残作用。

3. 社会人口学因素对精神残疾的作用

CMHS 探讨精神残疾的危险因素，精神障碍是首位的致残危险因素，其次为共病各种躯体疾病和精神卫生服务利用，之后是社会人口学因素，包括年龄、受教育程度、收入水平。

WMHS 重点调查了精神卫生服务利用现况，结果显示，精神卫生服务利用存在明显的梯度，病情重者对于所有卫生服务的利用率都比病情轻者更高（OR = 2.5）；结果还显示，在过去 12 月精神障碍患者中，未寻求治疗的最常见原因是卫生服务需求的意识差，轻度和中度患者比重度患者更常见不寻求服务。CMHS 与 WMHS 采用同样的 CIDI 获得了精神卫生服务利用的信息，发现服务利用与残疾高度关联，过去 12 个月曾接受过精神科治疗的人群发生精神残疾的可能性是未接受过精神科治疗的 2.46 倍。一般而言，精神症状的严重程度变化是影响患者功能变化的主要因素，尽管自我报告接受过精神科治疗的精神障碍患者病情多数比较严重，经过治疗后各种社会功能可以得到改善，但是仍然因为精神症状严重而比症状轻微未接受精神科治疗的精神障碍患者致残的作用大。

CMHS 发现 5 类精神障碍中任何一类精神障碍致残率女性高于男性，而多因素分析中性别与精神残疾的关联无显著性，表明了控制了其他因素的作用后性别与精神残疾的发生无关联作用，这也说明致残率的性别分布差异是由于共病有性别分布差异的其他疾病而导致共变现象。

CMHS 发现 80 岁及以上年龄组发生精神残疾的可能性是 18 ～ 34 岁年龄组的 8.98

倍，65 ～ 79 岁年龄组发生精神残疾的可能性是 18 ～ 34 岁年龄组的 3 倍，与 5 类精神障碍中 80 岁及以上年龄组致残率最高，其次是 65 ～ 79 岁年龄组的年龄分布相符。黄悦勤、刘肇瑞等对 2006 年二抽的数据分析先期证实了年龄大是精神病性障碍致残的危险因素。此外，有研究报告在缓解期抑郁症患者中，年龄越大，发生残疾的严重程度越高；在老年精神残疾患者中，年龄越大，痴呆所致精神残疾的风险越高，都证实了高龄是精神残疾发生的危险因素。

CMHS 发现，从分布看，大专及以上受教育程度残疾率和致残率最低，从多因素分析的关联强度看，与文盲及小学以下受教育程度相比，中学受教育程度是发生精神残疾的保护因素，说明受教育程度与精神残疾有关联，推测可能由于受教育程度越高，收入水平越高，获得医疗保健的机会更多，对于精神残疾发生有保护作用，但是由于 CMHS 是现况调查，难以确定因果关系，有待进一步进行纵向研究加以验证。

CMHS 发现与收入水平低相比，中、高收入水平是精神残疾发生的保护因素，与中、高收入水平残疾率和致残率低的收入水平分布相符，也与其他研究报告社会经济地位较低者的精神残疾率较高的结果相符。贫困与精神分裂症所致的精神残疾有明显的相关性，月收入与精神分裂症所致的精神残疾程度呈负相关。埃塞俄比亚 Habtamu K 等（2018 年）的研究也显示，收入水平较低与功能损害更多和精神残疾的相关有显著性。不难理解，收入水平低，则接受治疗可能有各种阻碍，罹患精神疾病未获得系统治疗，发生残疾的风险更高。

CMHS 发现，5 类精神障碍中任何一类精神障碍残疾率和致残率均无城乡和婚姻状况分布的差异，多因素分析亦显示，城乡和婚姻状况与精神残疾的关联无显著性，说明这 5 类精神残疾的发生不受城乡和婚姻状况的影响，尽管城市医疗条件和收入水平优于农村，良好的婚姻状况能够促使更多地利用医疗保健服务，但在身心共病和多因素致残的作用中，被关联强度更大的因素所掩盖。值得强调的是，精神残疾的城乡差异仅见于精神分裂症及其他精神病性障碍和老年期痴呆，说明残疾发生更多地受精神障碍和共病躯体疾病的影响，而社会人口学因素的作用次要。

综上所述，CMHS 首次获得全国精神残疾流行强度及分布，探讨了各类精神障碍、躯体疾病和社会人口学对于残疾和精神残疾的致残作用，为国家制定残疾预防政策和措施提供了科学依据，为精神残疾的临床诊治和社区康复指明了重点方向。同时，CMHS

的方法与国际接轨，为精神残疾科研提供了大量数据和研究领域，结果可以与国际研究进行跨文化比较，具有重大的理论意义。

（黄悦勤　闫永平　彭　睿　王　波）

参考文献

[1] Huang Y Q, Wang Y, Wang H, et al. Prevalence of mental disorders in China: a cross-sectional epidemiological study. Lancet Psychiatry, 2019, 6 (3): 211-224.

[2] Formánek T, Kagström A, Cermakova P, et al. Prevalence of mental disorders and associated disability: Results from the cross-sectional CZEch mental health Study (CZEMS). Eur Psychiatry, 2019, 60: 1-6.

[3] Antunes A, Frasquilho D, Azeredo-Lopes S, et al. Disability and common mental disorders: Results from the World Mental Health Survey Initiative Portugal. Eur Psychiatry, 2018, 49: 56-61.

[4] Navarro-Mateu F, Alonso J, Lim C C W, et al. The association between psychotic experiences and disability: results from the WHO World Mental Health Surveys. Acta Psychiatr Scand, 2017, 136 (1): 74-84.

[5] World Health Organization. A Practical Manual for using the International Classification of Functioning, Disability and Health. Geneva: 2013.

[6] 中华人民共和国国家质量监督检验检疫总局，中国国家标准化管理委员会. 残疾人残疾分类和分级. 2011: 2-3.

[7] Scott K M, Collings S C. Gender and the association between mental disorders and disability. J Affect Disord, 2010, 125 (1-3): 207-212.

[8] Üstün TB, Chatterji S, Rehm J. Manual for WHO Disability Assessment Schedule. World Health Organization, 2010.

[9] Buist-Bouwman M A, Ormel J, De Graaf R, et al. Psychometric properties of the World Health Organization Disability Assessment Schedule used in the European Study of the Epidemiology of Mental Disorders. Int J Methods Psychiatr Res, 2008, 17 (4): 185-197.

[10] Buist-Bouwman M A, De Graaf R, Vollebergh W A, et al. Functional disability of mental disorders and comparison with physical disorders: a study among the general population of six European countries. Acta Psychiatr Scand, 2006, 113 (6): 492-500.

[11] World Health Organization. International classification of functioning, disability and health (ICF). Geneva: 2001.

[12] 姚贵忠. 《WHO残疾评定量表》的制订、测试和初步应用. 2000.

[13] World Health Organization. WHO Psychiatric Disability Assessment Schedule (WHO/DAS) with a guide to its use. Geneva: 1988.

第二章 精神障碍的疾病负担概述

第一节

疾病负担概述

一、疾病负担的定义

疾病负担指由疾病带来的损失，这种损失包括经济上的损失、生活质量的恶化和生命年的损失。其中，由疾病带来的生活质量和生命年的损失称为疾病的流行病学负担，又称为健康负担。狭义上的疾病负担仅指健康负担。其测量指标有很多种，如传统的患病率、发病率、死亡率、病死率、门诊率和住院率，还包括近年来越来越多的人们所关注的健康预期寿命（healthy life expectancy，HLE）、伤残调整寿命年（disability-adjusted life year，DALY）、质量调整寿命年（quality-adjusted life year，QALY）、伤残调整期望寿命（disability-adjusted life expectancy，DALE）等。

现在，无论是发达国家还是发展中国家，都面临着传染病和非传染病的威胁。一方面，随着医疗水平的不断提高，人们的期望寿命随之增加，从而加重了慢性病，如高血压、心脏病等对人类的影响。另一方面，一些已经控制的传染病，如结核病有死灰复燃的趋势。同时，卫生资源不足和分布不均衡也成为了一个全球性问题，在发展中国家尤为严重。人们日益增长的卫生服务需求和有限的卫生资源之间的矛盾越来越突出。疾病负担的研究就是在这种前提下发展起来的，它通过对不同疾病的负担进行综合评价，确定需要优先解决的卫生问题，进而确定资源的配置，确保医疗卫生投入能尽可能地获得最大利益。对疾病负担的分析研究也是正确制定卫生政策、满足卫生需求、合理配置卫生资源的基础。疾病负担的评价与分析正在逐渐成为疾病预防控制和卫生行政决策部门的一项重要工作。

二、疾病负担的测量指标

（一）传统指标

在疾病负担研究早期，研究者们评价疾病负担的指标主要包括发病率、患病率、死亡率、病死率等常规指标。这类指标通常多关注于疾病造成的患病及死亡。疾病患病人数越多、造成的死亡越多，疾病负担越大。

这类传统指标相对容易获得，计算方法简便，结果更直观易懂。但是这类指标有一个很大的缺陷就是不能反映疾病造成的伤残程度以及对人群社会价值的影响。特别是在慢性非传染性疾病越来越普遍的今天，癌症、精神障碍、循环系统疾病等对人们的生命和生活造成了严重的影响，这些疾病不仅仅导致死亡，多数还具有致残性，而且这些残疾多数是不可逆的。同时，这类指标没有考虑对于不同类型的人群，死亡所造成的损失是不一样的。例如，它忽视了 40 岁死亡和 60 岁死亡的差别。因此，单单从死亡的角度不能很好地反映疾病给个人和社会带来的损失和负担。而发病率也不能反映疾病造成的伤残和延续时间。

之后，研究者们考虑到了不同年龄人群死亡之间的差异，又将期望寿命引入疾病负担的测算中。即使两种疾病造成的死亡人数相同，但如果两种疾病的死亡年龄有很大差异，其对社会的影响也必然有很大差异。此类指标的代表性指标为潜在寿命损失年（potential years of life lost，PYLL）。

此类指标的优势是比较全面地考虑疾病死亡引起的损失。但缺点为计算相对复杂；仅适用于死亡年龄低于预期寿命的情况，如死亡年龄超过了期望寿命，则无法计算损失；同时，该类指标没有考虑疾病引起残疾造成的损失。

（二）伤残调整寿命年

伤残调整寿命年（disability-adjusted life year，DALY）计算的是从发病到死亡损失的所有健康寿命年，由早死所致寿命损失年（year of life lost to premature mortality，YLL）和疾病所致的伤残寿命损失年（year lived with disability，YLD）相加而成，分别反映死亡以及伤残造成的人群健康寿命的损失。DALY 是由世界银行于 20 世纪 90 年代初最先提出的。DALY 最大的优势就是在考虑死亡的同时，考虑了疾病因伤残损失的健康寿命年，即 YLD。

在 DALY 最初设计时，主要考虑了四个方面：因早死损失的寿命年，因伤残损失的健康寿命年，失能状态下存活的年龄权重，时间贴现。

1. 早死所致寿命损失年（YLL）

YLL 是用于量化由某种疾病导致死亡带来的健康寿命的损失。

$$\text{YLL} = \sum_{x=0}^{l} d_x\,(L - x) \qquad \text{公式 2-1}$$

其中，x 为因疾病死亡的年龄，d_x 是在年龄 x 时因疾病死亡的例数，L 为某一理想的标准期望寿命。在确定期望寿命时，由于日本的期望寿命最高，所以专家采用了西方家庭模型寿命表第 26 级，即日本人的年龄别期望寿命。其 0 岁组的女性期望寿命为 82.5 岁，男性期望寿命为 80 岁。

2. 伤残所致寿命损失年

不少学者对伤残状态下生存的非健康寿命年和如何将非健康寿命年转化为死亡损失的健康寿命年进行了大量研究。人们发现，虽然同一种疾病会造成不同的伤残，同一种伤残在不同文化背景、经济状况下对社会的影响也不尽相同，但是，世界各地的不同人群对伤残严重程度的评价却非常接近。DALY 的伤残评分是以人数权衡法（person trade-off，PTO）为基础，通过该方法可以得到不同疾病人群的寿命和健康寿命之间的转换关系。在进行残疾评分确定时，专家要回答两种问题，即 PTO1 和 PTO2。以失聪为例，PTO1 是 1000 个完全健康者一年的寿命相当于多少名失聪者一年的寿命，PTO2 是使 1000 名完全健康者寿命延长一年可以使多少名失聪者立刻恢复完全健康并且使其生命延长一年。很显然，这两种 PTO 得到的残疾评分是不同的，必须经过反复的重复选择以保证两者达成一致，获得失聪的最终残疾评分。最终，专家对 22 种失能的指示症状进行了伤残权重（disability weight，DW）的评估，伤残权重介于 0 和 1 之间，0 为完全健康，1 为死亡（表 2-1）。

确定每一类伤残的残疾权重后，即可计算 YLD。YLD 是用于量化由某种疾病导致的非致死性伤残带来的健康寿命的损失，其计算公式为：

$$\text{YLD} = \sum_{x=1}^{m} r_x n_x l$$ 公式 2-2

其中，r_x 是第 x 类伤残症状的权重系数，n_x 为某类伤残的人数，l 为某类伤残症状平均持续的时间。

表 2-1　伤残等级分类及 22 个典型症状

伤残等级	权重系数	典型症状
第一级	0.00 ~ 0.02	脸部斑痕，体重－身高比失衡（小于 2 个标准差）
第二级	0.02 ~ 0.12	腹泻，严重咽喉疼痛，严重贫血
第三级	0.12 ~ 0.24	胫骨骨折，不育，阴茎勃起障碍，风湿性关节炎，心绞痛
第四级	0.24 ~ 0.36	膝下截肢，耳聋
第五级	0.36 ~ 0.50	直肠阴道瘘，轻度智力迟钝，先天愚型
第六级	0.50 ~ 0.70	精神抑郁症，失明，半身不遂
第七级	0.70 ~ 1.00	精神分裂症，痴呆，严重心绞痛，四肢瘫痪

3. 失能状态下存活的年龄权重

不同年龄的人对社会的价值是不同的。一般来说，在一个社会中青壮年人承担了更多的责任，儿童和老年人则更多地依赖青壮年在体力、感情和经济上的支持。和儿童与老年人相比，中年人和青年人每活一年的价值要更大。因此，对于不同年龄段人群损失的健康生命年应辅以不同的年龄权重。年龄权重可以用以下指数函数模型来表示：

$$\text{RV} = Cxe^{-\beta x}$$ 公式 2-3

其中，RV 表示年龄权重，x 是年龄，β 是函数的重要参数，一般为 0.03 ~ 0.05，DALY 计算中确定为 0.04，C 是调节因子，选择适当的 C 可以使年龄权重的引入不会对损失的寿命年总量产生偏差，C 值要根据实际人群的年龄和性别结构进行调整，DALY 计算中确定为 0.1658。如果 β 进行了调整，C 也需要进行调整。

此函数以年龄为横坐标，年龄权重为纵坐标，其形状是先升后降，先急剧上升，在 25 岁达到峰值，然后缓慢下降。

计算 DALY 时引入年龄权重就强调了整个生命中青壮年期的社会价值较高，生命初期和后期的价值相对较低，这与社会价值观一致，反映了老幼人群对青壮年人群的依赖。有的学者认为年龄权重有违公平原则，对老幼人群有歧视，但是 DALY 的研究者认为年龄权重只是用于简略地区分寿命队列的不同时期，而不是用来区分个体。

4. 时间贴现

现有的伤病对健康的危害可能长达数年甚至数十年，因而需要解决未来损失和现在损失之间的转换，确定如何为相对于现在的未来定值。由于不同专家对未来的看法不同，所以，在这个问题上存在着一些争议。目前，对未来有两种截然不同的观点。一种是更偏好于目前享有一定量的消费，而不是未来，这种“纯社会性的时间偏好率”较低，每年为 0 ~ 3%；另一种观点是，如果资源不用于目前的消费，而用于投资，则可能带来未来更大的消费，因此，需要对未来做较大的贴现，每年为 8% ~ 10%。在 DALY 计算中，认为延长寿命并不意味着要增加每个人的消费，因此单纯考虑了社会性的时间偏好，以 3% 为贴现率。研究者在构造 DALY 的贴现率时，采用了指数函数的形式：

$$e^{-r(x-\alpha)} \qquad \text{公式 2-4}$$

其中，r 为贴现率 3%，x 为年龄，α 为残疾发生年龄。

综合上面四方面的内容，DALY 是将残疾损失的健康寿命年同死亡损失的健康寿命年结合起来的综合性指标，每种残疾状态下的持续时间按照其相应的残疾权重系数加权，并进行贴现，就能转换成死亡损失的健康寿命年。一般 DALY 的计算公式为：

$$\text{DALY} = \text{YLL} + \text{YLD} \qquad \text{公式 2-5}$$

YLL 和 YLD 的计算公式为：

$$\begin{aligned}\text{YLL} = {} & N \times DW \\ & \times Ce^{ra}/(\beta+r)^2\{e^{-(\beta+r)(L+a)}[-(\beta+r)(L+a)-1] \\ & - e^{-(\beta+r)a}[-(\beta+r)a-1]\}\end{aligned} \qquad \text{公式 2-6}$$

$$\begin{aligned}\text{YLD} = {} & I \times \text{DW} \\ & \times Ce^{ra}/(\beta+r)^2\{e^{-(\beta+r)(L+a)}[-(\beta+r)(L+a)-1] \\ & - e^{-(\beta+r)a}[-(\beta+r)a-1]\}\end{aligned} \qquad \text{公式 2-7}$$

其中，N 是死亡人数；I 是新发病例数；DW 是伤残权重；C 为年龄权重调节因子，一般取值 0.1658；r 为贴现率，一般取值 3%；a 是发生死亡或残疾的平均年龄；β 为年龄函数参数，一般取值 0.04；L 为残疾持续时间或死亡的损失时间。

根据上面计算 DALY 的公式可以看出，计算 DALY 除了需要一些主观的参数，还需要死亡率、发病率和病程等信息。一般来说，只要死亡登记和人口资料完整准确，YLL 的计算是简单的。但是 YLD 的计算却往往缺乏详细的疾病等级和伤残等级资料而很难完成。对于大多数疾病来说，仅仅能获得患病率的资料，而发病率和病程的资料较难获得。同时，部分学者提出用贴现率和年龄权重调整 DALY 太具有主观性，是对老年人社会价值的歧视。

5. 指标更新

近年来，学者们基于学科发展和 DALY 存在的问题，对于 YLD 和 YLL 的算法进行了简化，具体公式如下：

$$YLL = \sum_{i=1}^{l} (N_i \times L_i) \qquad \text{公式 2-8}$$

其中，N 代表某一疾病的死亡例数，L 代表预期寿命，i 代表某一年龄组。

$$YLD = \sum_{i=1}^{n} (P_i \times DW_i) \qquad \text{公式 2-9}$$

其中，P 代表某一后遗症的患病人数，DW 代表某一后遗症的伤残权重，n 代表某一疾病对应的后遗症个数。一种疾病一般对应多种后遗症，所以某一疾病的 YLD 为其对应的所有后遗症 YLD 之和。

YLD 是用于量化由某种疾病导致的非致死性伤残带来的健康寿命的损失。最初，YLD 的计算需考虑年龄、年龄权重、时间贴现、伤残权重等多种指标，计算过程较复杂。近年来，学者们对 YLD 的计算进行了简化，用某种疾病后遗症的患病人数和其伤残权重的乘积估算其 YLD。其中，患病人数多来自横断面调查或者监测点数据。

目前伤残权重多需基于人群的认知进行测算，主要反映疾病对健康影响的严重程度。伤残权重的测算受健康状态描述、测量方法、受访者理解能力、选择偏好等因素的影响。健康状态的描述会直接影响受访者对于健康状态的认知和理解。需要注意的是健康状态不等同于疾病，某一疾病可有多个健康结局，处于多种健康状态；而同一健康状态也可能存在于多种疾病中。伤残权重调查的受访者可以是医务人员、医学生、患者、家属，也可以是普通人。受访者的选择偏好会直接影响伤残权重的测算。比如患者或者家属对自己疾病的伤残情况可能比较了解，但对其他疾病并不了解；专家或者医学生对健康状态可能比普通人群有更加全面、正确的认识，但伤残权重是公共卫生政策制定的参考信息，不能仅参考某一人群的观点，而应该从社会出发，从全局出发，综合多方意见。常见的伤残权重测量的方法除了前述的PTO法，还有视觉模拟评分法（visual analogue scaling，VAS）、时间权衡法、配对比较法（paired comparison，PC）、标准博弈法（standard gamble，SG）等。其中，PC法是目前全球疾病负担研究（global burden of disease，GBD）使用的测量方法。目前，疾病负担研究中使用较多的伤残权重来源于GBD 2013年的数据。GBD 2010测算了220种健康状态的伤残权重，调查以家庭调查和网络调查两种方式在全球范围内展开，其中家庭调查分别采取了面对面访谈和电话访谈，调查对象来自秘鲁、坦桑尼亚、孟加拉国、印度尼西亚和美国，共13 902人；网络调查来自全球157个国家，共16 328人。调查采用PC法进行。研究将220个健康状态随机进行两两匹配，受访者需回答处于两种不同健康状态下的个体谁更健康。每位受访者随机抽取15个“健康状态对”进行选择。2013年，欧洲4国应用GBD 2010的PC法，在匈牙利、意大利、荷兰、瑞典进行了网络调查，共有30 660人完成了调查，此次调查获得了255个健康状态的伤残权重。之后GBD将GBD 2010和欧洲4国的调查数据汇总，重新计算伤残权重，得到了GBD 2013年使用的235个健康状态的伤残权重。表2-2为GBD 2013中各类精神障碍对应的健康状态及其伤残权重。

表2-2　GBD 2013各类精神障碍伤残权重

健康状态	伤残权重
酒精使用障碍	
极轻度	0.123（0.082 ~ 0.177）
轻度	0.235（0.160 ~ 0.327）
中度	0.373（0.248 ~ 0.508）
重度	0.570（0.396 ~ 0.732）
胎儿乙醇综合征	
轻度	0.016（0.008 ~ 0.030）
中度	0.056（0.035 ~ 0.083）
重度	0.179（0.119 ~ 0.257）
大麻依赖	
轻度	0.039（0.024 ~ 0.060）
中重度	0.266（0.178 ~ 0.364）

续表

健康状态	伤残权重
苯丙胺依赖	
轻度	0.079（0.051 ~ 0.114）
中重度	0.486（0.329 ~ 0.637）
可卡因依赖	
轻度	0.116（0.074 ~ 0.165）
中重度	0.479（0.324 ~ 0.634）
海洛因及其他阿片类物质依赖	
轻度	0.335（0.221 ~ 0.473）
中重度	0.697（0.510 ~ 0.843）
焦虑障碍	
轻度	0.030（0.018 ~ 0.046）
中度	0.133（0.091 ~ 0.186）
重度	0.523（0.362 ~ 0.677）
抑郁症	
轻度发作	0.145（0.099 ~ 0.209）
中度发作	0.396（0.267 ~ 0.531）
重度发作	0.658（0.477 ~ 0.807）
双相障碍	
躁狂发作	0.492（0.341 ~ 0.646）
残留期	0.032（0.018 ~ 0.051）
精神分裂症	
急性期	0.778（0.606 ~ 0.900）
残留期	0.588（0.411 ~ 0.754）
厌食症	0.224（0.150 ~ 0.312）
暴食症	0.223（0.149 ~ 0.311）
注意缺陷多动障碍	0.045（0.028 ~ 0.066）
品行障碍	0.241（0.159 ~ 0.341）
阿斯伯格综合征	0.104（0.071 ~ 0.147）
孤独症	0.262（0.176 ~ 0.365）
边缘性智力障碍	0.011（0.005 ~ 0.020）
智力残疾	
轻度	0.043（0.026 ~ 0.064）
中度	0.100（0.066 ~ 0.142）

续表

健康状态	伤残权重
重度	0.160（0.107 ~ 0.226）
极重度	0.200（0.133 ~ 0.283）
痴呆	
轻度	0.069（0.046 ~ 0.099）
中度	0.377（0.252 ~ 0.508）
重度	0.449（0.304 ~ 0.595）

但 DALY 也存在一定的缺陷。首先，DALY 的计算依赖于高质量的流行病学资料，而很多国家缺乏这些数据或者数据质量不高。其次，伤残权重是基于人群对于疾病状态认知获得的。不同国家不同人群对于疾病的认知不同。在全球各国使用一套伤残权重，并不能很好地代表某些国家 DALY 的真实情况。最后，DALY 在评价疾病负担时是仍然存在狭隘的一面。DALY 仅衡量了个体的早死和残疾，并没有反映出疾病对于家庭和社会的负担。但是目前，对于疾病的家庭负担和社会负担的研究相对较少，缺乏统一的方法及指标。

第二节

精神障碍疾病负担

一、中国精神障碍疾病负担

（一）中国精神卫生调查结果

由于中国精神障碍调查仅获得各类精神障碍的患病相关数据，未调查死亡情况，因此，本章将以患病率和 DALY 两个指标来描述中国精神障碍的疾病负担。

1. 患病率

根据 CIDI 问卷调查，以 DSM-Ⅳ诊断标准进行诊断，在各类精神障碍中，终生患病率最高的为抑郁症，其次为抑郁障碍未特定、酒精滥用、特殊恐惧症、强迫障碍，12 月患病率最高的为抑郁症，其次为特殊恐惧症、强迫障碍、抑郁障碍未特定、间歇性暴发性障碍。因此，从患病率的角度来看，疾病负担最高的为抑郁症，部分疾病，包括特殊恐惧症、强迫障碍和抑郁障碍未特定等疾病负担较高。而精神分裂症等重性精神障碍的患病率较低（表 2-3）。

表 2-3　各类精神障碍患病率（%）

精神障碍类别	终生患病率	12 月患病率
Ⅰ. 心境障碍		
抑郁障碍	6.82（5.80 ~ 7.84）	3.59（3.00 ~ 4.17）
抑郁症	3.40（2.92 ~ 3.89）	2.10（1.76 ~ 2.44）
心境恶劣	1.36（1.05 ~ 1.67）	1.03（0.77 ~ 1.29）
抑郁障碍未特定	3.24（2.60 ~ 3.88）	1.38（1.07 ~ 1.69）

续表

精神障碍类别	终生患病率	12 月患病率
双相障碍	0.57（0.41 ~ 0.72）	0.46（0.32 ~ 0.60）
双相Ⅰ型障碍	0.41（0.29 ~ 0.54）	0.35（0.22 ~ 0.47）
双相Ⅱ型障碍	0.03（0.01 ~ 0.05）	0.02（0.01 ~ 0.04）
其他双相障碍	0.12（0.06 ~ 0.19）	0.09（0.03 ~ 0.14）
物质所致心境障碍	0.01（0.001 ~ 0.02）	0.01（0.001 ~ 0.02）
躯体疾病所致心境障碍	0.06（0.02 ~ 0.10）	0.05（0.01 ~ 0.09）
任何一类心境障碍	7.37（6.29 ~ 8.44）	4.06（3.42 ~ 4.70）
Ⅱ．焦虑障碍		
惊恐障碍	0.46（0.32 ~ 0.60）	0.26（0.17 ~ 0.36）
广场恐惧症（不伴惊恐）	0.39（0.29 ~ 0.50）	0.24（0.15 ~ 0.33）
特殊恐惧症	2.64（2.18 ~ 3.10）	2.00（1.65 ~ 2.35）
社交恐惧症	0.63（0.46 ~ 0.79）	0.39（0.27 ~ 0.51）
强迫障碍	2.43（2.01 ~ 2.85）	1.63（1.30 ~ 1.96）
创伤后应激障碍	0.33（0.20 ~ 0.45）	0.20（0.10 ~ 0.31）
广泛性焦虑障碍	0.28（0.18 ~ 0.38）	0.20（0.12 ~ 0.28）
物质所致焦虑障碍	0.003（0.001 ~ 0.01）	—
躯体疾病所致焦虑障碍	0.08（0.04 ~ 0.12）	0.06（0.03 ~ 0.09）
焦虑障碍未特定	0.96（0.68 ~ 1.24）	0.36（0.23 ~ 0.49）
任何一类焦虑障碍	7.57（6.33 ~ 8.81）	4.98（4.15 ~ 5.81）
Ⅲ．酒精药物使用障碍		
酒精使用障碍	4.37（3.76 ~ 4.97）	1.84（1.51 ~ 2.17）
酒精依赖	1.29（1.04 ~ 1.54）	0.69（0.51 ~ 0.87）
酒精滥用	3.07（2.59 ~ 3.56）	1.15（0.89 ~ 1.41）
药物使用障碍	0.36（0.24 ~ 0.48）	0.11（0.06 ~ 0.17）
药物依赖	0.23（0.13 ~ 0.33）	0.10（0.05 ~ 0.16）
药物滥用	0.19（0.12 ~ 0.27）	0.01（0.001 ~ 0.02）
任何一类酒精药物使用障碍	4.67（4.05 ~ 5.28）	1.94（1.61 ~ 2.27）
Ⅳ．间歇性暴发性障碍	1.39（1.25 ~ 1.53）	1.23（0.90 ~ 1.55）
Ⅴ．进食障碍		
厌食症	0.36（0.001 ~ 0.73）	0.01（0.001 ~ 0.04）
贪食症	0.25（0.001 ~ 0.61）	0.25（0.001 ~ 0.60）
任何一类进食障碍	0.61（0.10 ~ 1.13）	0.26（0.001 ~ 0.62）

续表

精神障碍类别	终生患病率	12 月患病率
Ⅵ. 精神分裂症及其他精神病性障碍		
精神分裂症	0.59（0.14 ~ 1.04）	0.06（0.01 ~ 0.10）
其他精神病性障碍	0.16（0.01 ~ 0.30）	0.05（0.001 ~ 0.11）
任何一类精神分裂症及其他精神病性障碍	0.75（0.26 ~ 1.23）	0.61（0.16 ~ 1.07）

2. 伤残调整寿命年

精神障碍为低致死性、高致残性疾病，因此国际上多以 YLD 代替 DALY，估计精神障碍的疾病负担。伤残权重参考 GBD2013 研究推荐的系数。对于某类精神障碍（如焦虑障碍、心境障碍、物质使用障碍）的 DALY，由于其所包含的疾病残疾权重不同，无法直接通过患病率法获得，则通过对包含的疾病 DALY 求和获得该类精神障碍的 DALY。任何一类精神障碍的 DALY 同样也通过求和法获得。

表 2-4 描述了各类精神障碍的疾病负担，其中以心境障碍的疾病负担最高，人群中每 10 万人由于心境障碍将损失 1017.9 人年，其次为酒精药物使用障碍，之后依次为焦虑障碍、精神分裂症、老年期痴呆、进食障碍。在各类精神障碍中，抑郁症是我国精神障碍 DALY 排序第一的疾病，人群中每 10 万人由于抑郁症将损失 675.7 人年；排序第二的是酒精使用障碍，其 DALY 率为 544.2 人年 /10 万人；精神分裂症排序第三，虽然此类疾病患病率较低，但其致残率较高，其 DALY 率为 422.6 人年 /10 万人；特殊恐惧症排序第四，其 DALY 率为 199.1 人年 /10 万人；双相障碍排序第五，DALY 率为 178.6 人年 /10 万人；强迫障碍排序第六，DALY 率为 171.8 人年 /10 万人；心境恶劣排序第七，DALY 率为 163.6 人年 /10 万人。

表 2-4 各类精神障碍伤残调整寿命年

精神障碍类别	DALY 率（人年 /10 万人）
Ⅰ. 心境障碍	1017.9
抑郁症	675.7
心境恶劣	163.6
双相障碍	178.6

续表

精神障碍类别	DALY 率（人年 /10 万人）
Ⅱ．焦虑障碍	534.5
惊恐障碍	26.7
广场恐惧症（不伴惊恐）	25.5
特殊恐怖症	199.1
社交恐怖症	45.5
强迫障碍	171.8
创伤后应激障碍	26.3
广泛性焦虑障碍	39.6
Ⅲ．酒精药物使用障碍	574.4
酒精使用障碍	544.2
药物使用障碍	30.2
Ⅳ．进食障碍	5.8
Ⅴ．精神分裂症	422.6
Ⅵ．老年期痴呆	49.0
合计	2604.2

表 2-5 描述了不同精神障碍 DALY 率在性别、年龄别和城乡的分布。通过患病率法计算 DALY 率，其 DALY 率分布与疾病患病率分布规律一致。通过分别计算不同性别各疾病的 DALY 率，发现女性心境障碍和焦虑障碍的疾病负担明显高于男性，而男性因酒精使用障碍所致的疾病负担显著高于女性。对于不同年龄别的人群，18 ～ 34 岁人群的精神分裂症所致的疾病负担高于其他人群，但 50 ～ 64 岁人群焦虑障碍和心境障碍所致的疾病负担相对较高，而对于 65 岁及以上的老年人来说，老年期痴呆所致的疾病负担远远高于大多数精神障碍。和城市相比，农村人群心境障碍、焦虑障碍和精神分裂症所致的疾病负担更高。

表 2-5　不同特征人群各类精神障碍的疾病负担（人年 /10 万人）

精神障碍类别	性别		年龄（岁）				城乡	
	男性	女性	18 ～ 34	35 ～ 49	50 ～ 64	65+	城市	农村
Ⅰ．心境障碍	918.6	1119.2	646.3	972.7	1506.2	1286.0	896.3	1148.4
抑郁症	571.8	775.3	411.7	591.4	1109.7	956.8	603.7	753.1
心境恶劣	153.4	173.9	65.4	137.3	237.4	273.9	146.1	182.3

续表

精神障碍类别	性别		年龄（岁）				城乡	
	男性	女性	18 ~ 34	35 ~ 49	50 ~ 64	65+	城市	农村
双相障碍	187.1	170	169.2	244.0	159.1	55.3	146.5	213.1
Ⅱ. 焦虑障碍	565.3	624.6	370.7	498.4	893.3	481.9	463.0	611.3
惊恐障碍	20.4	33.2	15.6	16.7	59.6	29.8	27.5	25.9
广场恐惧症（不伴惊恐）	9.0	43.2	10.8	28.9	50.3	15.6	21.9	29.4
特殊恐惧症	125.2	274.6	105.1	202.6	352.6	200.8	160.9	240.1
社交恐惧症	25.4	66.0	32.6	44.7	69.9	43.1	42.0	49.2
强迫障碍	185.3	158.1	135.3	153.4	258.1	172.8	147.5	198.0
创伤后应激障碍	36.7	15.7	33.2	34.1	15.6	2.1	7.7	46.2
广泛性焦虑障碍	163.3	34.7	38.1	18.1	87.3	17.7	55.5	22.4
Ⅲ. 酒精药物使用障碍	1065.4	73.3	646.0	631.6	579.4	88.9	604.0	542.5
酒精使用障碍	1047	31.1	663.5	601.4	520.4	47.1	582.0	503.7
药物使用障碍	18.4	42.2	9.5	30.2	59.0	41.8	22.0	38.9
Ⅳ. 进食障碍	4.2	7.5	10.5	5.4	0.4	2.6	7.3	4.2
Ⅴ. 精神分裂症	464.9	379.5	986.8	293.9	97.4	25.2	46.0	827.0
Ⅵ. 老年期痴呆	54.6	45.1	—	—	—	442.1	56.3	56.0
各类精神障碍合计	3073.0	2249.1	2687.3	2402.0	3076.7	2326.7	2048.9	3202.0

（二）全球疾病负担研究

GBD 研究基于全球各国流行病学调查、监测数据、死因记录、文献资料等数据，采用贝叶斯 meta 回归模型等进行建模，估算全球各个国家及地区的 300 余种疾病和伤害的负担情况。在 GBD 2019 中，精神障碍的病种与中国精神卫生调查略有不同，包括精神分裂症、抑郁障碍、双相障碍、焦虑障碍、进食障碍、孤独谱系障碍、认知缺陷多动障碍、品行障碍、智力发育障碍和其他精神障碍。而物质使用障碍，包括酒精使用障碍和药物使用障碍，则从精神障碍中划分出来，单独作为一大类疾病进行疾病负担的测算。老年期痴呆则归为神经系统疾病进行测算。对于大多数精神障碍，GBD 用 YLD 代替 DALY，仅在估算进食障碍和物质使用障碍的 DALY 时，考虑了 YLL。

根据 GBD 2019 测算的结果，中国精神障碍和物质使用障碍的 DALY 值分别为

2029 万人年和 576 万人年，分别占所有疾病 DALY 的 5.3% 和 1.5%，比例略高于全球平均水平。表 2-6、2-7 分别描述了 GBD2019 中国精神障碍和物质使用障碍的疾病负担情况及 1990—2019 年的变化趋势。在各类疾病中，负担严重的疾病排序分别为抑郁障碍（756.2 万年）、焦虑障碍（457.4 万年）、精神分裂症（357.0 万年）和酒精使用障碍（283.3 万年）。对于不同性别人群，在精神障碍中，女性的 DALY 为 1091 万人年，占精神障碍总 DALY 的 53.76%。而在物质使用障碍中，女性的 DALY 仅占 27.29%。在男性中，疾病负担位居前三位的精神障碍和物质使用障碍分别为抑郁障碍（283.9 万人年）、酒精使用障碍（247.3 万人年）和精神分裂症（187.4 万人年）。在女性中，位居前三位的疾病分别为抑郁障碍（472.3 万人年）、焦虑障碍（275.0 万人年）和精神分裂症（169.6 万人年）。对于不同年龄人群，儿童和老年的精神障碍和物质使用障碍疾病负担较轻，中青年疾病负担较重，精神障碍峰值年龄为 30 ～ 34 岁和 45 ～ 54 岁，物质使用障碍为 25 ～ 39 岁。儿童期以注意缺陷多动障碍、孤独症、品行障碍和智力发育障碍为主。男孩以孤独症谱系障碍和品行障碍为主，女孩则以焦虑障碍、智力发育障碍和品行障碍较多，且男孩的疾病负担高于女孩。老年人则以抑郁障碍为主，且女性疾病负担高于男性。对于中青年人群，男性疾病负担以物质使用障碍和精神分裂症为主，女性以抑郁障碍和焦虑障碍为主（见图 2-1 和 2-2）。

从 1990 年至 2019 年，精神障碍的疾病负担明显上升（29.8%）。其中，其他精神障碍（67.6%）、进食障碍（62.2%）、精神分裂症（53.9%）疾病负担增加最多。而部分儿童期精神障碍的疾病负担则有明显下降，如智力发育障碍（35.9%）、品行障碍（31.2%）、注意缺陷多动障碍（10.3%）。物质使用障碍的疾病负担略微下降（4.4%）。其中，酒精使用障碍增加了 46.5%，而药物使用障碍减少了 18.3%。虽然总体精神障碍和物质使用 DALY 明显增加，但 DALY 率（即 DALY/ 人口数）多数疾病并未有如此大幅度的增加。因此，可以认为 DALY 的增加很大一部分是由于人口数增加，而非患病率大幅增加。

表 2-6　GBD 2019 中国精神障碍和物质使用障碍不同性别疾病负担（万人年）

精神障碍类别	男性	女性
精神障碍	938.3	1091.1
精神分裂症	187.4	169.6
抑郁障碍	283.9	472.3

续表

精神障碍类别	男性	女性
双相障碍	32.5	33.8
焦虑障碍	182.4	275.0
进食障碍	14.5	18.0
孤独症谱系障碍	61.8	14.3
注意缺陷多动障碍	19.7	7.1
品行障碍	33.8	12.4
智力发育障碍	11.7	10.7
其他精神障碍	110.5	78.0
物质使用障碍	418.5	157.1
酒精使用障碍	247.3	36.0
药物使用障碍	171.2	121.1

表 2-7　GBD 1990—2019 年中国精神障碍和物质使用障碍疾病负担变化趋势

精神障碍类别	1990 年（万人年）	2019 年（万人年）	增长率（%）
精神障碍	1563.8	2029.4	29.8
精神分裂症	232.0	357.0	53.9
抑郁障碍	548.7	756.2	37.8
双相障碍	47.6	66.3	39.1
焦虑障碍	404.5	457.4	13.1
进食障碍	20.0	32.4	62.2
孤独症谱系障碍	66.5	76.1	14.5
注意缺陷多动障碍	29.9	26.8	–10.3
品行障碍	67.3	46.3	–31.2
智力发育障碍	35.0	22.4	–35.9
其他精神障碍	112.4	188.5	67.6
物质使用障碍	551.3	575.6	4.4
酒精使用障碍	193.4	283.3	46.5
药物使用障碍	357.8	292.3	–18.3

综合 CMHS 和 GBD 2019 的疾病负担测算结果，抑郁障碍为精神障碍中疾病负担最重的疾病。精神分裂症作为一种低患病率、高致残率的疾病，当以 DALY 作为疾病负担评价指标时，其负担也不可小觑。焦虑障碍虽然患病率很高，但考虑伤残权重，其

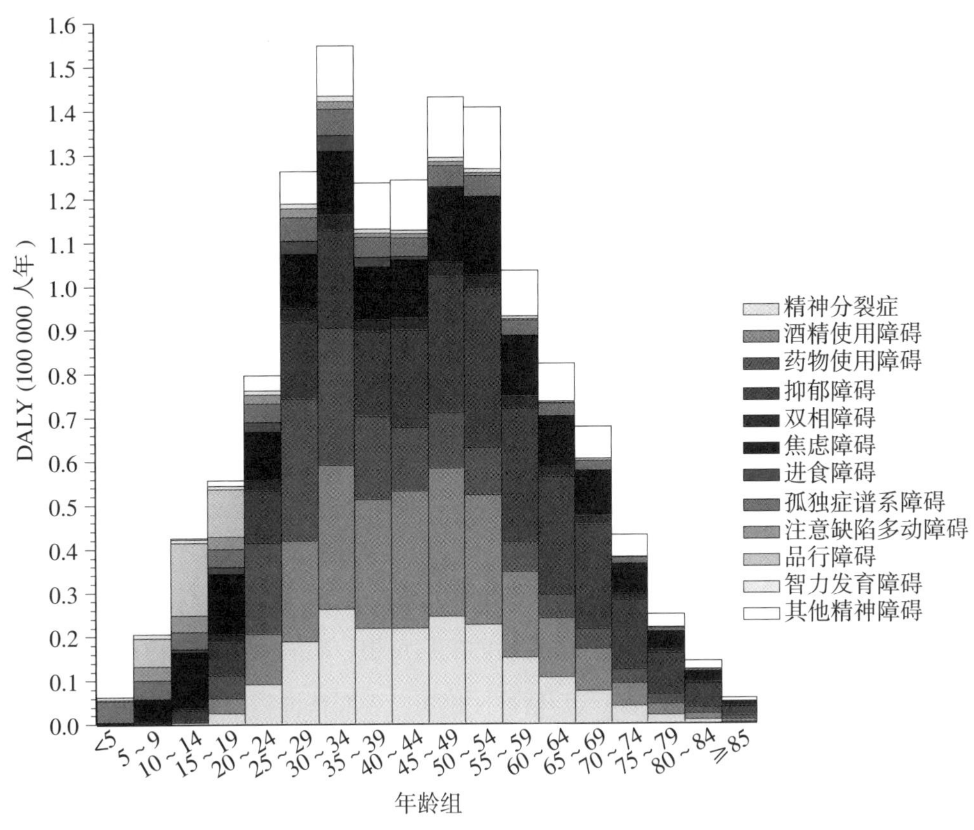

▲ 图 2-1　GBD 2019 男性各年龄组精神障碍与物质使用障碍疾病负担

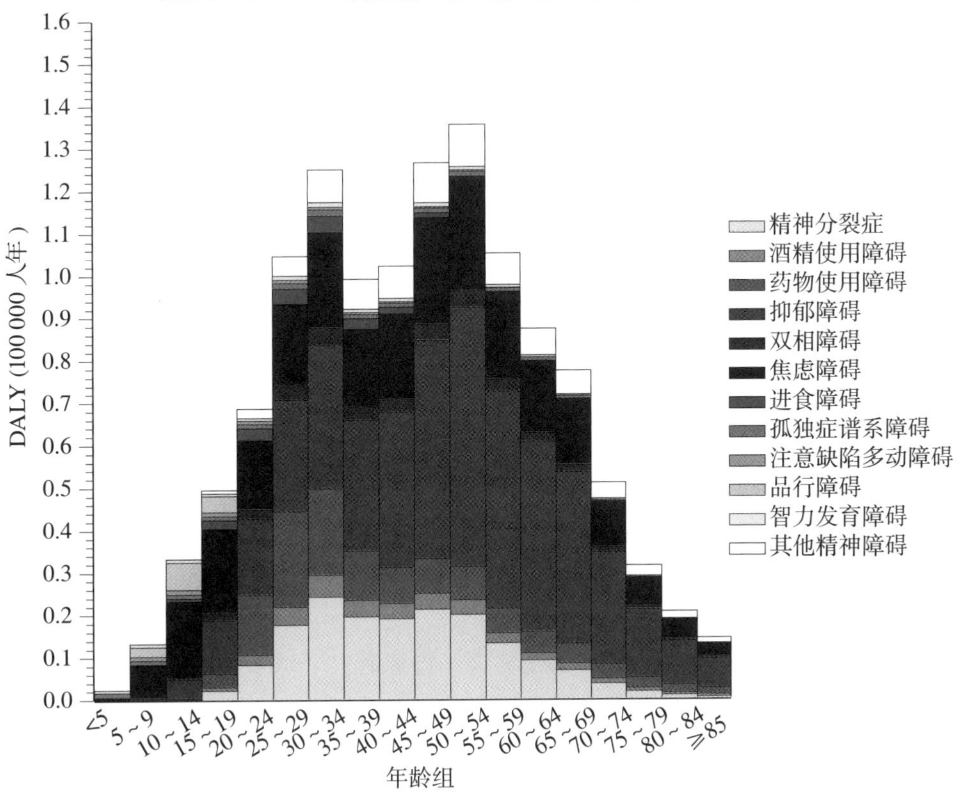

▲ 图 2-2　GBD 2019 女性各年龄组精神障碍与物质使用障碍疾病负担

疾病负担低于抑郁症或抑郁障碍。

二、国内精神障碍疾病负担与其他慢性非传染性疾病比较

刘秀颖等在 2002 年对北京市 17 种疾病的负担进行研究。在 17 种疾病中，疾病负担前三位的疾病分别为脑血管疾病、冠心病和心肌梗死。精神分裂症作为唯一的精神障碍，排序第 14 位。在 0 ~ 20 岁年龄组人群中，精神分裂症所造成的疾病负担较为突出。一项山东省 2000—2005 年疾病负担测算研究表明，恶性肿瘤为山东省男性 DALY 损失最主要原因，其次为精神障碍、意外伤害、脑血管病和心脏病。女性则以精神障碍为 DALY 首位原因，其次为心脏病、恶性肿瘤、脑血管病、呼吸系统疾病。杭州的一项疾病负担研究测算了杭州市 8 大类慢性病的疾病负担，疾病负担前三位的疾病依次为心脑血管疾病、呼吸系统疾病、神经与精神性疾病，表明精神障碍已成为疾病防治工作中不容忽视的问题。

GBD 2019 的研究结果显示，在中国 22 大类疾病中，精神障碍所致 YLD 仅次于肌肉骨骼系统疾病，位于第 2 位。其中，抑郁障碍所致 YLD 在所有疾病中位居第 4，仅次于听力损失、慢性腰背痛、头痛。在所有疾病中，YLD 排序前 20 位的精神障碍还有焦虑障碍（第 11 位）和精神分裂症（第 17 位）。在 22 大类疾病中，精神障碍所致 DALY 排序第 5，仅次于心血管疾病、肿瘤、肌肉骨骼系统疾病、慢性呼吸系统疾病，高于多数疾病，包括神经系统疾病、糖尿病及肾病等患病率较高的疾病。如合并物质使用障碍，其 DALY 则超过慢性呼吸系统疾病，排序第 4。其中，抑郁障碍所致 DALY 排第 11 位，其后为焦虑障碍（第 24 位）和精神分裂症（第 32 位）。在女性中，抑郁障碍所致 DALY 在所有疾病中排序第 8，高于糖尿病、乳腺癌、宫颈癌和缺血性心脏病。对于男性，抑郁障碍所致 DALY 排第 20 位。

三、国内外精神障碍疾病负担比较

自从疾病负担的研究者们提出 DALY 这一指标后，全球多个国家都利用该指标测算了本国的疾病负担。

荷兰从 1994 年开始，多次在本国进行了疾病负担的研究。荷兰利用本国 1994 年

各类疾病的死亡率、患病率、伤残权重、寿命表等数据，测算了48种疾病的DALY。当时，荷兰的疾病负担调查并未使用GBD 1990计算YLD的方法（利用发病率、病程），而是不考虑年龄权重和贴现率，以患病率为基础，结合伤残权重，计算YLD。研究显示，在荷兰，精神障碍是造成YLD损失最多的疾病，在DALY前10位的疾病中有三类精神障碍，分别是第2位的焦虑障碍（8.5%）、第6位的酒精依赖障碍（6.0%）和第8位的抑郁障碍（4.4%）。之后，荷兰多次用本国卫生体系的数据测算各类疾病的疾病负担。结果显示，2015年，精神障碍为荷兰DALY损失第四大疾病，仅次于癌症、心血管疾病、骨骼肌肉系统疾病，其中以焦虑障碍、心境障碍和痴呆为主；并预测到2040年，精神障碍将超过骨骼肌肉系统疾病，成为DALY损失第三大疾病，而痴呆将会成为疾病负担最重的病种。

1996年，澳大利亚利用本国各类疾病的流行病学数据、预期寿命表和荷兰的伤残权重测算了本国的疾病负担。与荷兰类似，精神障碍也给澳大利亚带来了重大的疾病负担，占各类疾病DALY的14%，其中以心境障碍、物质使用障碍和焦虑障碍为主。2003年，澳大利亚再次进行了全国疾病负担研究，研究结果同1996年类似，精神障碍为DALY第三大疾病。痴呆造成的疾病负担增加，成为DALY第五大病种，仍然是以焦虑、抑郁、酒精依赖为主，其中焦虑或抑郁占了精神障碍总负担的55%。

之后，美国、瑞士、津巴布韦、塞尔维亚等地均进行了本国或者本地区的疾病负担研究。结论与其他研究类似。但可以看出，上述国家疾病负担研究虽均使用了GBD使用的YLL、YLD和DALY作为测算指标，但指标的具体计算方法却略有不同。有的使用了本国的寿命或伤残权重，有的没有考虑年龄权重和时间贴现，而且各个研究纳入的病种也各不相同，这些都会影响疾病负担的评估与跨国家比较。随着GBD测算技术的不断更新与日渐成熟，在2010年后，越来越多的国家直接使用GBD的数据进行本国疾病负担的情况分析。

根据GBD 2019的报告，全球精神障碍和物质使用障碍的DALY值分别为1.3亿人年和3513万人年，分别占所有疾病DALY的4.9%和1.4%；西太平洋地区两类疾病DALY的比例分别为5.3%和1.4%；美国两类疾病的DALY比例为6.6%和6.7%。从1990年至2019年，全球精神障碍和物质使用障碍的DALY均呈上升趋势，均增长了55%。其中，抑郁障碍由第19位上升至第13位，焦虑障碍由第34位上升至第24位。可见，中国精神障碍和物质使用障碍疾病负担与西太平洋地区平均水平相当，略高于全球平均水平，显著低于美国，而中国精神障碍的增长水平明显低于全球，药物使用障碍更是呈现与全球相反的下降趋势。在性别分布上，全球分布基本类似，女性精神障碍疾病负担高于男性，而对于物质使用障碍，男性明显高于女性。在年龄分布上，全球精神障碍和物质使用障碍疾病负担均以中青年为主，但峰值年龄段为 25 ～ 39 岁，明显早于中国。

综上所述，精神障碍给我国带来了巨大的疾病负担，而且近年来呈增加趋势，虽然我国精神障碍增加的幅度小于全球平均水平，但仍应该引起足够的重视，特别是对中年人群。但我国精神障碍疾病负担的增加很大一部分是基于人口的增加。国际上，特别是部分发达国家，各类疾病的疾病负担的研究相对成熟，而我国此方面的研究较为薄弱，目前尚无基于本国数据的权威性疾病负担研究。必须指出，GBD 对于我国疾病负担的估计仍存在一定的问题，首先，作为全球性研究，GBD 伤残权重调查时纳入的样本大多来自西方国家，所以，该权重并不能很好地代表中国的情况。近 10 年来，部分国家先后在本国进行了伤残权重调查。近几年，我国也有学者开展了伤残权重的调查，但尚未见文章发表。其次，虽然近年来我国患病率调查日益规范、成熟，但 GBD 所纳入的中国精神障碍患病率文献有限，在估计各年份分性别分年龄组患病率时，很大程度上还依赖于其他国家的患病率数据，再辅以相关的协变量进行调整。由此可见，我国各类疾病，特别是精神障碍的疾病负担亟待深入研究。

（张婷婷　肖水源）

参考文献

[1] Global Burden of Disease Collaborative Network. Global Burden of Disease Study 2019 (GBD 2019) Results. Seattle: Institute for Health Metrics and Evaluation (IHME), 2020. http://ghdx.healthdata.org/gbd-results-tool.

[2] Huang Y Q, Wang Y, Wang H, et al. Prevalence of mental disorders in China: a cross-sectional epidemiological study. Lancet Psychiatry, 2019, 6 (3): 211-224.

[3] GBD Diseases And Injuries Collaborators. Global burden of 369 diseases and injuries in 204 countries and territories, 1990-2019: a systematic analysis for the Global Burden of Disease Study 2019. Lancet, 2020, 396 (10258): 1204-1222.

[4] 肖水源，黄悦勤，刘民，等. 全球精神健康. 北京：人民卫生出版社，2016.

[5] Salomon J A, Haagsma J A, Davis A, et al. Disability weights for the Global Burden of Disease 2013 study. Lancet Glob Health, 2015, 3(11): 712-723.

[6] 孙建东, 郭晓雷, 李维卡, 等. 应用伤残调整寿命年测量山东省居民疾病负担. 中国卫生经济, 2007(08): 61-63.

[7] 贾铁武, 周晓农. 疾病负担(DALY)的评价与应用. 中国寄生虫学与寄生虫病杂志, 2005(05): 304-308.

[8] 李安乐, 贺凤英. 杭州市居民慢性非传染性疾病的疾病负担评价. 中华流行病学杂志, 2005(11): 99-100.

[9] 刘秀颖, 韦再华, 雷海潮, 等. 北京市糖尿病等17种疾病的疾病负担研究. 中国卫生经济, 2005(12): 14-16.

[10] 张洁, 钱序, 陈英耀. 疾病负担研究进展. 中国卫生经济, 2005(05): 69-71.

[11] 翟金国, 赵靖平. DALY及精神障碍的疾病负担. 国外医学(精神病学分册), 2004(03): 143-146.

[12] 胡善联. 卫生经济学. 上海: 复旦大学出版社, 2003.

[13] 吕繁, 曾光. 疾病负担评价的理论框架及其发展. 中华流行病学杂志, 2001(04): 25-27.

[14] 任涛, 李立明. 全球疾病负担的现状、趋势及其防治对策的选择. 中国慢性病预防与控制, 1999(01): 3-5.

第三章 精神卫生服务利用

第一节

概　述

21世纪以来，随着全球疾病谱和疾病负担的变化，精神障碍已经成为人类所面临的主要健康问题之一。2019年，精神障碍导致了15.66/1000伤残调整寿命年（disability-adjusted life year，DALY），其占全球DALY的比例从1990年的3.1%增加到了4.9%。精神问题已引起世界卫生组织（World Health Organization，WHO）重视，2013年第六十六届世界卫生大会通过了《2013—2020年精神卫生综合行动计划》，敦促会员国按国家重点工作和特定国家情况做出调整，落实该行动计划，要求会员国制定全面的精神卫生行动计划，其中涵盖服务、政策、法律、计划、战略和规划等方面。2019年，第七十二届世界卫生大会将该行动计划延长至2030年。2021年，第七十四届世界卫生大会批准更新了该行动计划。

我国政府、卫生计生委等部门先后于2002年颁布《中国精神卫生工作规划（2002—2010年）》、2004年颁布《关于进一步加强精神卫生工作的指导意见》、2008年颁布《全国精神卫生工作体系发展指导纲要（2008—2015年）》、2012年颁布《中华人民共和国精神卫生法》、2015年颁布《全国精神卫生工作规划（2015—2020年）》和2017年颁布《关于加强心理健康服务的指导意见》等一系列政策法规，旨在全面加强精神卫生基本医疗和基本公共卫生服务，提升精神卫生服务水平，促进常见精神障碍识别和治疗，加强重性精神疾病救治和服务管理，推进社会和谐。

WHO将精神卫生服务（Mental Health Service）定义为提供有效精神卫生干预的手段，将精神卫生服务利用（Mental Health Service Utilization）定义为居民实际利用精神卫生服务的数量。精神障碍患者卫生服务的利用情况的研究方法也相对局限，一般设计多为调查研究，采用抽样调查的方法进行现况调查，从而获得相关指标和信息。其中，影响力最大的是 WHO 由各国精神卫生领域专业人员组成的世界精神卫生调查联盟（World Mental Health Survey Consortium），采用复合性国际诊断交谈表（Composite International Diagnostic Interview，CIDI）作为调查工具，获得患病率及精神卫生服务利用等信息。

世界精神卫生调查（World Mental Health Survey，WMHS）作为影响力最大的精神障碍流行病学调查，涉及的精神障碍主要包括心境障碍、焦虑障碍、物质使用障碍、冲动控制障碍等。该调查提供了较为详尽的卫生服务利用的信息，涉及 12 月患者过去 12 个月治疗率、终生治疗率、首次发病后 12 个月内治疗比例、首次发病后治疗延误时间、累积治疗率和不同类型专业人员的治疗比例等指标。各类精神障碍利用卫生的水平不尽相同，高收入水平国家的精神障碍患者利用卫生服务的比例高于中低收入水平国家，其中中国精神障碍患者利用卫生服务的状况明显落后。

国内精神卫生服务利用领域的研究较少，且调查工具不统一，采用较多的工具包括 CIDI 中文版和 DSM-Ⅳ轴Ⅰ障碍定式临床检查（Structured Clinical Interview for DSM-Ⅳ Axis Ⅰ Disorders，SCID-Ⅰ）。已有使用 CIDI 中文版进行的调查显示我国精神障碍患者的终生治疗率为 4.6% ~ 11.32%。使用 SCID 调查的结果显示，2.59% ~ 11.2% 的精神障碍患者曾利用专业卫生服务资源。我国精神卫生服务需求增加，但服务的资源和模式尚不能满足需要。

第二节

研究对象和方法

一、研究对象

本研究为卫生行业专项“中国精神障碍疾病负担及卫生服务利用的研究”（简称中国精神卫生调查，China Mental Health Survey，CMHS）的一部分。中国精神卫生调查与中国疾病预防控制中心慢性非传染性疾病预防控制中心（简称慢病中心）组织的“2013 年中国慢性病及其危险因素监测”（简称慢病监测）同时进行，抽样设计以有全国代表性的全国慢病监测点（Disease Surveillance Point，DSP）162 个县 / 区为基础，调查在 157 个疾病监测点完成。研究总体是中国 31 个省、自治区、直辖市（不包括香港、澳门、台湾）的 18 岁及以上的社区常住人口。常住人口为实际居住在某地区半年以上的人口，判定标准是：过去 12 个月累计居住满 6 个月的居民，排除居住在功能社区（如企业和事业单位、施工区、军队、学校、医院、养老院等）中的居民。在全国 31 个省、157 个县 / 区、628 个乡镇 / 街道、1256 个村 / 居委会的 38 593 户中，共完成调查 32 552 人，应答率为 84.3%（32 552/38 593）。

中国精神卫生调查中，精神障碍患者指有生以来，曾罹患过某种精神障碍者；精神障碍 12 月患者指从调查之日起，之前 12 个月曾罹患过某种精神障碍者。

CMHS 研究中社区成人精神障碍患者的卫生服务利用信息来自受访者自我报告。调查的重点为精神障碍患者实际接受精神卫生服务的情况，重点收集咨询、治疗、治疗时选择的机构、求助的专业人员类型以及采取的治疗方式等信息。

调查使用的调查工具有：复合性国际诊断交谈表，DSM-Ⅳ轴Ⅰ障碍定式临床检查，10/66 痴呆诊断工具。

按照伦理学要求，参与中国精神卫生调查的承担单位、9家合作单位及协助开展第一阶段现场调查的北京大学中国社会科学调查中心均进行了严格的伦理学审查，所有单位均通过伦理学审查，并出具伦理审查报告。

在每次调查之前对受访者全面解释调查的目的和意义，以及受访者在此项研究中的权利（如可以拒绝调查或随时中断调查），在取得受访者知情同意的情况下，签署知情同意书后才进行问卷调查。根据北大六院伦理委员会的指导，在调查中发现有自杀意念、自杀计划和自杀未遂者，对其本人发放告知需要求助精神卫生专业人员的“医疗救助卡”。

二、资料分析

（一）加权

中国精神卫生调查采用多阶段分层整群不等概率的复杂抽样设计，故采取复杂加权调整的方法，权数包含抽样设计权数 $W_{ijkhlop}$、无应答调整权数 $W_{ijkhlodp}^{non}$、事后分层调整权数 W_s^{post} 和权数的极端值调整 W^{extr}。

（二）精神障碍终生患者利用卫生服务的状况

按照精神障碍患者就诊过程，此部分指标包括了患者是否看病（咨询率）、看病后是否治疗（治疗率）、看病是否及时（及时治疗比例、延误治疗时间、累积治疗率）、在何地看病（咨询地点的比例、首次咨询地点的比例）、找何人看病（咨询人员的比例）和如何治疗（治疗方式的比例）。

运用描述性统计分析的方法，对咨询率、治疗率、咨询者中的治疗比例、咨询地点的比例、及时治疗比例、咨询地点的比例、首次咨询地点的比例、咨询人员的比例和治疗方式的比例等研究变量采用率或构成比进行描述，对累积治疗率及延误治疗时间中位数采用生存分析进行计算。

1. 咨询率

咨询率指在精神障碍终生患者中，自发病以后至调查之日，因为情绪问题、精神紧张、心理健康、饮酒或毒品等问题（以下简称精神问题）而求助过专业人员的比例

(专业人员指的是医生、心理学家、咨询人员、宗教界人士和中医等)。

$$咨询率=\frac{曾咨询专业人员的精神障碍终生患者人数}{精神障碍终生患者总人数}\times 100\%$$

2. 治疗率

治疗率指在精神障碍终生患者中，自发病以后至调查之日，因为精神问题而接受治疗的比例。

$$治疗率=\frac{接受治疗的精神障碍终生患者人数}{精神障碍终生患者总人数}\times 100\%$$

3. 咨询者中的治疗比例

咨询者中的治疗比例指在曾因精神问题咨询专业人员的精神障碍患者中，自发病以后至调查之日，因为精神问题而接受治疗的比例。

$$咨询者中的治疗比例=\frac{接受治疗的精神障碍终生患者人数}{曾咨询专业人员的精神障碍终生患者人数}\times 100\%$$

4. 及时治疗比例

及时治疗比例指在曾接受治疗的精神障碍终生患者中，于首次发病 12 个月内接受治疗的患者人数的比例。

$$及时治疗比例=\frac{首次发病\ 12\ 个月内接受治疗的精神障碍终生患者人数}{曾接受治疗的精神障碍终生患者总人数}\times 100\%$$

5. 延误治疗时间

指在曾接受治疗的精神障碍终生患者中，于首次发病 12 个月之后与首次接受治疗的时间间隔（单位：年）。例如，患者于首次发病后 2 年首次接受治疗，即其治疗延误时间为 1 年。采用中位数进行描述。

6. 延误治疗时间的比例

指延误治疗的精神障碍终生患者，在不同延误时间的构成比。

$$延误治疗时间的比例 = \frac{延误治疗时间为某年的精神障碍终生患者人数}{延误治疗的精神障碍终生患者总人数} \times 100\%$$

7. 累积治疗率

运用生存分析的方法分析，计算累积终生治疗率（cumulative lifetime probabilities of treatment contact），计算方法采用乘积极限法（product-limit method），即 Kaplan-Meier 法。选择有首次精神障碍发病的人群作为总人群，也作为研究的起点，以首次接受治疗作为本次研究的终点。在全部观察过程中，部分研究对象从首次起病后并未到达研究终点，在这种情况下，生存时间是删失。同时使用该方法获得延误治疗时间的中位数。

8. 咨询地点的比例

在 CIDI 疾病章节和精神病性障碍服务章节，询问患者是否因为精神问题咨询专业人员，若患者回答咨询过专业人员，则进一步询问咨询的地点。

咨询地点的比例指在曾因精神问题咨询专业人员的精神障碍终生患者中，自发病以后至调查之日，自我报告曾在某机构咨询的人数的比例。咨询的地点包括精神专科医院、综合医院心理科和其他机构（指综合医院除精神心理科外的科室、中医院、社区/村卫生院、诊所等）。

$$咨询地点的比例 = \frac{在某机构咨询的精神障碍终生患者人数}{咨询专业人员的精神障碍终生患者总人数} \times 100\%$$

9. 首次咨询地点的比例

首次咨询地点的比例指在曾因精神问题咨询专业人员的精神障碍终生患者中，自发病以后至调查之日，自我报告首次咨询机构为某机构的人数的比例。

$$首次咨询地点的比例 = \frac{首次咨询机构为某机构的精神障碍终生患者人数}{咨询专业人员的精神障碍终生患者总人数} \times 100\%$$

10. 咨询人员的比例

咨询人员的比例指在曾因精神问题咨询的精神障碍终生患者中，自发病以后至调查之日，自我报告曾向某类人员咨询的人数的比例。咨询人员可分为精神科或心理科医务工作者（医生和除医生外的医务工作者）、非精神科或非心理科医务工作者（医生和除医生外的医务工作者）和非医务工作者（社会工作者、宗教界人士和其他）共三大类、七小类。

$$咨询人员的比例 = \frac{向某类专业人员咨询的精神障碍终生患者人数}{曾咨询的精神障碍终生患者总人数} \times 100\%$$

11. 治疗方式的比例

治疗方式的比例指在曾接受治疗的精神障碍终生患者中，自发病以后至调查之日，自我报告曾采取某类治疗方式治疗的人数的比例。治疗方式包括：①药物治疗；②心理咨询（包括心理治疗）；③热线；④自助团体；⑤互联网互助小组或聊天室。

$$治疗方式的比例 = \frac{接受某种治疗方式的精神障碍终生患者人数}{接受治疗的精神障碍终生患者总人数} \times 100\%$$

（三）精神障碍12月患者过去12个月利用卫生服务的状况

1. 描述性统计分析

运用描述性统计分析的方法，对过去 12 个月治疗率采用率或构成比进行描述，并描述过去 12 个月治疗率在不同社会人口学特征的分布。

过去 12 个月治疗率指精神障碍 12 月患者中，自调查之日起过去 12 个月内接受治疗的比例。

$$过去12个月治疗率 = \frac{过去12个月内接受治疗的精神障碍12月患者人数}{精神障碍12月患者总人数} \times 100\%$$

2. 分析性统计分析

（1）单因素非条件 Logistic 回归分析：针对心境障碍和焦虑障碍 12 月患者，分别分析性别、年龄别、居住地、婚姻状况、收入水平、受教育程度、工作状况、医疗保险、求助意愿及病耻感等因素的影响，计算比值比（odds ratio，OR）及其 95% 置信区间，分析可能的影响因素。

（2）多因素非条件 Logistic 回归分析：运用 Logistic 回归分析的方法，以（心境障碍和焦虑障碍 12 月患者）过去 12 个月是否接受治疗为因变量，控制了性别、年龄别、居住地、婚姻状况、收入水平、受教育程度、工作状况等社会人口学因素后，计算各因素调整后的 OR 值及其 95% 置信区间，分析可能的影响因素。

（四）统计软件

CMHS 使用 SAS 9.4（Statistics Analysis System）和 SUDAAN11.0.1（Survey Data Analysis）统计分析软件进行数据分析。SAS 9.4 中的 survey 相关模块以及 SUDAAN 统计软件是专门针对流行病学调查中复杂抽样的数据进行数据分析的统计学软件包，充分考虑到抽样以及对调查数据通过加权的方式进行统计学校正，从而提高了分析结果的精确度。

第三节

研究结果

一、样本人口学特征

本次调查共抽取样本户 40 964 户，其中，符合调查资格的样本为 38 593 户，合计完成有效 Kish 问卷数 32 552 份，应答率为 84.3%。表 3-1 描述了调查样本人群的社会人口学特征。共有 29 645 人完成问卷调查，应答率为 91.1%。其中，共完成 CIDI 问卷 28 140 份，A1 问卷 923 份，A2 问卷 647 份，SCID 问卷 1958 份，痴呆诊断问卷 2775 份，补充信息问卷 490 份，实地核查问卷 1271 份。

表 3-1　调查样本社会人口学特征（n = 32 552）

因素		调查人数	构成比（%）	
			加权前	加权后
性别	男性	14 784	45.42	50.51
	女性	17 768	54.58	49.49
年龄	18 ～ 34 岁	5625	17.32	35.32
	35 ～ 49 岁	10 619	32.70	32.65
	50 ～ 64 岁	10 897	33.56	21.03
	≥ 65 岁	5331	16.42	10.99
居住地	城市	15 309	47.03	51.77
	农村	17 243	52.97	48.23
经济区	东部	11 228	34.49	39.85
	中部	10 592	32.54	30.15
	西部	10 732	32.97	30.00

续表

因素		调查人数	构成比（%）	
			加权前	加权后
婚姻状况	已婚	24 683	85.82	83.89
	未婚	1568	5.45	11.15
	分居 / 离婚	643	2.24	1.37
	丧偶	1868	6.49	3.59
受教育程度	文盲 / 小学以下	8358	29.11	22.35
	小学	6062	21.11	20.01
	初中	8506	29.63	34.77
	高中	3675	12.80	13.73
	大专、本科及以上	2111	7.35	9.14

二、精神障碍终生患者利用卫生服务的状况

（一）咨询率

任何一类精神障碍终生患者（不含老年期痴呆）的加权咨询率为 15.29%（95% 置信区间为 7.68% ～ 22.90%），其中，心境障碍患者的加权咨询率为 13.38%（95% 置信区间为 11.33% ～ 15.42%），焦虑障碍患者的加权咨询率为 15.94%（95% 置信区间为 12.68% ～ 19.20%），酒精药物使用障碍患者的加权咨询率为 2.52%（95% 置信区间为 1.23% ～ 3.81%），间歇性暴发性障碍患者的加权咨询率为 4.77%（95% 置信区间为 2.02% ～ 7.51%），精神分裂症及其他精神病性障碍患者的加权咨询率为 51.64%（95% 置信区间为 20.50% ～ 82.77%）。进食障碍患者未因精神问题咨询专业人员。精神障碍终生患者的咨询率详见表 3-2。

对于心境障碍各类别患者，加权咨询率在 6.80% 至 33.30% 之间。咨询率最高的心境障碍类别为物质躯体疾病所致的心境障碍（33.30%），其次为双相Ⅰ型障碍（25.39%），最低的为双相Ⅱ型障碍（6.80%）。抑郁症患者的加权咨询率为 17.45%（95% 置信区间为 13.85% ～ 21.06%）。

对于焦虑障碍各类别患者，加权咨询率在 5.81% 至 57.41% 之间。咨询率最高的心境障碍类别为物质躯体疾病所致的焦虑障碍（57.41%），其次为广场恐怖症（不伴惊

恐）（22.20%），最低的为创伤后应激障碍（5.81%）。惊恐障碍、特殊恐怖症、社交恐怖症及广泛性焦虑障碍患者的加权咨询率在 20% 左右，而强迫障碍患者的加权咨询率则在 10% 以下。

对于酒精药物使用障碍各类别患者，酒精使用障碍患者均未因精神问题咨询专业人员，药物使用障碍患者的加权咨询率为 36.95%（95% 置信区间为 21.60% ~ 52.31%）。

对于精神分裂症及其他精神病性障碍各类别患者，加权咨询率最高的类别为物质躯体疾病所致的精神病性障碍患者（86.55%），其次为精神分裂症患者的加权咨询率（55.69%），而其他精神病性障碍患者（分裂情感障碍、偏执性障碍、短暂精神病性障碍及未特定精神病性障碍）则未因精神问题向专业人员咨询。

老年期痴呆患者的加权咨询率为 2.11%（95% 置信区间为 0.21% ~ 4.02%），鉴于老年期痴呆以记忆障碍为特点，可能会影响结果真实性，此结果仅供参考。

表 3-2 精神障碍终生患者的咨询率

精神障碍类别	调查患病人数（人）	咨询人数	咨询率（%）			
			未加权	95%CI	加权	95%CI
Ⅰ. 心境障碍						
抑郁障碍	1944	250	12.86	11.26 ~ 14.46	12.54	10.47 ~ 14.61
抑郁症	1091	188	17.23	15.01 ~ 19.45	17.45	13.85 ~ 21.06
心境恶劣	413	71	17.19	13.19 ~ 21.19	18.17	12.72 ~ 23.63
抑郁障碍未特定	804	58	7.21	5.32 ~ 9.11	6.97	4.06 ~ 9.88
双相障碍	149	38	25.50	18.75 ~ 32.26	20.92	11.90 ~ 29.93
双相Ⅰ型障碍	106	34	32.08	23.32 ~ 40.83	25.39	14.90 ~ 35.87
双相Ⅱ型障碍	12	1	8.33	0.001 ~ 24.06	6.80	0.001 ~ 20.13
其他双相障碍	31	3	9.68	0.001 ~ 20.31	9.17	0.001 ~ 23.46
物质躯体疾病所致的心境障碍	22	4	18.18	5.61 ~ 30.76	33.30	7.15 ~ 59.45
任何一类心境障碍	2092	290	13.86	12.23 ~ 15.49	13.38	11.33 ~ 15.42
Ⅱ. 焦虑障碍						
惊恐障碍	149	32	21.48	16.17 ~ 26.78	20.08	11.44 ~ 28.72
广场恐怖症（不伴惊恐）	111	22	19.82	12.49 ~ 27.15	22.20	10.24 ~ 34.15
特殊恐怖症	793	135	17.02	14.00 ~ 20.04	17.85	13.33 ~ 22.37

续表

精神障碍类别	调查患病人数（人）	咨询人数	咨询率（%）			
			未加权	95%CI	加权	95%CI
社交恐怖症	186	42	22.58	14.16 ~ 31.00	21.58	12.68 ~ 30.48
强迫障碍	620	47	7.58	5.02 ~ 10.14	6.91	3.91 ~ 9.91
广泛性焦虑障碍	77	13	16.88	8.92 ~ 24.85	15.81	1.38 ~ 30.23
创伤后应激障碍	48	4	6.35	0.001 ~ 12.70	5.81	0.001 ~ 13.96
物质躯体疾病所致的焦虑障碍	32	18	56.25	40.54 ~ 71.96	57.41	32.35 ~ 82.46
焦虑障碍未特定	169	37	21.89	14.18 ~ 29.61	19.21	10.23 ~ 28.19
任何一类焦虑障碍	1354	247	17.76	15.06 ~ 20.46	15.94	12.68 ~ 19.20
Ⅲ．酒精药物使用障碍						
酒精使用障碍	999	0	—	—	—	—
药物使用障碍	117	39	39.00	28.54 ~ 49.46	36.95	21.60 ~ 52.31
药物依赖	72	30	41.67	30.34 ~ 53.00	29.48	23.00 ~ 49.97
药物滥用	45	17	37.78	25.65 ~ 49.91	47.97	25.22 ~ 70.72
任何一类酒精药物使用障碍	1104	39	3.53	2.19 ~ 4.87	2.52	1.23 ~ 3.81
Ⅳ．间歇性暴发性障碍	391	22	5.63	3.56 ~ 7.69	4.77	2.02 ~ 7.51
Ⅴ．进食障碍	13	0	—	—	—	—
Ⅳ．精神分裂症及其他精神病性障碍						
精神分裂症	24	20	56.67	15.15 ~ 98.19	55.69	17.00 ~ 94.37
物质躯体疾病所致的精神病性障碍	5	3	50.94	0.001 ~ 100	86.55	64.78 ~ 100
其他精神病性障碍	11	0	—	—	—	—
任何一类精神分裂症及其他精神病性障碍	40	23	45.48	13.90 ~ 77.06	51.64	20.50 ~ 82.77
任何一类精神障碍[#]	385	108	19.92	13.90 ~ 26.04	15.29	7.68 ~ 22.90

[#] 未包括老年期痴呆。

（二）治疗率

任何一类精神障碍（不含老年期痴呆）的加权治疗率为13.55%（95%置信区间为6.16% ~ 20.95%），其中，心境障碍患者的加权治疗率为9.51%（95%置信区间为7.72% ~ 11.31%），焦虑障碍患者的加权治疗率为10.99%（95%置信区间为

8.28% ～ 13.71%），酒精药物使用障碍患者的加权治疗率为 1.48%（95% 置信区间为 0.50% ～ 2.47%），间歇性暴发性障碍患者的加权治疗率为 2.25%（95% 置信区间为 0.32% ～ 4.19%），精神分裂症及其他精神病性障碍患者的加权治疗率为 51.64%（95% 置信区间为 20.50% ～ 82.77%）。进食障碍患者未曾治疗。精神障碍终生患者的治疗率详见表 3-3。

对于心境障碍各类别患者，加权治疗率在 4.11% 至 31.77% 之间。治疗率最高的心境障碍类别为物质躯体疾病所致的心境障碍（31.77%），其次为双相Ⅰ型障碍（20.14%），最低的为抑郁障碍未特定（4.11%）。抑郁症患者的加权治疗率为 12.22%（95% 置信区间为 9.44% ～ 14.99%）。

对于焦虑障碍各类别患者，加权治疗率在 3.90% 至 41.10% 之间。治疗率最高的焦虑障碍类别为物质躯体疾病所致的焦虑障碍（41.10%），其次为广场恐怖症（不伴惊恐）（19.18%），最低的为强迫障碍（3.90%）。惊恐障碍、特殊恐怖症、社交恐怖症及广泛性焦虑障碍患者的加权治疗率在 15% 左右，而创伤后应激障碍患者的加权治疗率则在 5% 以下。

对于酒精药物使用障碍各类别患者，酒精使用障碍患者未曾治疗，药物使用障碍患者的加权治疗率为 21.76%（95% 置信区间为 8.12% ～ 35.41%）。

对于精神分裂症及其他精神病性障碍各类别患者，加权治疗率最高的类别为物质躯体疾病所致的精神病性障碍患者（86.55%），其次为精神分裂症患者的加权治疗率（55.69%），而其他精神病性障碍患者（分裂情感障碍、偏执性障碍、短暂精神病性障碍及未特定精神病性障碍）则未曾治疗。

（三）咨询者中的治疗比例

因精神问题咨询专业人员的任何一类精神障碍终生患者（不含老年期痴呆）中接受治疗的比例的加权治疗率为 88.62%，其中，因精神问题咨询专业人员的心境障碍患者中接受治疗的比例为 71.08%，因精神问题咨询专业人员的焦虑障碍患者中接受治疗的比例为 68.95%，因精神问题咨询专业人员的酒精药物使用患者中接受治疗的比例为 58.73%，因精神问题咨询专业人员的间歇性暴发性障碍患者中接受治疗的比例为 47.17%，而因精神问题咨询专业人员的精神分裂症及其他精神病性障碍患者接受治疗的比例为 100%。说明精神障碍终生患者中仍有 30% ～ 50% 在向专业人员咨询精神问题后未获得治疗。因精神问题咨询专业人员的精神障碍终生患者中治疗的比例详见表 3-3。

对于因精神问题咨询专业人员的心境障碍各类别患者，治疗比例在 58.97% 至 100% 之间，最高的类别为双相Ⅱ型障碍和其他双相障碍（100%），最低的为抑郁障碍未特定（58.97%）。因精神问题咨询专业人员的抑郁症患者，治疗比例为 70.03%。

对于因精神问题咨询专业人员的焦虑障碍各类别患者，治疗比例在 52.89% 至 99.37% 之间，最高的为类别为广泛性惊恐障碍（99.37%），其次为广场恐怖症（不伴惊恐）（86.40%），最低的为惊恐障碍（52.89%）。曾咨询专业人员的物质躯体疾病所致的焦虑障碍、特殊恐怖症、社交恐怖症患者的治疗比例在 70% 左右，而曾咨询专业人员的强迫障碍的治疗比例则在 60% 以下。

对于因精神问题咨询专业人员的药物使用障碍患者，治疗比例为 58.89%。

表 3-3　精神障碍终生患者的治疗率

精神障碍类别	调查患病人数（人）	治疗人数	治疗率（%）				咨询者中治疗的比例（%）
			未加权	95%CI	加权	95%CI	
Ⅰ. 心境障碍							
抑郁障碍	1944	183	9.41	8.01 ~ 10.81	8.57	6.88 ~ 10.26	68.34
抑郁症	1091	140	12.83	10.78 ~ 14.89	12.22	9.44 ~ 14.99	70.03
心境恶劣	413	52	12.59	8.85 ~ 16.33	12.27	6.68 ~ 17.85	67.53
抑郁障碍未特定	804	39	4.85	3.28 ~ 6.42	4.11	1.97 ~ 6.25	58.97
双相障碍	149	27	18.12	12.02 ~ 24.22	17.07	8.07 ~ 26.08	81.60
双相Ⅰ型障碍	106	23	21.70	13.95 ~ 29.45	20.14	9.70 ~ 30.57	79.32
双相Ⅱ型障碍	12	1	8.33	0.001 ~ 24.06	6.80	0.001 ~ 20.13	100
其他双相障碍	31	3	9.68	0.001 ~ 20.31	9.17	0.001 ~ 23.46	100
物质躯体疾病所致的心境障碍	22	3	13.64	1.17 ~ 26.10	31.77	5.46 ~ 58.07	95.41
任何一类心境障碍	2092	212	10.13	8.71 ~ 11.56	9.51	7.72 ~ 11.31	71.08
Ⅱ. 焦虑障碍							
惊恐障碍	149	20	13.42	8.91 ~ 17.93	10.62	4.61 ~ 16.63	52.89
广场恐怖症（不伴惊恐）	111	19	17.12	9.59 ~ 24.64	19.18	7.27 ~ 31.09	86.40
特殊恐怖症	793	80	10.09	7.62 ~ 12.55	11.67	7.93 ~ 15.41	65.38
社交恐怖症	186	26	13.98	7.73 ~ 20.23	15.15	6.87 ~ 23.43	70.20

续表

精神障碍类别	调查患病人数（人）	治疗人数	治疗率（%）未加权	95%CI	加权	95%CI	咨询者中治疗的比例（%）
强迫障碍	620	28	4.52	2.65 ~ 6.39	3.90	1.67 ~ 6.13	56.44
广泛性焦虑障碍	77	12	15.58	7.71 ~ 23.46	15.71	1.28 ~ 30.13	99.37
创伤后应激障碍	48	3	4.76	0.001 ~ 10.25	4.52	0.001 ~ 12.09	77.80
物质躯体疾病所致的焦虑障碍	32	12	37.50	20.82 ~ 54.18	41.10	16.78 ~ 65.42	71.59
焦虑障碍未特定	169	27	15.98	9.51 ~ 22.44	10.37	5.02 ~ 15.72	53.98
任何一类焦虑障碍	1354	167	12.10	9.85 ~ 14.35	10.99	8.28 ~ 13.71	68.95
Ⅲ. 酒精药物使用障碍							
酒精使用障碍	999	0	—	—	—	—	—
药物使用障碍	117	24	24.00	16.43 ~ 31.57	21.76	8.12 ~ 35.41	58.89
药物依赖	72	17	23.61	15.65 ~ 31.57	16.65	7.16 ~ 26.13	56.48
药物滥用	45	12	30.77	20.51 ~ 41.03	32.28	11.70 ~ 52.86	67.29
任何一类酒精药物使用障碍	1104	24	2.17	1.27 ~ 3.08	1.48	0.50 ~ 2.47	58.73
Ⅳ. 间歇性暴发性障碍	391	12	3.07	1.69 ~ 4.45	2.25	0.32 ~ 4.19	47.17
Ⅴ. 进食障碍	13	0	—	—	—	—	—
Ⅵ. 精神分裂症及其他精神病性障碍							
精神分裂症	24	20	56.67	15.15 ~ 98.19	55.69	17.00 ~ 94.37	100
物质躯体疾病所致的精神病性障碍	5	3	50.94	0.001 ~ 100	86.55	64.78 ~ 100	100
其他精神病性障碍	11	0	—	—	—	—	—
任何一类精神分裂症及其他精神病性障碍	40	23	45.48	13.90 ~ 77.06	51.64	20.50 ~ 82.77	100
任何一类精神障碍[#]	385	86	15.78	10.16 ~ 21.40	13.55	6.16 ~ 20.95	88.62

[#] 未包括老年期痴呆。

（四）及时治疗的比例

心境障碍、焦虑障碍、药物使用障碍、间歇性暴发性障碍和精神分裂症患者曾治疗者中首次发病后及时治疗的比例存在差异，其中，其中比例最高的类别是广泛性焦虑障碍（73.86%），最低的是特殊恐怖症（9.38%）。心境障碍患者首次发病后及时治疗比例在23.80%至59.04%之间，其中抑郁症患者的比例最高。焦虑障碍患者首次发病后及时治疗比例在9.38%至73.86%之间。酒精使用障碍和进食障碍患者均未治疗，故无法纳入此分析；部分精神障碍终生患者治疗人数过少，亦未纳入此分析。曾治疗的精神障碍终生患者首次发病后的及时治疗比例及延误治疗时间见表3-4。

表3-4　曾治疗的精神障碍终生患者首次发病后的及时治疗比例及延误治疗时间[#]

精神障碍类别	及时治疗比例（%）	延误治疗时间（年）	不同延误治疗时间的构成比（%）				
		中位数	1～4年	5～9年	10～19年	20～29年	30年及以上
Ⅰ．心境障碍							
抑郁症	59.04	4	46.44	24.32	18.85	4.25	6.14
心境恶劣	23.80	4	55.76	18.19	11.37	11.39	3.29
双相障碍	24.96	5	34.90	49.11	15.99	—	—
Ⅱ．焦虑障碍							
惊恐障碍	26.72	12	4.72	10.60	52.04	13.59	19.05
广场恐怖症（不伴惊恐）	19.79	6	40.80	30.41	—	2.32	26.46
特殊恐怖症	9.38	21	24.46	16.48	19.78	28.76	10.53
社交恐怖症	29.80	14	—	9.63	57.43	1.78	31.16
强迫障碍	10.46	3	75.41	7.36	8.55	1.38	7.31
广泛性焦虑障碍	73.86	9	—	51.78	—	29.63	18.59
Ⅲ．药物使用障碍							
药物滥用	14.83	2	100	—	—	—	—
药物依赖	8.22	20	—	—	72.41	27.59	—
Ⅳ．间歇性暴发性障碍	13.16	9	13.71	78.48	7.80	—	—
Ⅴ．精神分裂症及其他精神病性障碍							
精神分裂症	51.25	34	—	—	—	—	100

[#] 未包括老年期痴呆。

（五）延误治疗时间

精神障碍终生患者中，精神分裂症患者的延误治疗时间最长，其中位数为 34 年；药物滥用患者的延误治疗时间最短，其中位数为 2 年。部分精神障碍终生患者延误治疗时间长达 10 年及以上，其中比例最高的为药物依赖和精神分裂症（100%），其次为社交恐怖症患者（90.30%）；双相障碍患者和强迫障碍患者延误治疗时间为 10 年及以上的比例相对较低，分别为 15.99% 和 17.24%。特别注意的是，社交恐怖症和广场恐怖症（不伴惊恐）延误治疗的患者中，延误治疗时间在 30 年及以上的比例在 30% 左右。

（六）累积治疗率

心境障碍患者中，双相障碍患者的累积治疗率为 22.80%，心境恶劣患者和抑郁症患者的累积治疗率均为 21.50%。抑郁症患者首次发病后一年内治疗的比例为 6.10%，心境恶劣患者首次发病后一年内治疗的比例为 3.40%，双相障碍患者首次发病后一年内治疗的比例为 2.90%。中国社区成人心境障碍患者累积治疗率见图 3-1。

焦虑障碍患者中，广场恐怖症（不伴惊恐）患者的累积治疗率为 29.10%，广泛性焦虑障碍患者的累积治疗率为 27.20%，社交恐怖症患者的累积治疗率为 22.50%，特殊恐怖症患者的累积治疗率为 20.90%，惊恐障碍患者的累积治疗率为 20.40%，强迫障

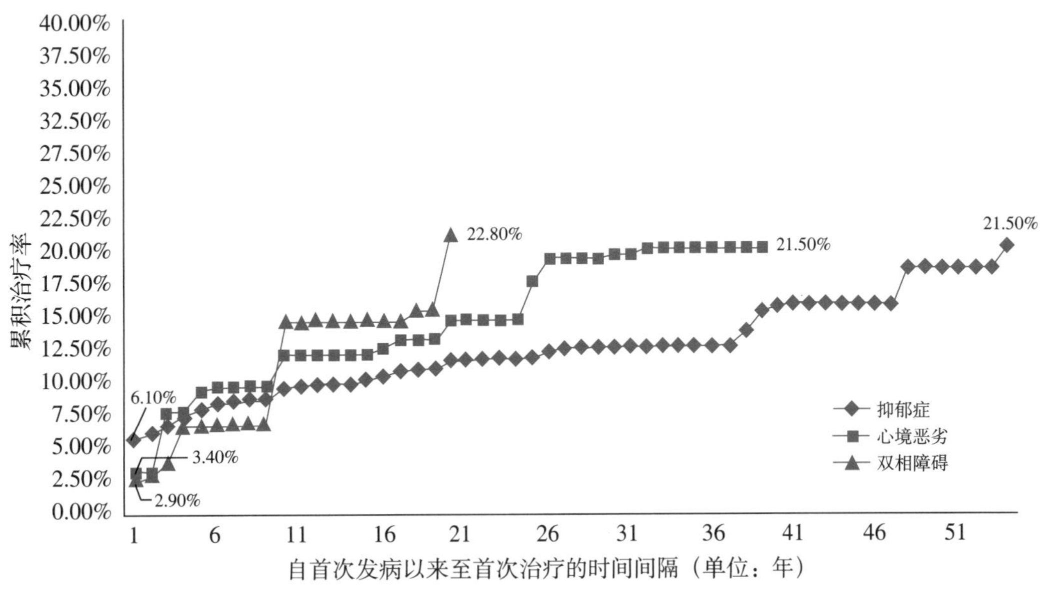

▲ 图 3-1 心境障碍终生患者的累积治疗率

碍患者的累积治疗率为 5.10%。广泛性焦虑障碍患者首次发病后一年内治疗的比例为 13.60%，社交恐怖症患者首次发病后一年内治疗的构成比为 4.00%，广场恐怖症（不伴惊恐）患者首次发病后一年内治疗的构成比为 3.80%，惊恐障碍患者首次发病后一年内治疗的构成比为 2.10%，特殊恐怖症患者首次发病后一年内治疗的构成比为 1.00%，强迫障碍患者首次发病后一年内治疗的构成比为 0.30%。中国社区成人焦虑障碍患者累积治疗率见图 3-2。

（七）咨询地点的比例

任何一类精神障碍终生患者（不含老年期痴呆和进食障碍）在精神专科或心理科咨询的比例为 39.80%。其中，心境障碍患者在精神专科或心理科咨询的比例为 22.56%，焦虑障碍患者在精神专科或心理科咨询的比例为 32.39%，药物使用障碍患者在精神专科或心理科咨询的比例为 23.10%，间歇性暴发性障碍患者在精神专科或心理科咨询的比例为 25.24%，说明以上四类精神障碍终生患者多数未正确选择咨询机构，而是在综合医院其他非精神心理科（如中医科、神经内科等）或是在村卫生所及个人诊所等进行咨询。而精神分裂症及其他精神病性障碍患者在精神专科或心理科咨询的比例则为 88.32%。进食障碍患者未咨询，老年期痴呆患者未询问该题，故而此部分分析未包括这两类精神障碍。精神障碍终生患者在咨询地点的比例详见表 3-5。

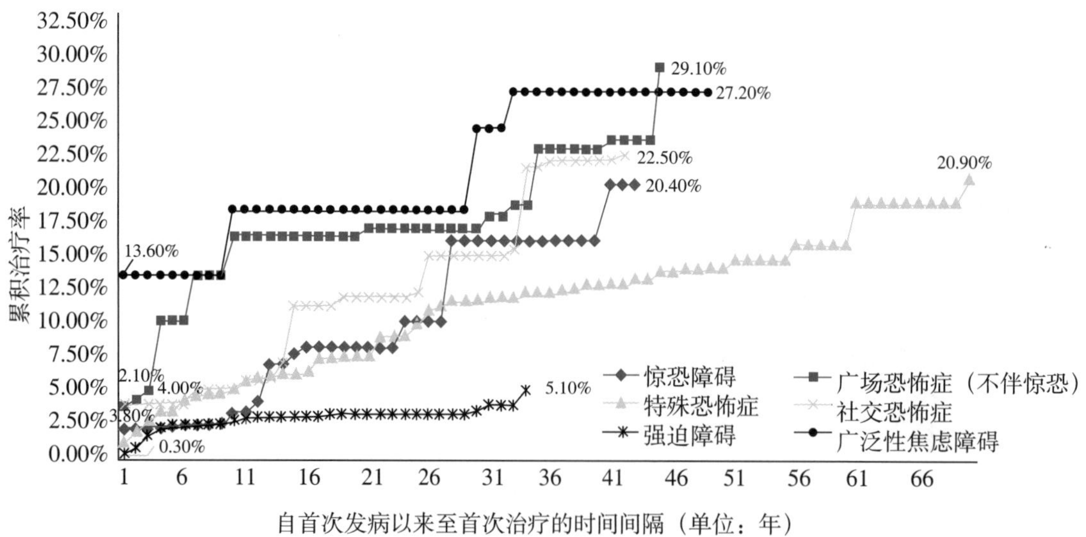

▲ 图 3-2 焦虑障碍终生患者的累积治疗率

对于心境障碍各类别患者，在精神专科或心理科咨询的比例最高的是双相Ⅰ型障碍（40.98%），除了双相Ⅱ型障碍患者未在精神专科或心理科咨询以外，比例最低的是其他双相障碍（7.08%）。抑郁症患者在精神专科或心理科咨询的比例为26.25%。对于焦虑障碍各类别患者，在精神专科或心理科咨询的比例最高的是广场恐怖症（不伴惊恐）（58.77%），其次为社交恐怖症（48.82%），除了创伤后应激障碍患者未在精神专科或心理科咨询以外，比例最低的是焦虑障碍未特定（12.06%）。精神分裂症患者在精神专科或心理科咨询的比例最高（95.33%）。

任何一类精神障碍终生患者（不含老年期痴呆）在精神专科医院咨询的比例为32.17%，在综合医院心理科咨询的比例为21.92%。心境障碍患者（13.88% *vs.* 10.60%）、焦虑障碍患者（26.10% *vs.* 11.89%）、药物使用障碍患者（16.15% *vs.* 7.69%）和间歇性暴发性障碍患者（21.83% *vs.* 3.40%）在综合医院心理科咨询的比例高于精神专科医院，而精神分裂症及其他精神病性障碍患者在精神专科医院（82.37%）咨询的比例明显高于综合医院心理科（5.96%）。

对于心境障碍各类别患者，在精神专科医院咨询的比例最高的是抑郁症（15.05%），除了双相Ⅱ型障碍患者未在精神专科医院咨询以外，比例最低的是抑郁障碍未特定（2.62%）。对于焦虑障碍各类别患者，在精神专科医院咨询的比例最高的是广场恐怖症（不伴惊恐）（25.94%），其次为社交恐怖症（25.76%），除了创伤后应激障碍和焦虑障碍未特定患者未在精神专科医院咨询以外，比例最低的是惊恐障碍（7.65%）。精神分裂症患者在精神专科医院咨询的比例最高（88.90%）。

对于心境障碍各类别患者，在综合医院心理科咨询的比例最高的是双相Ⅰ型障碍（36.85%），除了双相Ⅱ型障碍和其他双相障碍患者未在综合医院心理科咨询以外，比例最低的是抑郁障碍未特定（5.52%）。抑郁症患者在综合医院心理科咨询的比例为13.52%。对于焦虑障碍各类别患者，在综合医院心理科咨询的比例最高的是广场恐怖症（不伴惊恐）（35.89%），其次为强迫障碍（25.21%），除了创伤后应激障碍患者未在综合医院心理科咨询以外，比例最低的是焦虑障碍未特定（12.06%）。精神分裂症患者在综合医院心理科咨询的比例为6.43%。

表 3-5 精神障碍终生患者咨询地点的比例

精神障碍类别	咨询人数	咨询精神专科或心理科						咨询其他机构的比例	
		精神专科		心理科		合计			
		%	SE	%	SE	%	SE	%	SE
Ⅰ. 心境障碍									
抑郁障碍	250	11.13	3.38	10.84	3.22	20.25	4.02	83.28	3.63
抑郁症	188	15.05	4.60	13.52	4.32	26.25	5.10	78.77	4.84
心境恶劣	71	4.74	1.94	11.90	3.53	16.65	4.79	85.57	3.84
抑郁障碍未特定	58	2.62	1.70	5.52	1.80	7.70	2.61	92.47	2.58
双相障碍	38	6.93	2.98	32.74	11.68	37.08	11.43	65.63	11.48
双相Ⅰ型障碍	34	7.04	3.42	36.85	12.64	40.98	12.27	61.31	12.29
双相Ⅱ型障碍	1	—	—	—	—	—	.	100	0
其他双相障碍	3	7.08	8.53	—	—	7.08	8.53	100	0
物质躯体疾病所致的心境障碍	4	4.62	1.25	23.21	6.31	23.21	6.31	76.79	6.31
任何一类心境障碍	290	10.60	3.03	13.88	3.41	22.56	3.91	80.82	3.69
Ⅱ. 焦虑障碍									
惊恐障碍	32	7.65	5.97	20.14	6.28	27.79	10.48	80.30	6.17
广场恐怖症(不伴惊恐)	22	25.94	3.52	35.89	3.60	58.77	6.07	41.23	6.07
特殊恐怖症	135	7.79	3.94	17.63	4.94	25.41	5.77	77.54	5.70
社交恐怖症	42	25.76	2.67	23.06	7.73	48.82	5.74	53.10	5.85
强迫障碍	47	20.17	6.92	25.21	8.26	36.25	8.78	63.84	8.78
广泛性焦虑障碍	13	23.57	14.07	15.09	9.73	29.45	15.41	70.55	15.41
创伤后应激障碍	4	—	—	—	—	—	.	100	0
物质躯体疾病所致的焦虑障碍	17	8.15	1.22	16.13	2.42	18.31	2.74	83.98	2.40
焦虑障碍未特定	35	—	—	12.06	6.18	12.06	6.18	90.33	6.25
任何一类焦虑障碍	247	11.89	3.07	26.10	5.44	32.39	5.61	71.89	5.88
Ⅲ. 酒精药物使用障碍									
酒精使用障碍	0	—	—	—	—	—	—	—	—
药物使用障碍	39	7.69	3.56	16.15	10.02	23.10	10.03	80.21	9.64
药物依赖	30	9.04	5.22	3.31	0.54	12.35	5.41	92.99	0.96
药物滥用	17	1.86	0.71	28.28	16.14	30.14	16.01	71.89	14.75
Ⅳ. 间歇性暴发性障碍	22	3.40	2.29	21.83	4.50	25.24	6.29	74.76	6.29

续表

精神障碍类别	咨询人数	咨询精神专科或心理科						咨询其他机构的比例	
		精神专科		心理科		合计			
		%	SE	%	SE	%	SE	%	SE
V. 精神分裂症及其他精神病性障碍									
精神分裂症	20	88.90	4.08	6.43	1.77	95.33	2.31	4.67	2.31
物质躯体疾病所致的精神病性障碍	3	—	—	—	—	—	—	100	0
其他精神病性障碍	0	—	—	—	—	—	—	—	—
任何一类精神分裂症及其他精神病性障碍	23	82.37	5.46	5.96	1.52	88.32	3.93	11.68	3.93
任何一类精神障碍[#]	108	32.17	5.71	21.92	5.74	39.80	6.11	63.71	6.14

[#]进食障碍患者未咨询，老年期痴呆患者未询问该题，故而此部分分析未包括这两类精神障碍。

（八）首次咨询地点的比例

精神障碍终生患者首次咨询地点的比例趋势与曾经咨询地点的比例相似。

对于心境障碍各类别患者，首次咨询地点为精神专科或心理科的比例最高的是双相障碍（36.41%），比例最低的是心境恶劣（15.67%）。对于焦虑障碍各类别患者，首次咨询地点为精神专科或心理科的比例最高的是广场恐怖症（不伴惊恐）（58.77%），其次为社交恐怖症（46.90%），比例最低的是惊恐障碍（21.15%）。精神分裂症患者在精神专科或心理科咨询的比例最高（95.33%）。酒精使用障碍和进食障碍患者均未治疗，故无法纳入此分析；精神障碍部分类别终生患者治疗人数过少，亦未纳入此分析。精神障碍终生患者首次咨询地点的比例详见表 3-6。

心境障碍、焦虑障碍、药物使用障碍和间歇性暴发性障碍患者首次咨询地点为综合医院心理科的比例高于精神专科医院，而精神分裂症及其他精神病性障碍患者首次咨询地点为精神专科医院的比例明显高于综合医院心理科。

对于心境障碍各类别患者，首次咨询地点为精神专科医院的比例最高的是抑郁症（10.52%），比例最低的是心境恶劣（3.49%）。对于焦虑障碍各类别患者，首次咨询地点为精神专科医院的比例最高的是广场恐怖症（不伴惊恐）（25.94%），其次为社交恐怖症（25.76%），比例最低的是惊恐障碍（7.65%）。精神分裂症患者首次咨询地点为精神专科医院的比例最高（88.90%）。

对于心境障碍各类别患者，首次咨询地点为综合医院心理科的比例最高的是双相障碍（32.74%），比例最低的是心境恶劣（12.18%）。对于焦虑障碍各类别患者，首次咨询地点为综合医院心理科的比例最高的是广场恐怖症（不伴惊恐）（32.83%），其次为社交恐怖症（21.14%），比例最低的是惊恐障碍（13.50%）。精神分裂症患者在综合医院心理科咨询的比例为6.43%。

患者首次咨询精神专科或心理科与曾经咨询精神专科或心理科的比例比较来看，较少心境障碍和焦虑障碍患者从非精神专科或心理科转至精神专科或心理科就诊。

表 3-6　精神障碍终生患者首次咨询地点的比例（%）[#]

精神障碍类别	咨询人数	首次咨询的地点为精神专科或心理科						首次咨询的地点为其他	
		精神专科		心理科		合计			
		%	SE	%	SE	%	SE	%	SE
Ⅰ．心境障碍									
抑郁症	188	10.52	3.99	12.55	4.28	23.07	4.94	76.93	4.94
心境恶劣	71	3.49	1.68	12.18	3.71	15.67	4.12	84.33	4.12
双相障碍	38	3.67	2.37	32.74	13.76	36.41	13.45	63.59	13.45
Ⅱ．焦虑障碍									
惊恐障碍	32	7.65	5.97	13.50	3.38	21.15	6.32	78.85	6.32
广场恐怖症（不伴惊恐）	22	25.94	3.52	32.83	3.37	58.77	6.07	41.23	6.07
特殊恐怖症	135	7.87	3.95	14.70	4.73	22.57	5.71	77.43	5.71
社交恐怖症	42	25.76	2.67	21.14	7.85	46.90	5.85	53.10	5.85
强迫障碍	47	18.64	6.90	17.61	5.88	36.25	8.81	63.75	8.81
广泛性焦虑障碍	13	14.36	9.71	15.09	9.73	29.45	15.41	70.55	15.41
Ⅲ．酒精药物使用障碍									
药物依赖	30	9.04	5.22	3.31	0.54	12.35	5.41	87.65	5.41
药物滥用	17	1.86	0.71	28.28	16.14	30.14	16.01	69.86	16.01
Ⅳ．间歇性暴发性障碍	22	3.40	2.29	21.83	4.50	25.24	6.29	74.76	6.29
Ⅴ．精神分裂症及其他精神病性障碍									
精神分裂症	20	88.90	4.08	6.43	1.77	95.33	2.31	4.67	2.31

[#] 未包括老年期痴呆。

（九）咨询人员的比例

在精神障碍终生患者咨询专业人员的类型方面，主要分为三大类：①精神科或心理科医务工作者；②非精神科或非心理科的医务工作者；③非医务工作者。

在向精神科或心理科医务工作者咨询方面，任何一类精神障碍终生患者（不含老年期痴呆和进食障碍）的咨询比例为33.79%，心境障碍患者的咨询比例为30.78%，焦虑障碍患者的咨询比例为26.14%，药物使用障碍患者的咨询比例为35.12%，间歇性暴发性障碍患者的咨询比例为35.35%，说明以上四类精神障碍终生患者中2/3未向精神卫生专业人员咨询；而精神分裂症及其他精神病性障碍患者的咨询比例则为100%。精神障碍终生患者向非精神科或非心理科医务工作者中的医生咨询比例高于精神科或心理科医务工作者中的其他医务工作者。精神障碍终生患者向某类专业人员咨询的比例详见表3-7。

在向非精神科或非心理科医务工作者咨询方面，任何一类精神障碍终生患者（不含老年期痴呆和进食障碍）的咨询比例为48.10%，心境障碍患者的咨询比例为56.02%，焦虑障碍患者的咨询比例为59.68%，药物使用障碍患者的咨询比例为62.34%，间歇性暴发性障碍患者的咨询比例为45.92%，均高于精神障碍终生患者向精神科或心理科医务工作者咨询的比例；而精神分裂症及其他精神病性障碍患者的咨询比例则为0.63%。精神障碍终生患者向非精神科或非心理科医务工作者中的医生咨询比例高于非精神科或非心理科医务工作者中的其他医务工作者。

在向非医务工作者咨询方面，任何一类精神障碍终生患者（不含老年期痴呆和进食障碍）的咨询比例为18.87%，心境障碍患者的咨询比例为16.85%，焦虑障碍患者的咨询比例为17.76%，药物使用障碍患者的咨询比例为7.29%，间歇性暴发性障碍患者的咨询比例为26.61%，均低于精神障碍终生患者向另外两类专业人员咨询的比例；而精神分裂症及其他精神病性障碍患者的咨询比例则为0.63%。非医务工作者包括社会工作者、宗教界人士以及其他人员，其中，任何一类精神障碍终生患者（不含老年期痴呆和进食障碍）向宗教界人士咨询比例为9.86%，高于向社会工作者和其他人员咨询比例。

表 3-7 精神障碍终生患者咨询专业人员的比例（%）

精神障碍类别	向精神科或心理科医务工作者咨询的比例			向非精神科或非心理科医务工作者咨询的比例			向非医务工作者咨询的比例			
	医生	其他人员	合计	医生	其他人员	合计	社会工作者	宗教界人士	其他人员	合计
Ⅰ．心境障碍										
抑郁障碍	18.40	13.02	30.81	39.37	16.59	55.88	1.69	3.38	11.69	16.75
抑郁症	21.44	13.06	33.68	35.48	15.95	51.39	1.67	4.17	13.73	19.57
心境恶劣	15.90	10.27	25.62	39.77	24.53	64.01	0	5.34	15.31	20.65
抑郁障碍未特定	11.14	14.96	26.10	58.55	5.55	63.93	2.00	1.27	6.71	9.97
双相障碍	30.95	6.30	37.26	44.52	1.59	44.52	9.62	0.54	15.08	24.37
双相Ⅰ型障碍	32.90	3.15	36.05	51.78	1.88	51.78	1.02	0	15.69	15.69
其他双相障碍	20.41	23.37	43.79	5.18	0	5.18	56.21	3.44	11.80	71.45
任何一类心境障碍	19.27	12.07	30.78	41.15	15.15	56.02	1.63	3.11	12.22	16.85
Ⅱ．焦虑障碍										
惊恐障碍	4.14	10.68	14.82	45.49	15.84	61.10	0	6.82	26.99	33.82
广场恐怖症（不伴惊恐）	20.41	10.36	30.76	58.08	5.13	62.70	1.53	0	11.47	13.00
特殊恐怖症	17.46	14.07	31.53	47.36	10.34	57.54	4.18	0.06	12.02	16.26
社交恐怖症	21.58	8.52	30.10	34.27	12.02	45.94	5.98	1.76	21.82	29.56
强迫障碍	16.37	4.95	21.32	50.59	15.69	65.51	0	0.97	15.44	16.41
广泛性焦虑障碍	19.76	22.19	41.95	37.40	0.80	37.40	3.31	0	22.25	25.57
创伤后应激障碍	0.59	0.60	1.19	90.82	0.60	90.82	0	0	14.75	14.75
物质躯体疾病所致的焦虑障碍	9.00	5.67	14.67	80.18	5.15	85.33	0	0	0	0
焦虑障碍未特定	1.73	3.60	5.33	89.90	3.03	92.92	0	0	4.44	4.44
任何一类焦虑障碍	11.50	14.64	26.14	46.08	13.94	59.68	4.47	1.44	11.85	17.76

续表

精神障碍类别	向精神科或心理科医务工作者咨询的比例			向非精神科或非心理科医务工作者咨询的比例			向非医务工作者咨询的比例			
	医生	其他人员	合计	医生	其他人员	合计	社会工作者	宗教界人士	其他人员	合计
Ⅲ. 酒精药物使用障碍										
药物使用障碍	30.36	6.53	35.12	62.34	0	62.34	1.54	3.27	4.02	7.29
药物依赖	49.50	13.77	63.26	24.24	0	24.24	4.45	9.47	11.63	21.10
药物滥用	26.29	7.63	31.84	70.79	0	70.79	0	0	0	0
Ⅳ. 间歇性暴发性障碍	25.53	9.82	35.35	29.20	16.72	45.92	0.47	7.20	19.41	26.61
Ⅴ. 精神分裂症及其他精神病性障碍										
精神分裂症	100	0	100	0.63	0	0.63	0	0.63	0	0.63
任何一类精神障碍[#]	29.98	6.00	33.79	44.90	3.20	48.10	2.19	9.86	7.14	18.87

[#] 进食障碍患者未咨询，老年期痴呆患者未询问该题，故而此部分分析未包括这两类精神障碍。

（十）治疗方式的比例

在精神障碍终生患者治疗方式的类型方面，主要分为两大类：①药物或心理治疗；②其他治疗方式（指心理热线、自助团体以及互联网互助小组或聊天室）。

在药物或心理治疗方面，任何一类精神障碍终生患者（不含老年期痴呆和进食障碍）药物或心理治疗的比例为35.92%，心境障碍患者药物或心理治疗的比例为55.47%，焦虑障碍患者药物或心理治疗的比例为65.07%，药物使用障碍患者药物或心理治疗的比例为81.19%，间歇性暴发性障碍患者药物或心理治疗的比例为58.82%，说明以上四类精神障碍终生患者多数采用了药物或心理治疗；而精神分裂症及其他精神病性障碍患者的药物或心理治疗的比例则高达99.30%。精神障碍终生患者治疗方式的比例详见表3-8。

在其他治疗方式中，心境障碍、焦虑障碍和间歇性暴发性障碍患者主要采用互联网或聊天室，其比例分别为34.62%、33.05%和30.66%；药物使用障碍患者主要采用心理热线，其比例为18.81%；而精神分裂症及其他精神病性障碍患者则较少采用心理热线、自助团体以及互联网互助小组或聊天室等方式进行治疗。

从单一治疗方式来看，任何一类精神障碍终生患者（不含老年期痴呆和进食障碍）采用互联网互助小组或聊天室的比例最高，为57.50%。

表3-8 精神障碍终生患者采用某种治疗方式的比例（%）

精神障碍类别	药物或心理治疗的比例（%）			其他治疗方式的比例（%）			
	药物治疗	心理治疗	合计	互联网或聊天室	自助团体	心理热线	合计
Ⅰ. 心境障碍							
抑郁障碍	38.19	31.78	55.38	35.35	4.76	6.16	45.28
抑郁症	60.02	29.55	65.70	27.70	2.26	7.05	35.37
心境恶劣	52.52	23.79	58.95	27.40	4.18	15.18	43.91
抑郁障碍未特定	4.05	36.89	40.94	44.99	9.09	4.98	59.06
双相障碍	16.27	50.91	64.88	23.73	2.28	16.77	35.12
双相Ⅰ型障碍	18.75	63.27	79.16	9.53	0	20.84	20.84
其他双相障碍	16.92	0	16.92	83.08	0	0	83.08
任何一类心境障碍	35.89	32.66	55.47	34.62	4.51	8.07	45.10
Ⅱ. 焦虑障碍							
惊恐障碍	50.47	48.32	62.07	43.98	0	6.05	43.98
广场恐怖症（不伴惊恐）	97.31	90.58	97.31	4.40	1.71	1.71	4.40
特殊恐怖症	43.12	57.06	75.16	29.62	7.28	3.01	39.23
社交恐怖症	55.46	80.88	89.02	11.88	0.90	0.90	11.88
强迫障碍	49.48	32.60	53.48	17.25	7.84	23.66	47.27
广泛性焦虑障碍	88.12	4.56	92.68	7.32	0	0	7.32
创伤后应激障碍	64.53	0	64.53	35.47	0	0	35.47
物质躯体疾病所致的焦虑障碍	0	35.86	35.86	0	0	64.14	64.14
焦虑障碍未特定	57.10	24.98	77.50	4.57	4.57	27.07	27.07
任何一类焦虑障碍	40.04	46.69	65.07	33.05	6.98	4.02	43.20
Ⅲ. 酒精药物使用障碍							
药物使用障碍	76.73	19.76	81.19	0	0	18.81	18.81
药物依赖	71.11	5.53	76.64	0	0	23.36	23.36
药物滥用	100	38.19	100	0	0	0	0
Ⅳ. 间歇性暴发性障碍	21.51	39.76	58.52	30.66	0	23.00	41.48

续表

精神障碍类别	药物或心理治疗的比例（%）			其他治疗方式的比例（%）			
	药物治疗	心理治疗	合计	互联网或聊天室	自助团体	心理热线	合计
Ⅴ. 精神分裂症及其他精神病性障碍							
精神分裂症	99.30	97.42	99.30	0	0.70	0	0.70
任何一类精神障碍[#]	31.05	29.96	35.92	57.50	6.30	0.73	64.31

[#] 进食障碍患者未咨询，老年期痴呆患者未询问该题，故而此部分分析未包括这两类精神障碍。

三、精神障碍12月患者过去12个月利用卫生服务的状况

（一）过去12个月治疗率

任何一类精神障碍患者（不含老年期痴呆）过去12个月的加权治疗率为3.08%（95%置信区间为0.001%～7.27%），心境障碍患者过去12个月的加权治疗率为8.42%（95%置信区间为5.98%～10.86%），焦虑障碍患者过去12个月的加权治疗率为7.92%（95%置信区间为5.33%～10.51%），酒精药物使用障碍患者过去12个月的加权治疗率为1.11%（95%置信区间为0.001%～2.29%），间歇性暴发性障碍患者过去12个月的加权治疗率为0.38%（95%置信区间为0.001%～0.94%），精神分裂症及其他精神病性障碍患者过去12个月的加权治疗率为20.39%（95%置信区间为0.001%～58.57%）。进食障碍患者过去12个月未曾治疗。精神障碍12月患者的过去12个月治疗率详见表3-9。

对于心境障碍各类别患者，除去双相Ⅱ型障碍患者过去12个月未治疗以外，过去12个月的加权治疗率在0.93%至21.57%之间。过去12个月治疗率最高的心境障碍类别为物质躯体疾病所致的心境障碍（21.57%），其次为双相Ⅰ型障碍（18.42%），最低的为其他双相障碍（0.93%）。抑郁症患者过去12个月的加权治疗率为9.20%（95%置信区间为5.89%～12.52%）。

对于焦虑障碍各类别患者，除去创伤后应激障碍患者过去12个月未治疗以外，过去12个月的加权治疗率在1.31%至52.43%之间。过去12个月治疗率最高的焦虑障碍类别为物质躯体疾病所致的焦虑障碍（52.43%），最低的为强迫障碍（1.31%）。焦虑障碍未特定和广场恐怖症（不伴惊恐）患者过去12个月的加权治疗率在13%左右，而惊

恐障碍、特殊恐怖症、社交恐怖症及广泛性焦虑障碍患者过去12个月的加权治疗率在6%至9%之间。

对于酒精药物使用障碍各类别患者，酒精使用障碍和药物滥用12月患者未曾治疗，药物依赖患者过去12个月的加权治疗率为22.31%（95%置信区间为8.95%～35.67%）。

对于精神分裂症及其他精神病性障碍各类别患者，过去12个月的加权治疗率最高的为物质躯体疾病所致的精神病性障碍患者（37.47%），其次为精神分裂症患者过去12个月的加权治疗率（18.29%），而其他精神病性障碍患者（分裂情感障碍、偏执性障碍、短暂精神病性障碍及未特定精神病性障碍）则在过去12个月未曾治疗。

表3-9 精神障碍12月患者的过去12个月治疗率

精神障碍类别	调查现患人数（人）	治疗人数（人）	治疗率（%）			
			未加权	95%CI	加权	95%CI
Ⅰ．心境障碍						
抑郁障碍	1000	85	8.50	6.77～10.23	7.68	4.63～10.74
抑郁症	649	72	11.09	8.80～13.39	9.20	5.89～12.52
心境恶劣	310	34	10.97	7.59～14.34	10.93	4.78～17.09
抑郁障碍未特定	321	11	3.43	1.45～5.40	3.85	0.46～7.24
双相障碍	120	25	20.83	14.34～27.33	14.05	7.26～20.85
双相Ⅰ型障碍	90	24	26.67	18.17～35.16	18.42	9.84～26.99
双相Ⅱ型障碍	10	0	—	—	—	—
其他双相障碍	20	1	5.00	0.001～14.74	0.93	0.001～2.87
物质躯体疾病所致的心境障碍	19	2	10.53	0.001～21.63	21.57	0.001～58.92
任何一类心境障碍	1129	111	9.83	8.16～11.51	8.42	5.98～10.86
Ⅱ．焦虑障碍						
惊恐障碍	97	11	11.34	6.15～16.53	8.75	3.08～14.43
广场恐怖症（不伴惊恐）	74	10	13.51	6.27～20.76	11.64	2.56～20.73
特殊恐怖症	605	46	7.60	5.51～9.70	7.17	3.94～10.40
社交恐怖症	119	13	10.92	5.71～16.14	6.85	1.73～11.98
强迫障碍	407	10	2.46	0.70～4.22	1.31	0.23～2.39
广泛性焦虑障碍	47	6	12.77	5.77～19.77	6.38	0.09～12.68
创伤后应激障碍	23	0	—	—	—	—

续表

精神障碍类别	调查现患人数（人）	治疗人数（人）	治疗率（%）			
			未加权	95%CI	加权	95%CI
物质躯体疾病所致的焦虑障碍	28	13	44.83	27.37 ~ 62.29	52.43	22.55 ~ 82.31
焦虑障碍未特定	115	15	11.19	4.97 ~ 17.42	14.56	1.57 ~ 27.55
任何一类焦虑障碍	981	103	10.53	8.19 ~ 12.87	7.92	5.33 ~ 10.51
Ⅲ．酒精药物使用障碍						
酒精使用障碍	345	0	—	—	—	—
药物使用障碍	42	9	21.43	9.41 ~ 33.45	20.78	7.74 ~ 33.83
药物依赖	38	9	23.68	10.77 ~ 36.60	22.31	8.95 ~ 35.67
药物滥用	4	0	—	—	—	—
任何一类酒精药物使用障碍	385	9	2.34	0.62 ~ 4.05	1.11	0.001 ~ 2.29
Ⅳ．间歇性暴发性障碍	290	12	0.69	0.001 ~ 1.68	0.38	0.001 ~ 0.94
Ⅴ．进食障碍	5	0	—	—	—	—
Ⅳ．精神分裂症及其他精神病性障碍						
精神分裂症	24	4	33.73	0.001 ~ 96.94	18.29	0.001 ~ 60.89
物质躯体疾病所致的精神病性障碍	5	1	33.33	33.33 ~ 33.33	37.47	37.47 ~ 37.47
其他精神病性障碍	11	0	—	—	—	—
任何一类精神分裂症及其他精神病性障碍	40	5	33.72	0.001 ~ 94.72	20.39	0.001 ~ 58.57
任何一类精神障碍[#]	83	9	4.83	0.001 ~ 12.07	3.08	0.001 ~ 7.27

[#] 未包括老年期痴呆。

（二）过去12个月治疗率的分布

鉴于酒精药物使用障碍、间歇性暴发性障碍、物质躯体疾病所致精神障碍以及精神分裂症及其他精神病性障碍患者过去 12 个月治疗人数过少，以下各图描述了心境障碍和焦虑障碍患者过去 12 个月治疗率的人群分布情况。

图 3-3 显示心境障碍和焦虑障碍患者过去 12 个月治疗率的性别分布差异均无统计学意义。

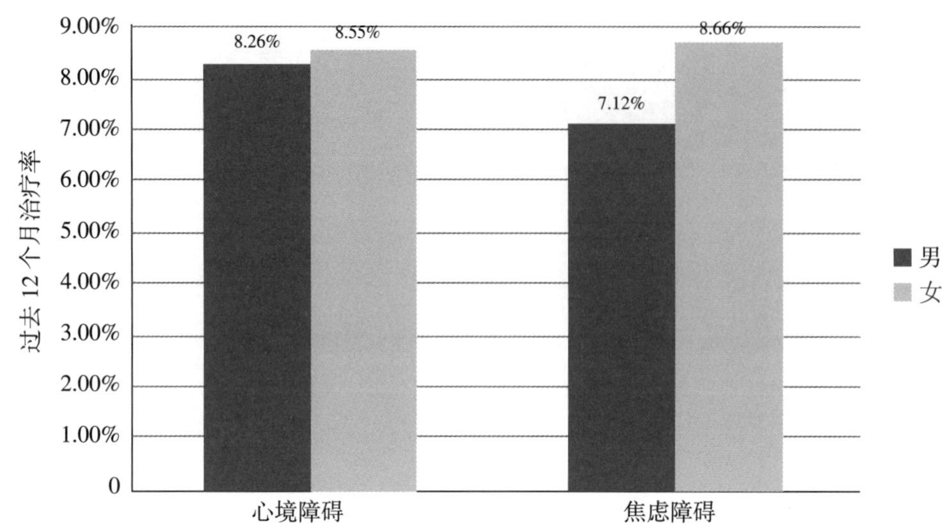

▲ **图 3-3 心境障碍和焦虑障碍 12 月患者过去 12 个月治疗率的性别分布**

图 3-4 显示心境障碍和焦虑障患者过去 12 个月治疗率的年龄分布差异均无统计学意义。

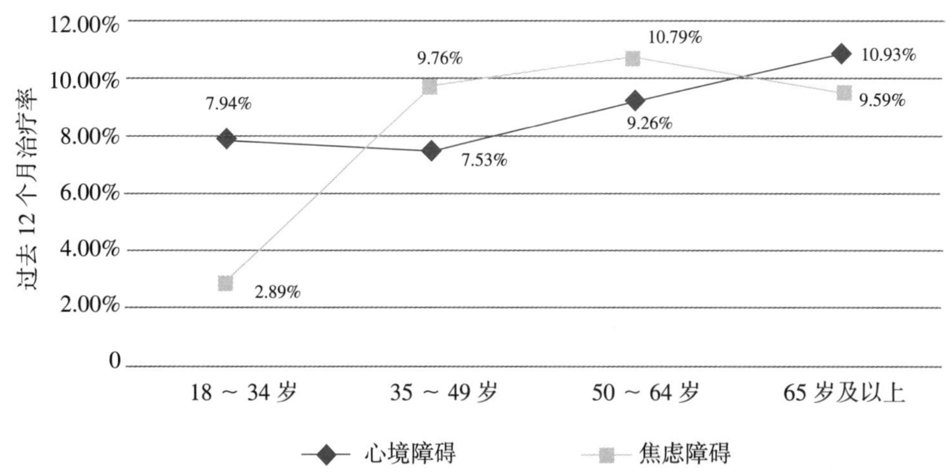

▲ **图 3-4 心境障碍和焦虑障碍 12 月患者过去 12 个月治疗率的年龄变化趋势**

图 3-5 显示心境障碍和焦虑障碍患者过去 12 个月治疗率的城乡分布，其中，心境障碍患者过去 12 个月治疗率城市高于农村，焦虑障碍患者的城乡分布差异无统计学意义。

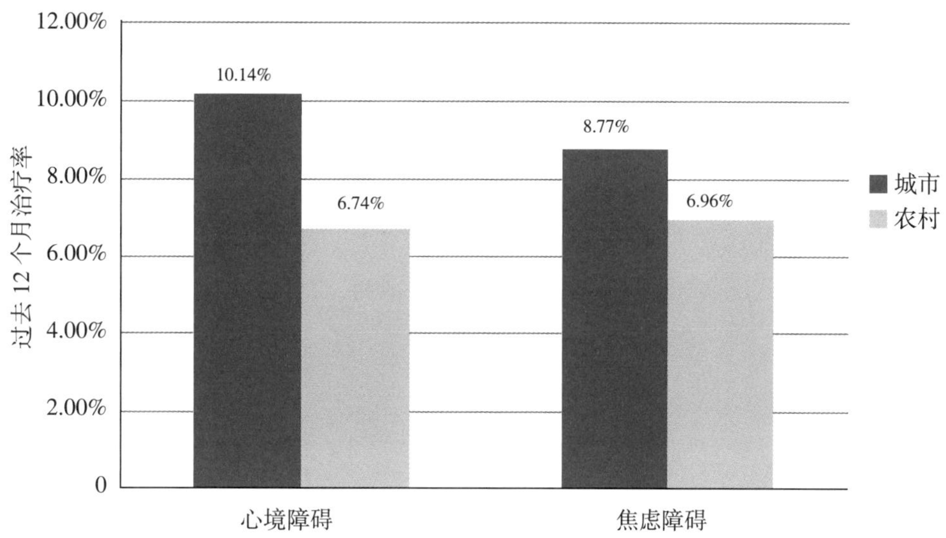

▲ **图 3-5 心境障碍和焦虑障碍 12 月患者过去 12 个月治疗率的城乡分布**

图 3-6 显示心境障碍和焦虑障碍 12 月患者过去 12 个月治疗率的收入水平分布差异无统计学意义。

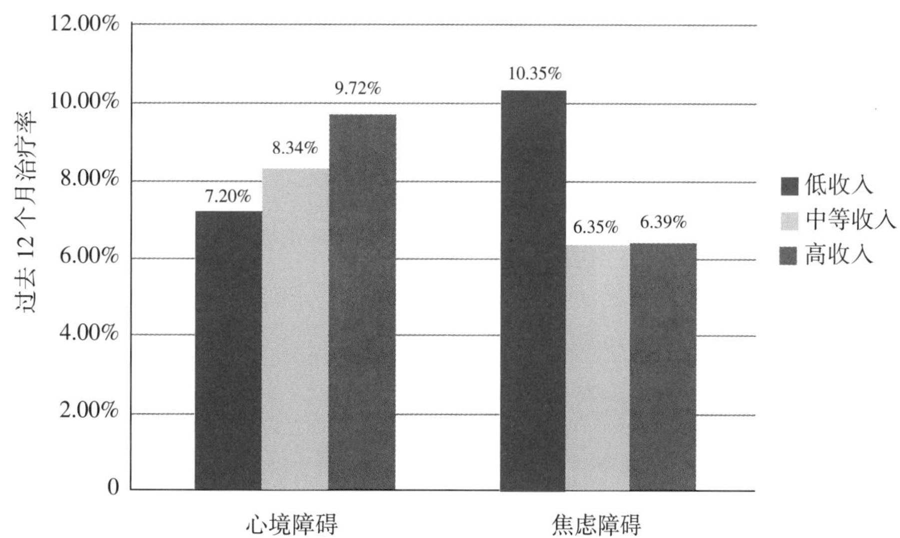

▲ **图 3-6 心境障碍和焦虑障碍 12 月患者过去 12 个月治疗率的收入水平分布**

图 3-7 显示心境障碍和焦虑障碍 12 月患者过去 12 个月治疗率的受教育程度分布差异无统计学意义。

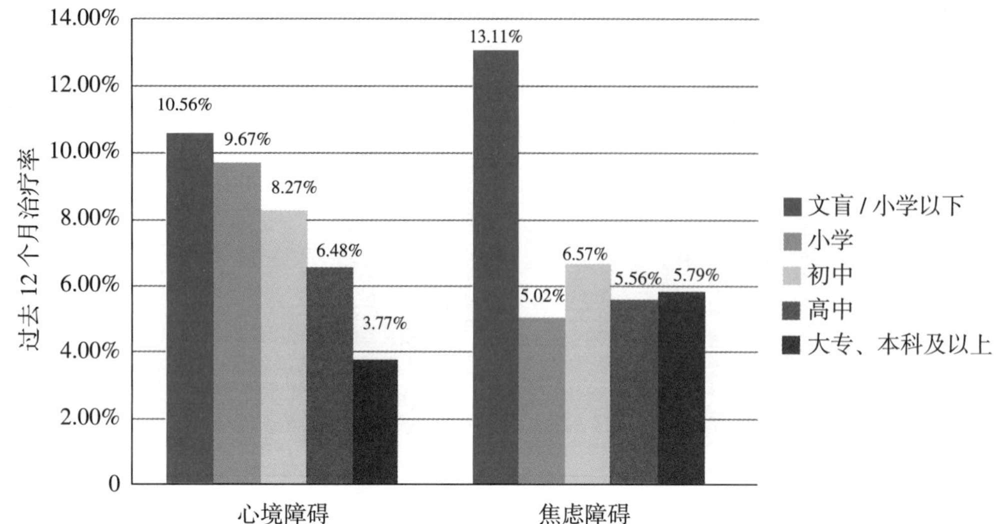

▲ **图 3-7 心境障碍和焦虑障碍 12 月患者过去 12 个月治疗率的受教育程度分布**

图 3-8 显示心境障碍和焦虑障碍 12 月患者过去 12 个月治疗率的婚姻状态分布差异无统计学意义。

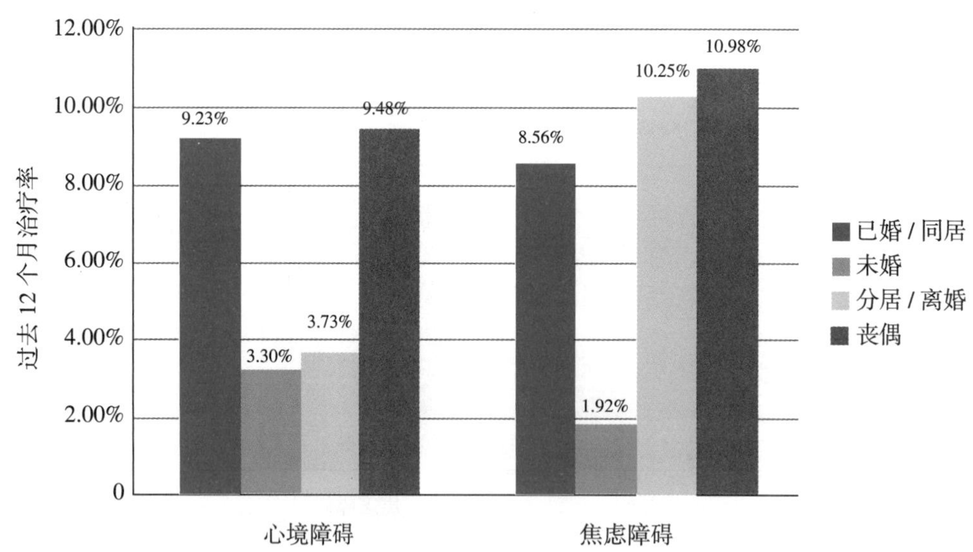

▲ **图 3-8 心境障碍和焦虑障碍 12 月患者过去 12 个月治疗率的婚姻状态分布**

鉴于 CMHS 样本无各省市地区代表性，故未进行地区分布的分析及描述。

（三）过去12个月治疗率的影响因素

对于心境障碍患者，单因素分析结果表明，城乡和求助意愿与心境障碍患者过去12个月治疗有关。在控制了性别、年龄、婚姻、受教育程度、收入水平、工作、医疗保险和病耻感等因素后，多因素 Logistic 回归模型分析结果显示，城乡、求助意愿和受教育程度是心境障碍患者过去 12 个月治疗的影响因素，即城市心境障碍患者过去 12 个月曾治疗是农村心境障碍患者的 2.03 倍（OR = 2.03，95%CI 1.27 ~ 3.23），有求助意愿的心境障碍患者过去 12 个月曾治疗是无求助意愿的心境障碍患者的 1.69 倍（OR = 1.69，95%CI 1.08 ~ 2.63），受教育程度为大专、本科及以上的心境障碍患者过去 12 个月曾治疗是受教育程度为文盲 / 小学以下的心境障碍患者的 0.11 倍（OR = 0.11，95%CI 0.03 ~ 0.44）。心境障碍 12 月患者过去 12 个月治疗率的影响因素的单因素及多因素分析详见表 3-10。

对于焦虑障碍患者，单因素分析结果表明，工作状况与焦虑障碍患者过去 12 个月治疗有关。在控制了性别、年龄、城乡、婚姻、受教育程度、收入水平、医疗保险、求助意愿和病耻感等因素后，多因素 Logistic 回归模型分析结果显示，工作是焦虑障碍患者过去 12 个月治疗的危险因素，即有工作的焦虑障碍患者过去 12 个月曾治疗是无工作的焦虑障碍 12 月患者的 0.32 倍（OR = 0.32，95%CI 0.12 ~ 0.83）。焦虑障碍患者过去 12 个月治疗率的影响因素的单因素及多因素分析详见表 3-11。

表 3-10 心境障碍 12 月患者过去 12 个月治疗率的影响因素的单因素及多因素分析

因素		单因素			多因素		
		OR	95% CI	P	OR	95% CI	P
性别	女性	1		0.860	1		0.391
	男性	0.96	0.63 ~ 1.47		1.24	0.76 ~ 2.02	
年龄	18 ~ 34 岁	1		0.648	1		0.473
	35 ~ 49 岁	0.94	0.55 ~ 1.62		0.62	0.34 ~ 1.12	
	50 ~ 64 岁	1.18	0.68 ~ 2.05		0.75	0.39 ~ 1.44	
	65 岁及以上	1.42	0.72 ~ 2.83		0.79	0.33 ~ 1.88	
城乡	农村	1		0.040	1		0.003
	城市	1.56	1.02 ~ 2.39		2.03	1.27 ~ 3.23	

续表

因素		单因素			多因素		
		OR	95% CI	*P*	OR	95% CI	*P*
婚姻状态	已婚	1		0.136	1		0.300
	未婚	0.34	0.12 ~ 0.92		0.44	0.15 ~ 1.34	
	分居 / 离婚	0.38	0.07 ~ 2.18		0.30	0.05 ~ 1.84	
	丧偶	1.03	0.41 ~ 2.62		1.18	0.42 ~ 3.27	
受教育程度	文盲 / 小学以下	1		0.198	1		0.018
	小学	0.91	0.52 ~ 1.59		0.75	0.40 ~ 1.39	
	初中	0.76	0.44 ~ 1.31		0.53	0.28 ~ 1.01	
	高中	0.59	0.26 ~ 1.31		0.41	0.17 ~ 1.00	
	大专、本科及以上	0.33	0.12 ~ 0.89		0.11	0.03 ~ 0.44	
收入水平	低	1		0.438	1		0.063
	中	1.17	0.68 ~ 2.02		1.40	0.77 ~ 2.55	
	高	1.39	0.84 ~ 2.29		2.05	1.12 ~ 3.73	
工作	无	1		0.427	1		0.443
	有	0.83	0.53 ~ 1.31		0.82	0.49 ~ 1.36	
医疗保险	无	1		0.972	1		0.644
	有	0.98	0.42 ~ 2.33		0.80	0.32 ~ 2.03	
求助意愿	无	1		0.019	1		0.022
	有	1.67	1.09 ~ 2.56		1.69	1.08 ~ 2.63	
病耻感	无	1		0.383	1		0.076
	有	1.21	0.79 ~ 1.85		1.51	0.96 ~ 2.39	

表 3-11　焦虑障碍 12 月患者过去 12 个月治疗率的影响因素的单因素及多因素分析

因素		单因素			多因素		
		OR	95% CI	*P*	OR	95% CI	*P*
性别	女性	1		0.540	1		0.814
	男性	0.81	0.41 ~ 1.60		1.10	0.51 ~ 2.37	
年龄	18 ~ 34 岁	1		0.097	1		0.568
	35 ~ 49 岁	3.63	1.18 ~ 11.18		2.46	0.66 ~ 9.18	
	50 ~ 64 岁	4.06	1.31 ~ 12.62		2.45	0.61 ~ 9.84	
	65 岁及以上	3.56	0.90 ~ 14.05		1.83	0.35 ~ 9.55	

续表

因素		单因素			多因素		
		OR	95% CI	*P*	OR	95% CI	*P*
居住地	农村	1		0.475	1		0.144
	城市	1.28	0.65 ~ 2.55		1.77	0.82 ~ 3.79	
婚姻状态	已婚	1		0.443	1		0.703
	未婚	0.21	0.03 ~ 1.49		0.27	0.03 ~ 2.40	
	分居 / 离婚	1.22	0.17 ~ 8.62		1.09	0.13 ~ 9.33	
	丧偶	1.32	0.30 ~ 5.75		0.84	0.16 ~ 4.47	
受教育程度	文盲 / 小学以下	1		0.153	1		0.594
	小学	0.35	0.13 ~ 0.97		0.51	0.17 ~ 1.55	
	初中	0.47	0.20 ~ 1.09		0.63	0.24 ~ 1.64	
	高中	0.39	0.10 ~ 1.55		0.52	0.12 ~ 2.25	
	大专、本科及以上	0.41	0.10 ~ 1.61		1.35	0.25 ~ 7.35	
收入水平	低	1		0.309	1		0.174
	中	0.59	0.26 ~ 1.35		0.46	0.19 ~ 1.13	
	高	0.59	0.26 ~ 1.35		0.54	0.22 ~ 1.34	
工作	无	1		0.006	1		0.020
	有	0.29	0.12 ~ 0.70		0.32	0.12 ~ 0.83	
医疗保险	无	1		0.374	1		0.363
	有	3.10	0.26 ~ 37.47		3.30	0.25 ~ 43.16	
求助意愿	无	1		0.185	1		0.101
	有	1.59	0.80 ~ 3.16		1.85	0.89 ~ 3.85	
病耻感	无	1		0.419	1		0.264
	有	0.75	0.37 ~ 1.52		0.65	0.30 ~ 1.39	

第四节

精神卫生服务利用状况分析

一、精神障碍患者利用卫生服务现况

由 WHO 和美国哈佛大学牵头的 WMHS 在全球范围启动了高质量标准化的大规模精神障碍流行病学调查及精神障碍对应的卫生服务评估，精神障碍患者自我报告利用服务的情况，CMHS 研究采用的调查工具与 WMHS 相同，调查方法相近，以利于进行精神障碍患者利用服务的跨文化比较。

（一）咨询率和治疗率

CMHS 研究发现，在社区居民中除精神分裂症及其他精神病性障碍患者以外，各类精神障碍患者均普遍存在咨询率低和治疗率低的现象。

心境障碍和焦虑障碍患者中因精神问题咨询的比例不足 1/5，而治疗的比例仅 1/10 左右；而酒精药物使用障碍患者因精神问题咨询的比例不足 3%，治疗的比例仅 1.5%。以往调查也有类似结果，例如 2010 年西安市社区居民精神卫生流行病学调查的结果，焦虑障碍患者的治疗率（7.43%）和心境障碍患者治疗率（4.51%）更低。与上述精神障碍不同的是，精神分裂症及其他精神病性障碍患者因为自己的症状而咨询和治疗的比例超过半数，高于心境障碍、焦虑障碍、酒精药物使用障碍，说明症状严重的精神障碍治疗的比例较高。该结果与 2021 年湖南省的研究结果相似。也反映我国 10 年来严重精神疾病管理项目取得了一定成效，但依然需要继续采取有效措施，努力提高治疗率。

CMHS 研究表明社区居民精神障碍患者治疗状况堪忧，造成这种现象的原因是多方面的。

首先是精神障碍的病耻感，CMHS 研究发现，社区居民因精神问题而求助的意向不足半数，超过 30% 的社区居民对于精神障碍有病耻感，其中超过 1/3 的精神障碍患者有病耻感，说明社区居民普遍存在对精神障碍的偏见和歧视，这种根深蒂固的精神障碍污名化导致患者回避利用精神卫生服务。

其次是精神障碍的认识错误，CMHS 研究结果显示，社区居民认为精神障碍患者可以通过治疗来控制的比例刚过半数；精神障碍患者认为精神障碍可以通过治疗来控制的比例刚过半数，认为精神障碍可以不治而愈的比例刚过 1/3，说明包括精神障碍患者在内的社区居民均缺乏精神卫生知识，不能正确识别精神症状，更缺乏主动利用卫生服务的意向。

最后是精神卫生服务资源不足，我国各地区经济发展不均衡，精神卫生资源的供给和配置也不均衡，很多地区精神卫生服务相对不足，使精神卫生服务的可及性受到限制。

CMHS 研究发现，精神障碍患者发病 12 月内及时治疗比例明显低于国外，发病后延误治疗时间也明显长于国外，说明多数精神障碍患者不能及时得到治疗，影响预后和康复。针对这种普遍现象，应该积极开展精神卫生知识的普及宣传活动，提高患者的精神卫生知识水平，降低公众对于精神障碍的病耻感，从而使患者得到及时有效的治疗。

（二）咨询地点与咨询人员

CMHS 研究结果显示，精神分裂症及其他精神病性障碍患者的咨询地点为精神专科医院的比例超过 82%，说明此类患者疾病的严重程度高，对周围人的干扰影响大，因而能够更多地被识别并得到精神卫生专业治疗；而心境障碍、焦虑障碍、酒精药物使用障碍患者的求医行为均存在很大误区，患者在非精神科和非心理科的机构接受治疗的比例高于 3/4，说明多数精神障碍患者未选择正确的医疗机构就诊。

在咨询人员方面，除了精神分裂症及其他精神病性障碍患者全部求助于精神科或心理科医生以外，心境障碍、焦虑障碍、酒精药物使用障碍患者求助于精神科或心理科医生的比例仅为 1/3，咨询非精神卫生专业医生的比例超过半数，甚至超过 10% 的患者咨询非医务工作者。这种不正确求医行为在国际上也很普遍，美国国家共病复测调查（National Comorbidity Survey Replication，NCS-R）结果显示，仅有 12.3% 的精神障碍患者咨询精神卫生专业人员。

造成患者不能正确求助精神卫生专业人员的原因，从服务的需求者层面而言，精神障碍分类和类别条目众多且精神障碍症状复杂，患者的起病形式、症状严重程度和自我感觉等都不同程度地影响了患者的求助途径。其次，社会普遍存在精神障碍的污名化，对精神障碍的偏见和歧视态度等因素也影响患者求助于精神卫生专业人员。

从卫生服务的提供者层面而言，我国各类医疗机构之间、公共卫生机构和医疗机构之间专业衔接不够，业务工作相对独立，综合医院非精神科医生对于精神障碍的识别能力不强，从而影响精神障碍患者向精神科转诊。

由此说明，一方面要在社会各界开展精神卫生的健康教育宣传，引导精神障碍患者采取正确的就医行为；另一方面，要提高综合医院非精神科医生对于精神障碍的正确诊断和治疗水平，加强精神科的联络会诊功能。此外，由于精神障碍患者普遍更愿意接受心理咨询和心理治疗，因此，应该提高心理咨询和心理治疗专业人员的综合诊治水平，以利于满足精神障碍患者和社区居民的精神卫生服务需求。

（三）治疗方式

CMHS 研究结果显示，四类精神障碍患者采取药物或心理治疗的比例均高于其他治疗方式，其中精神分裂症及其他精神病性障碍患者绝大多数采用药物治疗和心理治疗，而心境障碍、焦虑障碍、酒精药物使用障碍患者采用药物治疗和心理治疗的比例为 55% ~ 87%。值得注意的是，心境障碍和焦虑障碍患者采用其他非医院提供的干预方式的比例接近半数。因此，今后应当加大非医疗机构，诸如互联网或聊天室、自助团体和心理热线等机构从业人员的精神卫生知识的专业培训，以利于精神障碍患者获得既便捷又及时的专业指导。同时，应该在精神专科医院和综合医院心理科加强专业培训，提高诊疗水平，规范药物治疗和心理治疗，提高精神障碍的疗效，以利于疾病的二级预防。

二、精神障碍患者利用卫生服务的影响因素

CMHS 数据的多因素 Logistic 回归模型分析结果显示，城乡、求助意愿和受教育程度是心境障碍 12 月患者过去 12 个月治疗的影响因素，无工作是焦虑障碍 12 月患者过

去 12 个月治疗的危险因素。分析原因，城市的精神卫生医疗资源相对丰富，且医疗保险制度相对健全，有利于患者治疗；求助意愿是动力因素，能够促进患者治疗；大专、本科及以上的心境障碍患者治疗的比例低于文盲 / 小学以下的心境障碍，分析原因可能是高学历的人群相比低学历人群自我获得医学科普知识的能力强而愿意自我调整，且可能因病受到更多的歧视，为避免对声誉和地位的影响而不愿意寻求治疗。能够继续工作的焦虑障碍患者因其疾病严重程度相对较轻而寻求治疗少，而与其相比较，因疾病不能工作的焦虑障碍患者因病不能工作则促使其更多地寻求治疗。WMHS 各个国家关于过去 12 个月治疗率的影响因素研究结果有较大差距，有研究发现女性、低年龄组、低教育程度是影响因素，也有研究结果显示社会人口学以及收入等因素均与治疗无关。

美国芝加哥大学 R. Andersen 教授提出的医疗保健服务利用行为模式（the Behavioral Model of Health Services Use）认为，个体在决定是否利用医疗保健服务时主要受到预置、能力和需要三个方面因素的影响，预置因素（predisposing）包括社会人口学变量，以及医疗保健的态度与信念；能力因素（enabling）包括家庭收入、医疗保险以及医疗服务的可及性；在需要（need），即健康状况、失能或诊断的刺激下，预置和能力因素就构成了决定人们是否寻求医疗保健服务的条件。故而各个国家之间由于社会文化、经济水平、医疗系统、医疗保险、收入水平等不同，多因素的影响会有所不同。

三、主要结论

我国成人精神障碍患者利用卫生服务具有利用率低、治疗延误时间长和未正确求医的特点，其利用服务的水平明显低于国外；精神分裂症等精神病性障碍患者的求医现况相对其他精神障碍好，但仍然未达到理想状况，而酒精使用障碍患者求医现况最差。我国成人精神障碍患者在求医过程中，经历了长时间的症状忽视阶段、自我调整阶段和错误求治阶段，方进入正确求治阶段。

影响精神障碍患者利用卫生服务的影响因素有：城乡、求助意愿、受教育程度、工作、对精神障碍的疾病识别、病耻感和收入水平，难以达到早发现、早诊断、早治疗的疾病二级预防。

为改善成人精神障碍患者利用卫生服务不足的现状，应当提高居民对精神卫生知识的知晓并降低病耻感和社会歧视，政府加大健康教育力度，增加对精神卫生事业的投入，扩大医疗保险覆盖疾病范围。因此，提高精神障碍患者卫生服务利用率，需要动员全社会参与，才能达到精神健康促进的目的。

四、研究的局限性

CMHS 研究的主要局限性有以下三个方面：

（1）CMHS 分析中国精神卫生调查数据，其调查对象为 18 岁及以上的社区居民，不包括功能社区的居民（部队、学校、保密机构等）和 18 岁以下儿童，也不包括住院或在其他机构中的患者。

（2）调查为横断面现况调查，在评价精神障碍患病和利用服务的情况时，需要受访者对过去的情况进行回忆，存在一定的回忆偏倚。

（3）由于一些低患病率或较少利用卫生服务的精神障碍者数量较少，限制了部分疾病的深入分析。

五、研究展望

在资源允许的条件下扩大样本量，一方面使得样本具有省市代表性，基于具有地区代表性的数据，便于进行科学、合理和精确的精神卫生医疗资源配置；另一方面可以对低患病率或卫生服务利用低的精神障碍进行深入分析。同时，应该加大资源投入，开展流行病学纵向研究，探讨针对精神障碍患者卫生服务利用的危险因素的干预性策略和措施。

开展来自精神卫生医疗机构的调查，获得精神障碍利用卫生服务的具体数量和治疗效果信息，以评价是否达到足量足疗程和疾病转归状况。今后针对精神障碍卫生服务的专项调查中，可以增加收集所在社区精神卫生资源的可及性情况，对患者服务利用影响因素的分析可能更全面。将医疗和托养机构的调查数据与社区人群的调查数据相结合，全方位研究精神障碍卫生服务的供需关系和影响因素，以利于制定科学、高效、可行的卫生服务政策。

（周　亮　黄悦勤　尚莉莉　侯筱菲）

参考文献

[1] GBD 2019 Mental Disorders Collaborators. Global, regional, and national burden of 12 mental disorders in 204 countries and territories, 1990-2019: a systematic analysis from the Global Burden of Disease Study 2019. Lancet Psychiatry. 2022, 9(2): 137-150.

[2] Comprehensive mental health action plan 2013-2030. Geneva: World Health Organization, 2021. Licence: CC BY-NC-SA 3.0 IGO.

[3] Hu J, Zheng Q, Zhang Y, et al. Help-seeking behavior of individuals with schizophrenia in the general population of Hunan, China. Sci Rep. 2021, 11(1): 23012.

[4] Institute for Health Metrics and Evaluation. Global Burden of Disease Study 2019 (GBD 2019) data resources. 2021. http://ghdx.healthdata.org/gbd-2019.

[5] Yin H, Wardenaar K J, Xu G, et al. Help-seeking behaviors among Chinese people with mental disorders: a cross-sectional study. BMC Psychiatry, 2019, 19(1): 373.

[6] 国家卫生计生委等. 国卫疾控发〔2016〕77号《关于加强心理健康服务的指导意见》.http://www.nhfpc.gov.cn/jkj/s5888/201701/6a5193c6a8c544e59735389f31c971d5.shtml.

[7] Ishikawa H, Kawakami N, Kessler R C. Lifetime and 12-month prevalence, severity and unmet need for treatment of common mental disorders in Japan: results from the final dataset of World Mental Health Japan Survey. Epidemiol Psychiatr Sci, 2016, 25(3): 217-229.

[8] 国家卫生计生委等. 国务院办公厅转发《全国精神卫生工作规划(2015-2020年)》. http://www.gov.cn/xinwen/2015-06/18/content_2881371.htm.

[9] 中华人民共和国国家卫生和计划生育委员会. 《全国精神卫生工作规划(2015—2020年)》解读. 中国实用乡村医生杂志, 2015(14): 10-12.

[10] 陈晓莉. 西安市社区居民精神卫生流行病学调查. 第四军医大学, 2012.

[11] 法律出版社. 中华人民共和国精神卫生法. 中华人民共和国公安部公报, 2012(6): 41-50.

[12] 黄悦勤. 我国精神卫生的现状和挑战. 中国卫生政策研究, 2011(09): 5-9.

[13] 宋志强, 杜欣柏, 韩国玲, 等. 青海省18岁及以上人群精神障碍流行病学调查. 中国心理卫生杂志, 2010(03): 168-174.

[14] 位照国, 刘铁榜, 胡赤怡, 等. 深圳市精神卫生服务利用现况调查. 中国心理卫生杂志, 2010(08): 597-603.

[15] 张敬悬, 卢传华, 唐济生, 等. 山东省18岁及以上人群精神障碍流行病学调查. 中国心理卫生杂志, 2010(03): 161-167.

[16] 李奕. 大连市精神疾病患者就医意向与卫生服务利用的研究. 大连医科大学, 2009.

[17] Phillips M R, Zhang J, Shi Q, et al. Prevalence, treatment, and associated disability of mental disorders in four provinces in China during 2001-05: an epidemiological survey. Lancet, 2009, 373(9680): 2041-2053.

[18] 卢瑾. 昆明精神障碍现况调查及复合性国际诊断交谈-3.0试测. 北京大学, 2008.

[19] Williams D R, Herman A, Stein D J, et al. Twelve-month mental disorders in South Africa: prevalence, service use and demographic correlates in the population-based South African Stress and Health Study. Psychol Med, 2008, 38(2): 211-220.

[20] 中华人民共和国卫生部等. 卫疾控发[2008]5号: 关于印发《全国精神卫生工作体系发展指导纲要(2008年—2015年)》的通知. http: //www.sda.gov.cn/WS01/CL0056/34798.html.

[21] Gureje O, Lasebikan V O, Kola L, et al. Lifetime and 12-month prevalence of mental disorders in the Nigerian Survey of Mental Health and Well-Being. Br J Psychiatry, 2006, 188: 465-471.

[22] Wang P S, Berglund P, Olfson M, et al. Failure and delay in initial treatment contact after first onset of mental disorders in the National Comorbidity Survey Replication. Arch Gen Psychiatry, 2005, 62(6): 603-613.

[23] Wang P S, Lane M, Olfson M, et al. Twelve-month use of mental health services in the United States: results from the National Comorbidity Survey Replication. Arch Gen Psychiatry, 2005, 62(6): 629-640.

[24] 张明园. 我国精神卫生工作的政策性文件——解读《关于进一步加强精神卫生工作的指导意见》. 上海精神医学, 2005(S1): 3-4.

[25] 国务院办公厅. 国办发[2004]71号: 关于进一步加强精神卫生工作的指导意见. http: //www.gov.cn/xxgk/pub/govpublic/mrlm/200803/t20080328_32404.html.

[26] Kessler R C, Ustün T B. The World Mental Health (WMH) Survey Initiative Version of the World Health Organization (WHO) Composite International Diagnostic Interview (CIDI). Int J Methods Psychiatr Res, 2004, 13(2): 93-121.

[27] WMHS. The World Mental Health Survey Initiative. https: //www.hcp.med.harvard.edu/wmh/.

[28] 国务院办公厅. 中国精神卫生工作规划(2002—2010年). 上海精神医学, 2003, 15(2): 125-128.

[29] 精神卫生政策与服务指南: 精神卫生背景. 世界卫生组织, 2003.

[30] 王小万, 刘丽杭. 医疗保健服务利用行为模式. 中国卫生事业管理, 2003(08): 500-502.

第四章 新中国精神卫生政策的发展

第一节

精神疾病防治政策及其发展过程

精神疾病防治政策主要是指以防治严重精神障碍为主的公共卫生政策。新中国精神卫生政策主要包括以防治严重精神障碍为主的精神疾病防治政策和以促进心理健康为主的心理卫生服务政策。本节主要对以社区为基础的精神疾病防治相关政策发展进行论述，梳理其发展脉络。

从 20 世纪 50 年代至今，中国社区精神卫生政策发展大致可以分为以下五个阶段。

一、推行社区精神卫生服务的第一次实践

回溯中国社区精神卫生服务的发展历史，中国在 19 世纪末才建立了现代医学意义的精神医学和专科医院，到 20 世纪 40 年代末仅有 9 所专科医院和 1000 多张病床。

20 世纪 50 年代末至 60 年代中期是社区精神卫生服务的第一次实践。

1958 年中国召开全国精神疾病防治现场工作会议（后称为全国第一次精神卫生工作会议），确定了以解决精神疾病患者收容问题为主的“积极防治、就地管理、重点收容、开放治疗”工作原则，成立了卫生、民政、公安部门组成的国家级精神卫生工作领导与协调组织。中国开始了第一次较大规模在基层建设精神医疗机构和精神科病床的工作，一些城市建立了以街道康复站为主的精神疾病防治网络，农村也试点开展了以家庭病床为主的防治工作。之后的几年，一大批医学生加入精神科医生队伍，世界上一些先进的精神医学理论、精神科药物、精神疾病防治方法在中国得到应用和发展，专业人员还创立了符合当时国情的“药物、劳动、文娱体育和教育”四结合的综合治疗模式。

在这次推行社区精神卫生服务的行动中，许多地区建立精神专科医院，精神科病

床数量增加，提升了全国精神科的医疗服务能力，一些地方医院的医疗服务向街道和农村延伸，患者就地收容问题得到初步解决。但是，如果采用现今社区精神卫生服务的理念衡量，这些行动没有实现精神卫生“整合”入初级卫生保健之中，并非真正意义的社区精神卫生服务。

二、推行社区精神卫生服务的第二次实践

20 世纪 80 年代后期至 90 年代中期是精神卫生服务的第二次实践。

1986 年全国第二次精神卫生工作会议召开，中国精神卫生进入最快发展期，在服务形式、疾病诊断、治疗和康复方法、基础与临床科研、人力资源培训等方面全面而迅速地跟上了国际发展潮流。一些大城市的社区建立了工疗站、日托所等生活职业技能康复机构和照料机构；部分地区重性精神疾病的三级防治网络已初具规模或者逐步完善，建立了一批社区康复站、工疗站。

但是，20 世纪 90 年代初中国医疗卫生系统开始市场化改革，精神专科医院在强大的运营和利润压力下，不得不放弃或减少社区患者随访和康复服务。街道、居委会举办的社区精神康复机构因财政支付减少、自负盈亏等原因，有的转型，有的停办，有的将原场地出租，多数地方社区精神卫生服务几乎全面瓦解，只有少数城市的街道还保留了少数康复机构，但由于从办事处或街道获得的经费有限，只有很少一部分患者能有机会获得服务。

三、推行社区精神卫生服务的第三次实践

20 世纪 90 年代中期至 21 世纪初期是精神卫生服务的第三次实践。

（一）精神残疾人社区康复项目拉开第三次社区精神卫生服务序幕

20 世纪 90 年代初，中国全面实施残疾人保护政策，精神残疾者被纳入其中。1991 年 12 月，中国国务院批准颁布实施《中国残疾人事业“八五”计划纲要》，在中国残疾人联合会（简称中国残联）主导下，各地方残疾人联合会主导开展了“社会化、开放

式、综合性”[1]的重性精神疾病康复工作，以社会组织之力第三次在全国推广社区精神卫生服务。到2005年，精神残疾人社区康复工作已覆盖了280个市、459个县的4.6亿人口，服务274万重性精神残疾者；2013年，有2627个市县开展了精神病防治康复工作，584万重性精神病患者接受了综合防治康复（中国残联，2014）。另外，从2003年开始，在国家彩票公益金支持下，中国残联在部分区县实施“贫困精神病患者免费服药医疗救助项目”和“贫困精神病患者住院医疗救助项目”，到2013年，有46.9万贫困精神病患者获得了医疗救助（中国残联，2014）。

中国残联组织实施的“社会化、开放式、综合性”重性精神疾病康复工作，极大地弥补了20世纪90年代受市场经济冲击的医疗卫生系统社区精神卫生服务的欠缺。但是，由于受制于中国整体精神卫生服务资源不足、基层卫生机构动力不足和组织管理机制缺陷等原因，这次努力未能进一步促进社区精神卫生政策出台。2004年，“中央补助地方卫生经费严重精神障碍管理治疗项目（简称“686”项目）是受卫生部疾病控制司委托，由中国疾病预防控制中心（CDC）精神卫生中心承担的精神卫生项目。项目实施之后，地方残联项目与“686”项目在许多地区逐渐出现资源整合、优势互补，统一由同一精神医疗机构和社区专业人员队伍实施项目，患者治疗费用由两个项目进行统筹支付。

（二）中国积极响应国际组织倡导推进精神卫生工作

20世纪90年代初联合国大会通过《保护精神病患者和改善精神保健的原则》（46/119号）的决议，掀起全球发展社区精神卫生的浪潮。1996年、1997年世界卫生组织先后发起“各国携起手来，推动精神卫生”全球倡议、发布《精神卫生保健法：十项基本原则》，世界卫生组织总干事中岛宏博士1997年在世界卫生大会上发表讲话，促进成员国在初级卫生保健层面改善精神卫生服务，要求在社区提供神经精神病学护理、基本药物和基本社会心理干预（世界卫生组织，1997）。之后，世界卫生组织在美洲区、东地中海区、欧洲区和亚洲区举办了高层会议和一系列活动。国际社会促进社区

[1]“社会化、开放式、综合性”重性精神疾病康复工作是指“社会化的工作体系，综合性的防治措施，开放式的管理”，即：组织管理体系和保健工作系统注重社会化，防治康复方法强调综合性，对精神病患者的管理方式突出开放式。来源：薄绍晔.“社会化、综合性、开放式”精神病防治康复模式之实践.中国健康教育，1999，15（12）：7-8，11.

精神卫生的全球性行动，为中国社区精神卫生的发展和政策构建提供了有力的社会环境支持。

20 世纪 90 年代兴起的全球社区精神卫生浪潮同样也影响了中国。1998 年中国中央政府换届，按照惯例，新一届政府的各个部门需要重新确定部门的职责、机构内部设置和人员编制数量，称为“三定”。时任卫生部部长陈敏章主持了卫生部“三定”方案制定，精神卫生工作的管理职责从卫生部医政司综合处移交到了卫生部疾病预防控制司（2005 年后更名为“疾病预防控制局”）的慢性非传染病管理处。医政司、疾控司同为卫生部下设司局，但是医政司职责主要侧重在对医疗机构、人员的管理和医疗服务行为的规范，疾控司的职责主要在对重大的疾病和公共卫生问题制定政策、规划并组织实施。精神卫生工作主管部门从医政司移交到疾控司，标志精神卫生在中国成为公共卫生工作的一个组成部分。2002 年 6 月，卫生部批准在中国疾病预防控制中心成立精神卫生中心，挂靠在北京大学第六医院（精神卫生研究所），承担精神疾病预防控制任务。

1999 年 11 月，中国 / 世界卫生组织精神卫生高层研讨会分别在北京、上海召开，中国政府对会议高度重视，国务院副总理李岚清致信会议表示：“中国政府愿同国际社会一道，为增进人民的健康水平不懈努力。”北京的会议上，卫生部部长张文康、卫生部副部长殷大奎、民政部副部长杨衍银、中国残联主席邓朴方、世界卫生组织总干事布伦特兰出席会议。会议讨论通过了《中国 / 世界卫生组织精神卫生高层研讨会宣言》，宣言提出：“精神疾病不仅是一个重要的公共卫生问题，而且是一个突出的社会问题；中国响应全球发展精神卫生的倡议，致力于改善精神卫生状况，加强对精神卫生工作领导和支持，加强部门间协同与合作，研究制定精神卫生工作规划，促进依法管理精神卫生，在政策与经费上给予精神卫生工作必要的支持，充分动员社会力量参与支持精神卫生工作”（卫生部，2000）。高层会议促使了中央和一些地方的卫生部门对精神卫生工作更加重视。

为进一步唤起和继续保持各个国家对精神卫生工作的重视，在 21 世纪第一年的世界卫生日（2001 年 4 月 7 日）到来之前，世界卫生组织决定将宣传主题确定为“精神卫生：消除偏见，勇于关爱”。2000 年 11 月 10 日，世界卫生组织总干事布伦特兰就 2001 年世界卫生日宣传事宜专门致信中国国家主席江泽民。2001 年 3 月 8 日，江泽民主席回信布伦特兰表示：“中国政府历来重视精神卫生事业的发展，将动员全社会，努力为精神障碍患者重返社会创造适宜的环境。（新华社，2001）”精神卫生工作受到了政府高层领导前所未有的重视。

2000年卫生部开始着手筹备全国第三次精神卫生工作会，精神卫生立法工作也重新启动。经过近2年的筹备，卫生部、公安部、民政部、中国残联联合于2001年10月30日召开“全国第三次精神卫生工作会议”，全国31个省市的卫生、民政、公安和残联的代表数百人参加会议。卫生部副部长殷大奎作了题为“齐心协力、脚踏实地，全面推进新世纪精神卫生工作”的主题报告，华西医科大学心理卫生研究所刘协和教授作了题为“中国精神卫生现状与背景”的专业报告。会上宣读了江泽民主席给世界卫生组织总干事布伦特兰的信，卫生部部长张文康、民政部副部长李宝库、公安部副部长罗锋以及中国残联主席邓朴方等多个部门高层领导人发表讲话。会议认为，随着经济和社会发展，工业化、城市化、人口老龄化进程加快，精神和行为问题已经成为中国重要的公共卫生问题和较为突出的社会问题，提出“预防为主，防治结合，重点干预，广泛覆盖，依法管理”的新时期精神卫生工作指导原则。会议围绕《关于进一步加强精神卫生工作的若干意见》和《中国精神卫生工作2001—2010年规划》的草案进行了广泛深入的讨论。

（三）发布国家精神卫生工作中长期规划和指导意见

2002年4月10日，卫生部、公安部、民政部、中国残联联合发布《中国精神卫生工作规划（2002—2010年）》（以下简称《规划》），提出5项发展总目标，即“基本建立政府领导、多部门合作和社会团体参与的精神卫生工作体制和组织管理、协调机制；加快制定精神卫生相关法律、法规和政策，初步建立与国民经济和社会发展水平相适应的精神卫生工作保障体系；加强精神卫生知识宣传和健康教育，提高全社会对精神卫生工作重要性的认识，提高人民群众的精神健康水平；强化重点人群心理行为问题干预力度，改善重点精神疾病的医疗和康复服务，遏止精神疾病负担上升趋势，减少精神疾病致残；建立健全精神卫生服务体系和网络，完善现有精神卫生工作机构功能，提高精神卫生工作队伍人员素质和服务能力，基本满足人民群众的精神卫生服务需要”（卫生部等，2002）。《规划》明确要求开展社区精神卫生服务，提出“将精神疾病患者康复工作纳入社区卫生服务体系，依靠基层医疗卫生机构，在精神卫生专业机构技术指导下，建立社区重点精神疾病患者档案，开展定期随访、家庭病床和护理、常规康复等工作，使患者在康复期能够维持合理治疗和康复指导，提高其参与社会生活的能力”（卫生部等，2002）；同时，提出“精神分裂症（重性精神疾病的代表性疾病）治疗率2005年达到 50%，2010 年达到 60%”，“精神疾病治疗与康复工作覆盖人口 2005 年达到 4 亿人，2010 年达到 8 亿人”。《规划》给出社区精神卫生服务实现路径，包括：①“建立以精神卫生专业机构为主体，综合性医院为辅助，基层医疗卫生机构和精神疾病社区康复机构为依托的精神卫生服务体系和网络”，逐步实现精神卫生服务体系和网络“结构适宜、布局合理、功能完善、规模适度”；②要求“地市级以上卫生行政部门要建立或指定精神卫生专业机构、有条件的县要指定精神卫生专业机构或综合性医院，承担本辖区精神疾病和心理行为问题的预防、医疗、康复、健康教育、信息监测等的技术培训和技术指导工作”（卫生部等，2002）。

2004 年 9 月 20 日，国务院办公厅转发了卫生部、教育部、公安部、民政部、司法部、财政部、中国残联制定的《关于进一步加强精神卫生工作的指导意见》（以下简称《指导意见》）。《指导意见》明确了“加强精神卫生工作，做好精神疾病的防治，预防和减少各类不良心理行为问题的发生，关系到人民群众的身心健康和社会的繁荣稳定，对保障我国经济社会全面、协调和持续发展具有重要意义”，就开展“重点人群心理行为干预；加强精神疾病的治疗与康复工作；加快精神卫生工作队伍建设；加强精神卫生科研和疾病监测工作；依法保护精神疾病患者的合法权益”等提出了具体要求（国务院办公厅，2004）。《指导意见》强调防治重性精神疾病是社区精神卫生工作重点，“对精神疾病患者被关锁（即，以无理的办法限制其人身自由）情况进行普查摸底，从治疗、看护、资助等方面制订可行的解锁方案，积极进行监护治疗和定期随访”，逐步提高精神疾病患者的社会适应能力，使其回归社会；要求地方政府部门“探索符合我国实际的精神卫生工作发展思路，建立健全精神卫生服务网络，把防治工作重点逐步转移到社区和基层”，“充分发挥社区卫生服务体系在精神疾病患者治疗与康复中的作用，根据实际情况在社区建立精神康复机构，并纳入社会福利发展计划”。《指导意见》明确了社区精神卫生服务目标，提高精神分裂症治疗率；对精神疾病患者被关锁的，从治疗、看护、资助等方面制订可行的解锁方案；确定了社区精神卫生服务内容，建立社区重点精神疾病患者档案，开展定期随访、家庭病床和护理、常规康复；普查摸底患者被关锁情况，开展监护治疗；确立了社区精神卫生服务提供的组织架构，建立以精神卫生专业机构为主体，综合性医院为辅助，基层医疗卫生机构和精神疾病社区康复机构为依托的精神卫生服务体系和网络；地市级以上卫生行政部门要建立或指定精神卫生专业机构，有条件的县要指定精神卫生专业机构或综合性医院，承担本辖区精神疾病和心理行为问题的预防、医疗、康复、健康教育、信息监测等的技术培训和技术指导工作；根据实际情况在社区建立精神康复机构，并纳入社会福利发展计划；提出了社区精神卫生服务要求，建立健全精神卫生服务网络，把防治工作重点逐步转移到社区和基层；充分发挥社区卫生服务体系在精神疾病患者治疗与康复中的作用。

四、社区精神卫生服务从项目试点到纳入法律

2004—2013 年是社区精神卫生服务的一次飞跃。

（一）卫生部启动并实施社区精神卫生国家试点项目

2003 年中国遭受严重急性呼吸综合征（severe acute respiratory syndrome，SARS）突袭后，政府决定加强公共卫生服务能力，投资公共卫生体系建设。2004 年，卫生系统的第一个中央转移支付地方公共卫生项目开始酝酿，项目为期 3 年。精神卫生工作者抓住了这一难得的发展机遇。作为中国社区精神卫生政策历程的标志性事件，“686”项目于 2004 年被列入中央补助地方卫生经费的项目之中。“686”项目作为当年唯一的非传染病预防控制项目，成功地进入国家公共卫生改革的行列，获得 686 万元经费支持。

2006 年 4 月，卫生部办公厅印发《重性精神疾病监管治疗项目管理办法（试行）》和《重性精神疾病监管治疗项目技术指导方案（试行）》，对各地项目执行提出统一的管理要求和技术措施，初步规范了项目操作流程。同时，文件批准从国内精神科医疗能力较强的北京、上海、长沙、成都的精神专科医院和综合医院精神卫生中心聘请专家，成立“重性精神疾病监管治疗项目国家指导组”，建立指导项目执行的专业技术智囊团队；批准成立国家精神卫生项目办公室，设在中国疾病预防控制中心精神卫生中心，授权其承担项目日常管理工作（卫生部办公厅，2006）。2007 年，项目国家指导组专家吸收更多的国内知名、权威的精神科医师加入，扩大到 24 名，分设为医疗组和督导组。

依据全国精神卫生服务资源主要分布在地市级和省级的研究结果，2008 年 3 月，卫生部办公厅发文将“686”项目示范区的执行主体从区县升级为区县所在的地市，将项目执行权授予地市卫生局，地市卫生局有权选择辖区内有能力的精神医疗机构承担项目执行和技术管理任务，原执行项目的区县不变，名称从“示范区县”更名为“项目县区”（卫生部办公厅，2008）。由于地市级卫生行政部门和专业机构的工作能力和协调、

动员资源的能力大大高于区县级的部门和机构，“686”项目示范区的执行力得到较大提升。2008 年，“686”项目示范区数量变为 44 个地市和 4 个直辖市，直辖市和地市卫生局承担项目的领导和执行责任。从服务和管理效益方面观察，该网络对患者实施医院社区连续管理和治疗，对提高贫困患者治疗率，促进城市社区、乡村精神疾病防治，起到了很好的效果，获得极大社会效益。

（二）建立国家精神卫生工作协调机制，明确工作体系

2006 年 11 月，国务院批准建立精神卫生工作部际联席会议制度。联席会议由国家级卫生、宣传、发展和改革、教育、公安、民政、司法、财政、人事、劳动保障、药品监管、法制、工会、共青团、妇联、中国残联、老龄委等 17 个部门组成，卫生部为牵头单位。2007 年又增加了文化部、科学院两个部门为成员单位。联席会议在国务院领导下，其职责总结起来主要有，向国务院提出精神卫生工作重大政策措施的研究建议，对精神卫生工作发展的重大问题进行协调、解决和推进，确定每年工作重点并协调和落实，对精神卫生各项工作进行指导、督促和检查（国务院，2006）。

2008 年 1 月，《全国精神卫生工作体系发展指导纲要（2008 年—2015 年）》（以下简称《指导纲要》）经由卫生部、国家发改委、财政部等 17 个部门联合印发。《指导纲要》要求“坚持防治结合，增强精神卫生专业机构的预防和社区康复功能，按照区域卫生规划，整合调整现有资源并逐步实现功能分化，健全完善精神疾病防治服务网络；坚持发展全面的精神疾病社区康复服务模式，健全完善社区康复机构；坚持重点干预，完善机构间工作衔接机制，建立健全重性精神疾病管理治疗网络”（卫生部等，2008）。

（三）出台全国社区精神卫生服务工作规范

2009 年 10 月，卫生部先后发布《重性精神疾病管理治疗工作规范》和《国家基本公共卫生服务规范——重性精神疾病患者管理服务规范》。“686”项目经过近 5 年的实施，项目内容、实施程序、组织架构等已经基本成熟，卫生部总结、提炼“686”项目实施经验，形成两份规范性文件《重性精神疾病管理治疗工作规范》（以下简称《工作规范》）、《国家基本公共卫生服务规范——重性精神疾病患者管理服务规范》（以下简称《社区服务规范》），于 2009 年 10 月先后发布（卫生部，2009，2009）。《工作规范》确定了重性精神疾病患者从社区发现、专科医师确诊，到患者自愿登记、治疗和社区康

复管理的从医院到社区全程服务流程，并建立了年度报告等工作制度。为与《社区服务规范》相衔接，保持两项规范要求的一致性，《工作规范》分解了“686”项目在社区的工作内容，提出社区患者“基础管理”“个案管理”概念。《工作规范》要求所有的基层卫生机构只执行“基础管理”，在“686”项目县则要求有能力的基层卫生机构增加“个案管理”服务内容。患者“基础管理”的内容、程序和责任单位在两个规范中完全一致。

（四）依托新医改政策措施，社区精神卫生服务在全国推开

2009年3月，中国政府批准《深化医药卫生体制改革的意见》(简称新医改)，提出“完善以基层医疗卫生服务网络为基础的医疗服务体系的公共卫生服务功能，建立分工明确、信息互通、资源共享、协调互动的公共卫生服务体系”，建立城乡居民基本医疗保险制度和医疗救助制度（中共中央、国务院，2009)。按照新医改政策和2009—2011年医改近期重点实施方案（国务院，2009)，2009年起全国社区卫生服务中心和乡镇卫生院（基层卫生机构）实施基本公共卫生服务，中央财政通过转移支付对困难地区给予补助，2009年的人均基本公共卫生服务经费标准不低于15元。社区重性精神疾病患者管理服务是国家基本公共卫生服务项目的9项工作之一，执行《社区服务规范》，要求基层卫生机构为居家的重性精神疾病患者建立健康档案，提供随访和评估、康复指导、健康体检服务（卫生部，2009)。大规模医改资金投入和精神卫生工作体系的机构建设，强化了《重性精神疾病管理治疗工作规范》和《国家基本公共卫生服务规范——重性精神疾病患者管理服务规范》实施保障。

2010年7月，卫生部疾控局在成都召开“全国重性精神疾病管理治疗工作会议”，要求将重性精神疾病管理治疗工作纳入地方日常工作，推广成都市在全市所有区县实施“686”项目的经验，卫生部副部长尹力出席会议，要求各地将“686”项目逐渐转化为重性精神疾病管理治疗工作，纳入地方政府部门的日常工作（卫生部疾控局，2010)。据卫生部统计，2010年底已经有80%的区县实施了国家基本公共卫生服务项目，开始为社区的重性精神疾病患者建立健康档案和进行随访，全国发现并登记和确诊的重性精神疾病患者达到300万人。

2011年，“686”项目强化工作质量管理，提出社区精神卫生服务网和管理网的考核评估要求。对社区精神卫生服务网的3项基本要求包括：

1. 开展双向转诊

要求基层卫生机构与精神专科医院之间建立双向转诊机制，保障康复的患者能够从医院转到基层卫生机构进行康复和管理，社区患者疾病发作时能够及时转到医院接受治疗。

2. 建立点对点的技术支持和指导关系

要求在基层卫生机构工作的精神病社区防治医生（简称精防医生）与上级医院的精神科医生建立对口技术支持和指导联系，以便在社区需要时能够获得及时技术指导，弥补基层人员技术能力不足的困难。

3. 建立社区患者关爱帮扶小组

在社区建立由精防医生、街道干部、地方残联和民政的社会工作者、派出所民警、社区志愿者、患者家属共同组成的患者关爱帮扶小组，从疾病治疗和康复、劳动生产、社会生活等方方面面对患者给予帮助。

社区精神卫生服务管理网 3 项基本要求包括：①建立定期报告（月报、年报）制度；②对基层工作实施目标考核；③上级对下级开展日常督导和技术指导。

（五）加强体系建设，提升社区精神卫生服务能力

2010 年 9 月，国家发改委发布《精神卫生防治体系建设与发展规划》，启动全国精神医疗机构建设。经过 4 年多的调查、研究和建设论证等过程，中国精神卫生服务体系建设和资源配置与机构建设的方案完成前期准备工作，中央政府批准《精神卫生防治体系建设与发展规划》(国家发改委等，2010)，2010—2012 年中央和地方政府共计投资 154 亿元（其中中央投资 91 亿元），在全国改建、扩建 549 家承担危急重症精神疾病救治服务的区域精神卫生中心以及省级、市级和部分县级精神专科医院和综合医院精神科。同年 10 月，中央财政也投入了 1.49 亿元资金，为 608 家精神专科医院和综合医院配置了精神科基本医疗设备（资料出处：卫生部内部资料．2010 年）。通过本轮建设，全国大多数精神医疗机构增加了病床数量，更新了房屋设施和设备，机构面貌焕然一新。在地方卫生行政部门领导协调下，大多数精神医疗机构建立了与基层卫生机构的工作联系。

2010 年，重性精神疾病防治工作纳入了各级卫生部门创建“平安医院”工作考评。2011 年 7 月，重性精神疾病管理治疗工作纳入国家加强和创新社会管理工作。2011 年国务院医改办要求各地政府建立严格的绩效考核机制，每月汇总通报、每季度考核工作进度，在 2011 年底全面评估医改三年目标任务完成情况；同时，中央政府建立定期督导机制，每季度在全国范围内集中督导检查工作完成情况（国务院办公厅，2011）。

2011 年 8 月，卫生部办公厅下发《关于启用国家重性精神疾病基本数据收集分析系统的通知》，升级全国重性精神疾病信息管理系统功能。依照“整体规划、分布实施、确保必须、融入主流”的建设思路，国家重性精神疾病信息系统的第一期建设项目“重性精神疾病基本数据收集分析系统”建成并投入使用，同时制定了系统管理规范和系统的用户与权限管理规范（卫生部办公厅，2011）。2012 年 3 月，卫生部批准《疾病管理基本数据集第 3 部分：重性精神疾病患者管理》为卫生行业标准（WS 372.3—2012）。2012 年 6 月，卫生部办公厅发布《重性精神疾病信息管理办法》规范了信息管理与利用的原则和申请程序，确保患者信息安全（卫生部办公厅，2012）。信息系统第一期项目成功建成，实现了国家重性精神疾病信息与精神医疗机构、精神疾病防治机构、基层卫生机构信息联网，建立了信息月报和年报制度，对各地开展重性精神疾病管理治疗工作给予了有效支撑。至 2012 年 12 月 1 日，30 个省、自治区、直辖市设立信息系统的直报用户达到 4.16 万。

2012 年 7 月，国务院印发《国家基本公共服务体系“十二五”规划》，要求在“十二五”时期重性精神疾病患者在社区免费享有登记管理、随访和康复指导的国家基本公共卫生服务，患者管理率达到 70%，经费由地方政府负责，中央财政适当补助（国务院，2012）。

（六）社区精神卫生服务内容写入《中华人民共和国精神卫生法》

在新医改政策和资金支持下，随着国家基本公共卫生服务项目迅速普及，社区重性精神疾病患者管理服务的覆盖范围从“686”项目示范区迅速扩大到全国，奠定了社区精神卫生服务的立法基础。在以地市级为责任主体组建社区精神卫生服务组织架构的机制下，尽管“686”项目资金量从新医改前 2008 年的 4149 万元只增加到 2013 年的 9387 万元，但全国开展“686”项目的地市数量和区县数量却快速增加。2008 年新医改实施前，项目只覆盖了 54 个地市、61 个项目区县，2009 年增加到 113 个地市、200 个项目区县，2010年为160个地市、671个项目区县，2011年为170个地市、766个项目区县，2012年为226个地市、1652个项目区县，2013年为275个地市、1926个项目区县。在国家基本公共卫生服务资金支持下，一些没有得到“686”项目资金支持的地方也开展了社区患者管理服务工作。

卫生部疾控局统计，到2012年底，全国已经有300多万重性精神疾病患者在社区建立了健康档案（卫生部疾控局，2012）。通过“686”项目的推广实施，中国建立了堪称世界最大的精神专科疾病服务网络；网络中有各种机构40万个，其中医院1110家；定期随访患者200万例，“686”项目直接免费治疗患者近10万例，解除关锁患者2000余例，公共卫生服务的公平性和可及性得到了体现；中国精神卫生服务模式经历了以精神专科医院为主的服务过渡到医院社区一体化的全程服务，由“孤岛式”的点状服务逐步转变为连续的包括治疗、管理和康复的一条龙式服务。

社区精神卫生服务被认为是保护精神病患者人权和疾病治疗权，减少社会歧视，促进患者康复和回归社会正常生活的重要手段，在国际社会受到高度重视，是精神卫生立法的关键和重要内容。通过实施“686”项目，社区精神卫生政策方案完成了可行性和可及性建设，2009年卫生部颁布《工作规范》和《社区服务规范》，加上新医改政策支持和资金投入增加，社区精神卫生服务的覆盖范围快速扩大，具备了立法必备的工作制度、服务体系、机构人员、经费保障等基础，社区精神卫生服务立法条件成熟。2012年10月26日，全国人大常委会审议通过《中华人民共和国精神卫生法》（简称《精神卫生法》），法律自2013年5月1日起施行（全国人大，2012）。

《精神卫生法》多个条款得益于“686”项目和重性精神疾病管理治疗工作的贡献。例如，第一章总则的第三条提出精神卫生工作坚持预防、治疗和康复相结合的原则，第六条要求建立“政府组织领导、部门各负其责、家庭和单位尽力尽责、全社会共同参与的综合管理机制”，第七条强调应建设和完善精神疾病的预防、治疗和康复服务体系；第二章心理健康促进和精神障碍预防的第二十条强调了村民委员会、居民委员会的精神卫生工作责任，第二十一条对精神障碍患者家庭的责任做了要求，第二十四条要求建立严重精神障碍发病报告制度；第四章精神障碍康复的第五十四条要求建立社区精神障碍患者康复机构，第五十五条强调了医疗机构开展社区精神卫生服务的具体任务（为居家严重精神障碍患者提供治疗，为社区康复机构提供技术指导和支持）、社区机构的精神卫生服务具体任务（建立严重精神障碍患者健康档案、定期随访居家患者、指导患者服药和康复、对患者监护人进行培训)，第五十七条要求残疾人组织或者残疾人康复机构应当组织患者参加康复活动，第五十八条要求用人单位安排患者参加必要的职业技能培训提高就业能力，第五十九条要求精神障碍患者的监护人应协助患者进行康复训练；第五章保障措施的第六十一条强调了地方政府在建设和完善精神卫生服务体系中的责任分工，第六十二条要求各级政府加大精神卫生的财政投入，第六十三条强调国家对贫困、边远地区精神卫生工作的保障要求，第六十五条要求综合性医疗机构开设精神科提高精神障碍诊断治疗能力，第六十八条规定了承担精神障碍患者的治疗和康复费用、贫困患者的医疗救助费用和社区基本公共卫生服务费用的责任主体（全国人大，2012)。

2013 年 7 月，按照《精神卫生法》第二十四条规定，国家卫生计生委发布《严重精神障碍发病报告管理办法（试行)》，建立了严重精神障碍发病报告制度（国家卫生计生委，2013)。

五、精神卫生服务成为社区常态化卫生工作

2013 年至今，精神卫生服务进入可持续性发展的阶段。

（一）从强化严重精神障碍患者的社区管理到精神卫生综合管理

《全国精神卫生工作规划（2015—2020 年)》(国家卫生计生委，2015）高度重视严重精神障碍患者综合管理治疗工作。2015 年开始为期 3 年的全国精神卫生综合管理试点工作，首次由国家卫生计生委与中央综治办双牵头，会同公安部、民政部、人力资源社会保障部、中国残联六部委联合发文（国卫疾控，2015)，落实《精神卫生法》和国务院《关于加强肇事肇祸等严重精神障碍患者救治救助工作的有关规定》，探索和创新精神障碍预防、治疗和康复模式，解决精神卫生工作中的难点问题。各个省、自治区、直辖市和新疆建设兵团确定 1 个或多个试点地区，中央财政按地区差异拨付经费，省市或地市根据情况拨付或自筹部分经费，通过 3 年的试点工作及之后的推广，市县两级建立和健全了政府领导、部门合作、社会参与的精神卫生综合管理工作机制，在乡镇层面建立由综治、公安、民政、卫生计生、残联等为主的精神卫生综合管理小组。进一步掌握严重精神障碍患者数量，提升了患者在社区的管理率和治疗率，病情不稳定患者的个案管理率，探索或初步形成精神障碍患者医院－社区相衔接的康复服务模式，精神障

碍社区康复机构在全国有了一定的覆盖率，有一定比例的居家患者参与社区康复。

加强精神疾病防治作为着力防控疾病残疾的一个主要行动纳入《国家残疾预防行动计划（2016—2020年）》。在历来的卫生部、公安部、民政部、中国残联四部门联合管理中增加了中央综治办共同按职责分工负责，在保留主要致残性精神疾病的筛查识别和治疗康复，严重精神障碍患者的救治救助工作的基础上，强调了落实监管责任，明确了登记在册严重精神障碍患者管理率达80%以上。

2017年10月26日，民政部、财政部、卫生计生委、中国残联以民发〔2017〕167号印发《关于加快精神障碍社区康复服务发展的意见》，本着政府主导、社会参与、需求为本、强化服务、统筹推进、分类指导的基本原则，通过拓展服务供给，建立健全基层服务网络，大力培育服务机构，丰富服务形式，探索建立信息和康复服务转介机制，强化家庭监护责任，构建社区支持网络，健全管理服务和技术指导机制，推动了“社会化、综合性、开放式”的精神障碍社区康复服务工作。

（二）加强资金支持和技术支持，提升救治救助保障

财政部门编制财政预算和民政部门运用留归民政部门使用的彩票公益金对精神障碍社区康复服务予以支持，有条件的地区通过政府购买服务方式支持精神障碍社区康复机构开展精神障碍康复服务，各地纷纷建立了“阳光心苑”“爱心驿站”等康养机构。

落实《关于加强肇事肇祸等严重精神障碍患者救治救助工作的意见》要求（国办发，2013），引导监护人依法对严重精神障碍患者履行监护责任，中央综治办等六部委颁布了《关于实施以奖代补政策落实严重精神障碍患者监护责任的意见》（中综办，2016）。对监护人实施以奖代补政策，减轻患者和监护人经济负担，提高监护人积极性，促进监护责任有效落实。由地方政府制订具体实施方案和监护人奖励标准，市、县级根据需要安排资金，纳入财政预算。同时鼓励和支持社会团体、组织和个人等社会力量依法开展和捐助精神卫生工作。

（三）加强信息系统建设，为依法登记报告和随访管理提供技术支撑

2013年3月，精神疾病信息报告系统第二期建设项目“严重精神障碍病例管理系统”完成建设论证和招标，2013年底完成了软件开发和部分省测试，2014年在部分省、自治区、直辖市试运行，2015年初在全国部署。病例管理系统建立省级严重精神障碍

病例管理和数据交换平台连接，以基本数据收集分析系统为基础，增加依法报告严重精神障碍发病的功能，与精神医疗机构的患者电子病历系统连接，实现医院与社区间患者信息互联互通。国家卫健委印发《疾病预防控制业务信息系统建设指导方案（2018 年版）》，对“精神卫生检测信息子系统”的信息采集内容、信息管理工作流程、业务指标与统计规则做出具体规定。要求在国家严重精神障碍信息系统已实现患者信息网络直报和基本数据统计分析的基础上，建立电子疾病档案（electronic disease record，EDR），根据业务需求进一步完善系统功能，为严重精神障碍诊断、治疗、服务提供全程监测管理服务，并实现与公安、民政、残联、医保等外部系统的数据交换功能。

依法落实严重精神障碍发病报告制度，实施《国家精神卫生工作规范》和《国家残疾预防行动计划（2016—2020 年）》，国家卫生计生委办公厅 2017 年发函《关于做好严重精神障碍患者登记报告和随访管理有关事项的通知》，推动省、地市、县三级部门协调工作，积极推广精神卫生综合管理试点经验，在街道（乡镇）建立基层综合管理小组，在社区（村、居委会）建立由综治网格员、辖区派出所民警、社区精防人员、民政干事、助残员等组成的患者关爱帮扶小组，试行网格化分片包干，“以服务促管理”。多部门协调开展患者日常筛查和登记工作，开展严重精神障碍疑似患者调查，加大患者发现报告力度。录入“信息系统”，基层医疗卫生机构按《国家基本公共卫生服务规范（第三版）》（国家卫生计生委，2017）要求对辖区内所有在管患者开展随访管理，每 3 个月至少随访一次，结合体检。重点做好高风险患者和贫困患者的信息赠别、登记报告和危险性评估，实施分类管理。对于拒不接受者，由关爱帮扶小组成员协同随访；加强对病情不稳定患者的随访。建立分片包干和对口帮扶、双向转诊制度，强化加上教育和政策宣传，规范信息交流和管理。

第二节

社会心理服务政策及其发展过程

在对精神卫生服务认识不足、缺乏工作体系和工作网络、资源匮乏的早期，我国精神卫生工作的重点围绕致残率高的严重精神障碍的防治。随着进入 21 世纪后精神卫生工作的快速发展，资源投入的增加，尤其是 2013 年《精神卫生法》实施和 2015 年党的十八届五中全会以后，精神卫生工作的重点逐步从严重精神障碍的防治扩展到常见精神障碍的防治、心理卫生问题的早期干预和全民心理健康。出台了一系列政策。

一、推进社会心理服务的第一个十年

2002—2012 年是推进社会心理服务的第一个十年。

继 2001 年全国第三次精神卫生工作会议后，2002 年 4 月 10 日，卫生部、公安部、民政部、中国残联联合发布《中国精神卫生工作规划（2002—2010 年）》，其中提出的 5 项发展总目标，有 2 项涉及社会心理健康——“加强精神卫生知识宣传和健康教育，提高全社会对精神卫生工作重要性的认识，提高人民群众的精神健康水平”和“强化重点人群心理行为问题干预力度”（卫生部等，2002）。

2004 年，国务院办公厅转发了卫生部、教育部、公安部、民政部、司法部、财政部、中国残联制定的《关于进一步加强精神卫生工作的指导意见》。其中专门就“重点人群心理行为干预”给出 5 点指导意见，内容分别是重视儿童和青少年心理行为问题的预防和干预，加强妇女心理行为问题和精神疾病的研究和干预，开展老年心理健康宣传和精神疾病干预，加强救灾工作中的精神卫生救援，开展职业人群和被监管人群的精神卫生工作（国务院办公厅，2004）。

据此，政府相关部委出台了多项政策。比较集中的是教育部，从大学生到中小学生全覆盖；从体制机制建设，到师资队伍建设；从课程教学到心理辅导室建设，全面推进青少年学生的心理健康教育。相关文件有《中等职业学校学生心理健康教育指导纲要》（教育部，2004）、《关于进一步加强和改进大学生心理健康教育的意见》（教育部、卫生部、共青团中央，2005）、《普通高等学校学生心理健康教育课程教学基本要求》（教育部办公厅，2011）、《普通高等学校学生心理健康教育工作基本建设标准（试行）》（教育部办公厅，2011）、《中小学心理健康教育指导纲要（2012 年修订）》（教育部，2012）及后续的《中小学心理辅导室建设指南》（教育部，2015）等。

2011 年中共中央纪委、中共中央组织部、监察部印发《关于关心干部心理健康提高干部心理素质的意见》该意见明确干部队伍心理健康工作原则为，通过科学管理和人文关怀关心干部心理健康，通过心理健康服务解决干部心理问题，通过党性教育和锻炼提高干部心理素质。

2012 年国家减灾委员会印发《关于加强自然灾害社会心理援助工作的指导意见》，要求按照“政府主导、部门协作、专业支撑、社会参与”的原则，将社会心理援助作为自然灾害和灾后重建工作的一部分，同时部署、同时组织、同时开展、同时推进，最大限度地减轻自然灾害对灾区群众和救援人员造成的心理伤害，帮助灾区群众树立重建家园的信心，尽快恢复生产生活秩序。该意见具体指出 5 大工作任务：完善工作机制，加强队伍建设，构建服务网络，规范工作程序，加大宣传力度。

这些心理健康相关政策的实施极大地唤醒了民众的心理健康意识，催生了心理咨询行业的建立和发展，根据《心理咨询师国家职业标准（2005 版）》培养了一大批心理咨询师，为《精神卫生法》中制定心理健康促进相关条款奠定了基础。

二、《精神卫生法》推进社会心理服务的第二个十年

2013 年至今，随着《精神卫生法》的出台，精神卫生工作进入加速发展期，社会心理服务也上升到一个新的层面。

（一）《精神卫生法》中关于促进心理健康的规定

2012 年颁布、2013 年 5 月实施的《精神卫生法》，在第二章心理健康促进和精神

障碍预防中用 11 个条款规定了各级各类部门、机构、人员的心理健康促进职责。其中第十三、十四、十九条是各级人民政府和有关部门的职责，要加强心理健康促进和精神障碍预防工作，提高工作心理健康水平，突发事件应急预案应当包括心理救援的内容，组织开展心理救援工作；第十五、十六、十八、二十、二十二条是各类机构和团体对自己工作对象和员工的心理健康教育和心理健康促进的职责，如用人单位对职工，各级各类学校对学生，监狱、看守所拘留所、强制隔离解读所等场所对执行对象，社区基层组织和基层医疗机构对居民，以及新闻媒体和社会组织对社会公众的职责；第十七、二十一、二十三条是针对特定人员应当履行的职责，包括医务人员的诊疗服务，心理咨询人员的心理咨询服务和家庭成员间的相互关爱与照顾职责。在法律框架下，推动了各政府部门和各级政府颁布并实施心理健康服务政策。

（二）《精神卫生法》推动心理健康促进和心理健康服务

2015 年，国务院办公厅转发了卫生计生委等部门制订的《全国精神卫生工作规划（2015—2020 年）》，随即国家卫生计生委等 6 部委即联合开展《全国精神卫生综合管理试点工作》（国卫疾控，2015）。试点工作目标在围绕严重精神障碍患者的社区综合管理基础上，增加了“提高心理卫生服务能力”的具体目标。目标要求精神卫生专业机构具备开展抑郁、焦虑等常见精神障碍的诊断治疗服务能力；建立市级心理援助热线和心理危机干预队伍；加大宣传教育力度，普通人群心理健康知识和精神障碍防治核心信息知晓率，城市、农村分别达到 80%、70%。加强精神卫生健康促进的工作措施涉及制订健康教育计划、配备心理治疗人员，开设心理治疗门诊，提供心理卫生服务。有条件地区的监管场所、中小学、劳动密集型企业要建立心理咨询室，配备专兼职心理咨询人员，开展心理咨询和有针对性的心理健康教育服务。

2016 年是推进心理健康服务的高潮年。新年伊始，国家 22 部委联合发文《关于加强心理健康服务的指导意见》（以下简称《指导意见》）（国家卫生计生委等 22 部委，2016），这是一个纲领性文件，是《精神卫生法》的重要配套文件，也是各级各类政府后续很多社会心理服务相关文件的基础。《指导意见》对推进社会心理服务的作用，犹如《关于进一步加强精神卫生工作指导意见》（国务院办公厅，2004）对于精神卫生工作，尤其是精神疾病防治工作和社区精神卫生服务的推动。《指导意见》以“预防为主，以人为本；党政领导，共同参与；立足国情，循序渐进；分类指导，规范发展”为基本原则，设定到2020年全民心理健康意识明显提高的短期目标和到2030年全民心理健康素养普遍提升的中期目标。《指导意见》从大力发展各类心理健康服务；加强重点人群心理健康服务，包括职业人群、儿童青少年、老年人、妇女、儿童、残疾人和特殊人群等心理健康服务；建立健全心理健康服务体系；加强心理健康人才队伍建设；以及加强组织领导和工作保障5个方面22条款阐明了心理健康服务的发展方向、工作内容、体系构建和组织保障。

同年，心理干预与医疗卫生、体育健身、环境保护、食品药品安全5个综合治理内容一并写入国家卫生计生委等10部门颁发的《关于加强健康促进与教育的指导意见》（国家卫生计生委，2016）（简称《指导意见》）。《指导意见》全方位促进心理健康，提出要高度重视心理健康问题，培养自主自律的健康行为。加强心理健康服务体系建设和规范化管理。加大心理健康问题基础性研究，做好心理健康知识和心理疾病科普工作，提升人民群众心理健康素养。规范发展心理治疗、心理咨询等心理健康服务，加强心理健康专业人才培养。强化对常见精神障碍和心理行为问题的干预，加大对重点人群和特殊职业人群心理问题早期发现和及时干预力度。重点加强严重精神障碍患者报告登记和救治救助管理。全面推进精神障碍社区康复服务，鼓励和引导社会力量提供心理健康服务和精神障碍社区康复服务。提高突发事件心理危机的干预能力和水平。

据此，2018年国家卫生健康委和政法委等10部委即发文启动《全国社会心理服务体系建设试点工作方案》（简称《工作方案》），2019年实施。《试点工作方案》通过试点工作探索社会心理服务模式和工作机制，以期到2021年底在试点地区逐步建立健全社会心理服务体系，将心理健康服务融入社会治理体系、精神文明建设，融入平安中国、健康中国建设。试点工作由中央补助地方资金支持，每年设定工作重点，2021年对试点工作进行绩效评估。经过3年的建设，试点地区依托村（社区），普遍设立心理咨询室或社会工作室；高等院校普遍设立心理健康教育与咨询中心（室），中小学设立心理辅导室，配备心理教师；党政机关和企事业单位通过购买服务等形式为员工提供方便、可及的心理健康服务；所有精神专科医院和部分二级以上综合医院设立心理门诊；培育一批社会心理服务专业机构，为大众提供专业化、规范化的心理健康服务；建立24小时公益心理援助平台，组织心理危机干预队伍。2020年为落实《健康中国行动（2019—2030年）》有关要求，国家卫生健康委组织专家编制了《探索抑郁症防治特色服务工作方案》《探索老年痴呆防治特色服务工作案》，要求将防治抑郁症、老年期痴采作为试点特色项目组织实施。

（三）推进针对特定人群的心理健康服务

2014 年公安部政治部印发《公安民警心理危机干预指导意见（试行）》（公安部政治部，2014）。

《关于加强农村留守儿童关爱保护工作的意见》（国务院，2016）把心理疏导，身心健康纳入对农村留守儿童的关爱中。教育行政部门要“支持和指导中小学校加强心理健康教育，促进学生心理、人格积极健康发展，及早发现并举证心理问题和不良行为”，要求群团组织积极为农村留守儿童提供心理疏导等关爱服务，“加强对农村留守儿童父母、受委托监护人的家庭教育指导，引导他们及时关注农村留守儿童身心健康状况”，推动社会力量积极参与，开展心理疏导等专业服务。

《国家残疾预防行动计划（2016—2020 年）》（国务院，2016）在主要致残性精神疾病的筛查识别和治疗康复，严重精神障碍患者的救治救助这些核心工作内容基础上，也布置了心理健康促进工作，尤其是重点人群和残疾人群体的心理健康服务，和突发公共事件群体的心理援助服务。

《健康中国行动——儿童青少年心理建立行动方案（2019—2022 年）》（国家卫生健康委等，2019）设定行动目标到 2022 年底实现《健康中国行动（2019—2030 年）》提出的儿童青少年心理健康相关指标的阶段目标。在各级各类学校开展学生心理健康服务，学前教育、特殊教育机构要配备专兼职心理健康教育老师。50% 的家长学校或家庭教育指导服务站点开展心理健康教育。60% 的二级以上精神专科医院设立儿童青少年心理门诊，30% 的儿童专科医院、妇幼保健院、二级以上综合医院开设精神（心理）门诊。各地市设立或接入心理援助热线。儿童青少年心理健核心知识知晓率达到 80%。

（四）新型冠状病毒肺炎（coronavirus disease 2019，COVID-19）大流行期间的精神卫生服务

2020 年初新型冠状病毒肺炎疫情开始流行，感染、死亡，加上封城、隔离，引发严重的心理危机。国家和地方政府紧急颁发文件和工作指南或工作方案，指导专业机构和社会机构开展危机干预和心理援助，及时疏导民众的情绪；加强居家严重精神障碍患者的治疗、随访服务。具体有《新型冠状病毒感染的肺炎疫情紧急心理危机干预指导原

则》《新型冠状病毒肺炎疫情防控期间心理援助热线工作指南》(肺炎机制发，2020)、《关于加强应对新冠肺炎疫情工作中心理援助与社会工作服务的通知》(国卫办疾控函，2020)。

(何燕玲　严　俊)

参考文献

[1] 北京大学第六医院. 北京大学第六医院简介. 2017-10-15. http://www.pkuh6.cn/Hospitals/Main/Description.

[2] 中国残联. 2013年中国残疾人事业发展统计公报 [残联发(2014)29号].

[3] 严俊，贾福军，王向群. 保障措施//本书编写组. 中华人民共和国精神卫生法医务人员培训教材. 北京：中国法制出版社，2013.

[4] 谢斌. 中国精神卫生立法进程回顾. 中国心理卫生杂志，2013，27(04)：245-248.

[5] 谢斌，马弘. 精神障碍的康复//本书编写组. 中华人民共和国精神卫生法医务人员培训教材. 北京：中国法制出版社，2013.

[6] 国家卫生计生委. 国家卫生计生委关于印发严重精神障碍发病报告管理办法的通知. 国家卫生计生委办公厅，2013-07-29. http://www.moh.gov.cn/jkj/s5889/201308/bd5d4e6d9fa14a96bb0dc01dababd75b.shtml.

[7] 于欣. 精神卫生的学科发展与服务进步//张明园. 精神卫生政策与实践. 北京：人民卫生出版社，2012.

[8] 卫生部疾控局. 2012年重性精神疾病管理治疗项目总结材料，内部资料，北京.

[9] 全国人大. 中华人民共和国精神卫生法. 中国人大网，2012-10-26. http://www.npc.gov.cn/wxzl/gongbao/2013-02/25/content_1790875.htm.

[10] 刘潇. 现代精神病学在我国的建制化进程(1891—1979年). 黑龙江中医药大学，2012.

[11] 国务院. 国务院关于印发国家基本公共服务体系"十二五"规划的通知. 中国政府网，2012-07-11. http://www.gov.cn/zwgk/2012-07/20/content_2187242.htm.

[12] 卫生部办公厅. 卫生部办公厅关于印发《重性精神疾病信息管理办法》的通知. 卫生部办公厅，2012-06-20. http://www.moh.gov.cn/zwgkzt/wsbysj/201207/55350.shtml.

[13] GOOD B J，GOOD MJ D. "686"项目对中国和全球精神卫生的重要意义(英文). 上海精神医学，2012，24(03)：175-177.

[14] 卫生部办公厅. 卫生部办公厅关于启用国家重性精神疾病基本数据收集分析系统的通知. 卫生部办公厅，2011-08-04. http://www.nhfpc.gov.cn/jkj/s5888/201108/ccf6555cfe6543b8816ee507fdecf93a.shtml.

[15] 宋冬明，何继岳，周文俊，等. 浏阳社区精神卫生服务的初步发展. 中国心理卫生杂志，2011，25(07)：517-520.

[16] 马弘，刘津，何燕玲，等. 中国精神卫生服务模式改革的重要方向：686模式. 中国心理卫生杂志，2011，25（10）：725-728.

[17] 国务院办公厅. 国务院办公厅关于印发医药卫生体制五项重点改革2011年度主要工作安排的通知. 国务院办公厅文件，2011-02-13. http：//www.gov.cn/zwgk/2011-02/17/content_1805068.htm.

[18] 于欣，刘津，马弘. 社区精神卫生——应对中国精神卫生挑战的"抓手"？中国心理卫生杂志，2010，24（12）：885-886+892.

[19] 卫生部疾控局. 全国重性精神疾病管理治疗工作会议资料，内部资料，成都.

[20] 国家发改委，卫生部，民政部. 精神卫生防治体系建设与发展规划. 国家发改委文件，2010年第2267号文件.

[21] 中共中央，国务院. 中共中央国务院关于深化医药卫生体制改革的意见. 新华社，2009-04-08. http：//www.gov.cn/test/2009-04/08/content_1280069.htm.

[22] 卫生部. 卫生部关于印发《国家基本公共卫生服务规范（2009年版）》的通知. 卫生部办公厅，2009-10-10. http：//www.nhfpc.gov.cn/zwgk/wtwj/201304/b175eb09dfd240f6bae36d2fb67c8619.shtml.

[23] 卫生部. 卫生部关于印发《重性精神疾病管理治疗工作规范》的通知. 卫生部办公厅，2009-10-03. http：//www.nhfpc.gov.cn/zwgk/wtwj/201304/4056256f882240dc924f0b536ed5d131.shtml.

[24] 马弘，刘津，于欣. 中国近十年重要精神卫生政策的发展与解读. 中国心理卫生杂志，2009，23（12）：840-843.

[25] 国务院. 国务院关于印发医药卫生体制改革近期重点实施方案（2009—2011年）的通知. 国务院办公厅，2009-03-18. http：//www.gov.cn/zwgk/2009-04/07/content_1279256.htm.

[26] 严俊，张明园，范肖冬，等. 全国精神卫生工作体系发展建议//精神卫生政策研究报告汇编（卫生部疾病预防控制局）. 北京：人民卫生出版社，2008.

[27] 卫生部办公厅. 卫生部办公厅关于印发2007年度中央补助地方重性精神疾病管理治疗项目和农村癫痫防治管理项目实施要求的通知. 卫生部办公厅. 2008-03-28.

[28] 卫生部，宣传部，国家发改委，教育部，公安部，民政部，司法部，财政部，人事部，劳动社会保障部，文化部，国家食药局，全国总工会，共青团中央，全国妇联，中国残联，全国老龄委办公室. 全国精神卫生工作体系发展指导纲要（2008—2015年），卫生部办公厅，2008-02-02，http：//www.moh.gov.cn/wsb/pzcjd/200804/20642.shtml.

[29] 卫生部办公厅. 关于做好重性精神疾病监管治疗项目实施工作的通知. 卫生部办公厅文件，2006-04-30.

[30] 骆焕荣，张雪静，邓筱璇，等. 精神疾病社区防治康复工作的效果分析. 中国康复理论与实践，2006（03）：190-191.

[31] 国务院. 关于同意建立精神卫生工作部际联席会议制度的批复. 国务院文件，2006-11-14.

[32] 国务院办公厅. 转发卫生部等部门关于进一步加强精神卫生工作指导意见的通知. 国务院办公厅文件，2004-09-20. http：//www.gov.cn/xxgk/pub/govpublic/mrlm/200803/t20080328_32404.html.

[33] 陈希希，肖水源. 我国农村社区精神疾病防治的发展现状及展望. 实用预防医学，2004（01）：205-

206.

[34] 张文康. 张文康部长在全国第三次精神卫生工作会议开幕式上的讲话. 中国心理卫生杂志，2002（01）：3.

[35] 殷大奎. 齐心协力 脚踏实地 全面推进新世纪精神卫生工作——全国第三次精神卫生工作会议报告. 中国心理卫生杂志，2002（01）：4-8.

[36] 卫生部，民政部，公安部，中国残联. 中国精神卫生工作规划（2002—2010年）. 卫生部文件，2002-04-10.

[37] 新华社. 就二〇〇一年“世界卫生日”主题事宜 江泽民函复世界卫生组织总干事布伦特兰. 人民日报，2001-04-08. http：//www.laoziliao.net/rmrb/2001-04-08-1.

[38] 唐芹. 全国第三次精神卫生工作会议在北京举行. 中华医学信息导报，2001（23）：2.

[39] 张明园. 二十一世纪中国精神医学的思考——由《全球疾病负担研究》引发的联想. 上海精神医学，2000（01）：1-2.

[40] 卫生部. 中国/世界卫生组织精神卫生高层研讨会宣言. 中国心理卫生杂志，2000（01）：3.

[41] 崔承英，谷广臣，张国平. 农村社区精神卫生工作的现状和对策. 中国农村卫生事业管理，2000（08）：55-56.

[42] 张立. 我国的精神卫生防治工作. 科技潮，1999（6）：76.

[43] 冉茂盛，张明园. 我国社会精神病学的发展及展望. 中华精神科杂志，1999（04）：11-12.

[44] 陈光曼. 李岚清致信中国/世界卫生组织精神卫生高层研讨会. 光明日报，1999-11-12.

[45] 薄绍晔. “社会化、综合性、开放式”精神病防治康复模式之实践. 中国健康教育，1999（12）：7-8+11.

[46] 世界卫生组织. 总干事中岛宏博士在第五十届世界卫生大会上的讲话. 日内瓦：世界卫生组织网站，1997. http：//apps.who.int/iris/bitstream/10665/192073/1/WHA50_Div-4_chi.pdf?ua = 1.

[47] 马世佩，李青迪，孙瑞香，等. 青岛市社区精神卫生服务功效评估. 山东精神医学，1992（01）：10-12.

[48] 张明园，严和骎. 上海市社区精神病康复和防治工作. 上海精神医学，1990（03）：114-118.

第五章 针对COVID-19的精神卫生政策

第一节

概　述

一、COVID-19的流行

过去20年间，全球范围内出现了许多高致病性的传染性疾病，如2003年暴发的严重急性呼吸综合征（severe acute respiratory syndrome，SARS），2009年暴发的甲型H1N1流感（2009 influenza A，H1N1），2012年暴发的中东呼吸综合征（middle east respiratory syndrome，MERS）以及2014年暴发的埃博拉出血热（Ebola hemorrhagic fever，EHF）。这些新型的传染性疾病对人们的生命和健康产生了巨大的威胁。2019年底，一种新型的传染性疾病——新型冠状病毒肺炎（coronavirus disease 2019，COVID-19）（2022年12月26日起更名为新型冠状病毒感染）在全球暴发。截至2022年2月22日，世界卫生组织（World Health Organization，WHO）所公布的数据显示，全球已有4.22亿人确诊感染COVID-19，其中有500万人因为感染COVID-19而死亡。COVID-19等传染性疾病在全球范围内的传播，对各国的经济、人们的健康和日常生活都产生了巨大的负面影响。

国内外一些学者的研究显示，COVID-19的暴发不但会对人们的躯体健康产生威胁，对人们的心理健康也会产生较大的负面影响。诸多研究的结果表明，不同的人群由于受到COVID-19暴发的影响而产生焦虑、抑郁情绪。有些COVID-19的确诊患者及其亲属、一线的医务人员还出现了创伤后应激障碍（post-traumatic stress disorder，PTSD）等相关症状。在COVID-19暴发期间，为了改善人们的心理健康状况，我国政府针对不同人群的心理健康状况出台了一系列精神卫生政策，要求相关部门为人们提供适宜的心理健康宣教服务和心理危机干预服务，以帮助公众科学、理性地对待疫情。在各项政策的指导下，国家组织各级卫生健康行政部门统一协调，组织一系列接受过培训的精神卫生专业人员针对不同的人群有序地开展了一系列心理危机干预和心理疏导工作。本章旨在介绍COVID-19暴发期间我国政府针对COVID-19颁布的一系列精神卫生政策。

二、精神卫生政策的界定

公共政策由政府相关机构发布的正式且明确的决定组成。卫生政策作为公共政策诸多领域中的其中一种，一般形式为正式的书面文件、指南、指导方针和工作方案等。精神卫生政策是卫生政策的重要组成部分。WHO于2004年发布了《WHO精神卫生政策和服务指南》。在该指南中，WHO将精神卫生政策定义为：为了改善人群精神健康，减少人群精神障碍负担而制定的一系列价值观、原则和目标。（Mental health policy is an organized set of values，principles and objectives for improving mental health and reducing the burden of mental disorders in a population.）一般来说，精神卫生政策的内容主要包括以下几个方面：①愿景（vision）：是指某一国家或地区整体所期望达到的精神卫生水平；②价值观和原则（values and principles）：是政府设立精神卫生目标、制定精神卫生行动策略及方针的基础；③目标（objectives）：包括改善各类人群的健康水平、满足人们的各类期望等。一些亚洲国家，例如印度尼西亚曾于2001年发布了《全国精神卫生政策（2001—2005）》。在该政策文件中，明确列出了印度尼西亚精神卫生发展的愿景、使命（mission）以及目标。一些发达国家，例如澳大利亚曾于2008年发布了《国家精神卫生政策》，该政策文件由前言（introduction）、目的（aims）和优先原则（underlying principles）三大部分组成。而在国内，我国政府于1999年11月发布了《中国精神卫生工作宣言》和《中国精神卫生工作行动纲领》，提出要分阶段制订中国精神卫生工作五年计划。2008年，我国政府印发了《全国精神卫生工作体系发展指导纲要（2008年—2015年》。该政策文件也明确列出了我国精神卫生工作的指导思想、基本原则、工作目标和评估指标。

此外，与精神卫生政策密不可分的一些概念还包括精神卫生项目、精神卫生法规/指导原则、精神卫生计划等。其中，精神卫生项目是指针对精神健康促进、预防、治疗和康复所采取的一系列措施。精神卫生项目一般都针对精神卫生的优先领域。与卫生政策或卫生计划/方案相比，精神卫生项目往往会在相对更低的行政级别单位内执行，持续的时间也一般较短。而精神卫生法规是指由相关部门批准和执行的与精神卫生相关的法律规定。这些法律一般针对精神障碍患者的权利保护、治疗设施等进行相关的规定。从以上几个概念不难看出，精神卫生政策、精神卫生计划/方案、精神卫生项目和精神卫生法规都是政府在精神卫生领域内的正式决定。同时，从内容上看，精神卫生计划/方案和项目都是对政策的补充，并为其提供具体的行动方案。政策只有被合理地制定成计划、方案或项目，并被相关部门付诸实践后，才能对目标人群的精神健康产生实际的影响。而精神卫生法规或指导原则，则是将政策和项目中的部分原则和目标赋予强制性。这几个概念在内容上是息息相关甚至是重合的，在实践当中的结构划分并不是很明确。同样的内容可以交叉地包含在法规、政策、指导原则、方案、计划和项目中。

综上所述，精神卫生政策在实践过程中往往是基于多个层面来实施的。因此，无论是从制定主体来看，还是从内容上来看，都应该将精神卫生计划、精神卫生项目、精神卫生工作方案/工作指南、精神卫生法规与WHO在《WHO精神卫生政策和服务指南》中定义的狭义精神卫生政策统一列入精神卫生政策的广义范畴。本章将精神卫生政策广义地界定为：旨在改善人们精神卫生状况，减轻人群精神障碍负担的愿景、价值观、原则以及目标的政府正式决定。如果制定和实施得当，精神卫生政策可以成为各国改善各类人群精神卫生状况、减轻社会精神障碍负担的一项重要而有力的工具。

第二节

研究方法

采用范围综述报告规范清单（Preferred Reporting Items for Systematic reviews and Meta-Analyses extension for scoping reviews，PRISMA-ScR）推荐的研究框架对 COVID-19 暴发期间我国所发布的精神卫生政策进行了总结，该框架包括 7 个步骤：①确定研究目的；②制定检索策略；③对目标数据库进行检索；④筛查文献；⑤对纳入文献进行质量评估；⑥提取数据，进行结果分析；⑦进行讨论。

一、研究目的

总结我国政府在 COVID-19 暴发期间所颁布的各项国家级精神卫生政策。描述 COVID-19 暴发期间我国政府针对不同人群所颁布的各项国家级精神卫生政策的具体内容，比较 COVID-19 流行的不同阶段精神卫生政策的差异，探讨我国政府在 COVID-19 暴发期间所颁布的各项国家级精神卫生政策的实施情况。

二、检索策略

共检索了四个数据库和两个网站。包括中国知网、中国国家科技图书馆、中国国务院政策文件数据库（http：//www.gov.cn/index.htm）、中国国家图书馆。此外还检索了中国心理卫生协会网站（http：//www .camh.org.cn/）、中国心理学会网站（https：//www.cpsbeijing.org/）。在检索的过程中，使用了“精神卫生”“政策”“国家计划”“国家项目”“COVID-19”“SARS-CoV-2”等关键词。详细信息请参考表 5-1。

表 5-1 检索策略

a）精神卫生政策 （AB = ' 国家计划 '+' 国家项目 '+' 国家策略 '+' 法律 '+' 卫生政策 '+' 精神卫生政策 '+' 心理援助 '+' 心理危机干预 '+' 心理咨询 '+' 指南 '）
b）COVID-19 （AB = 'COVID-19'+' 新冠肺炎 '+' 冠状病毒 '+' SARS-CoV-2'+'Covid-19'）
c）中国 （AB = ' 中国 '+' 中国人 '）
d）a）AND b）AND c）

三、纳入与排除标准

本章将针对 COVID-19 的国家级精神卫生政策定义为：中国国务院及其直属部门在 COVID-19 流行期间发布的旨在改善人们精神健康的卫生政策，包括：①由政府发布的国家级精神卫生政策，其对象为受 COVID-19 影响并居住在中国的人；②向受 COVID-19 影响的人们提供的、旨在改善其心理健康的任何国家层面的政策干预措施。

第三节

相关精神卫生政策介绍和解读

与COVID–19相关精神卫生政策的主要内容

从 6 个数据库中，一共检索到 464 篇相关文献。根据纳入和排除标准，最终纳入 19 项国家级政策。2020 年 1 月至 2020 年 6 月，针对受到 COVID-19 影响的人们，我国政府一共发布了 19 项国家级的精神卫生政策。其中，有 8 项精神卫生相关政策与 COVID-19 患者或疑似病例相关，有 7 项精神卫生相关政策与医务人员相关，有 5 项精神卫生相关政策与一般人群相关，有 2 项精神卫生相关政策与教师或学生相关，有 1 项精神卫生相关政策与严重精神障碍患者相关，有 2 项精神卫生相关政策与精神卫生机构相关，还有 1 项精神卫生政策与入境人员相关。

1. 与COVID-19患者或疑似病例相关精神卫生政策的主要内容

第一项政策指南于 2020 年 1 月 26 日发布。在该政策文件中，国家卫生健康委员会建议各省邀请精神卫生专家和心理学家组建心理援助小组，对有需要的 COVID-19 患者进行心理危机干预。2020 年 3 月 5 日，一共发布了 3 项精神卫生相关的政策文件。政府建议针对不同病情的 COVID-19 患者组织不同的心理援助项目。针对在方舱医院接受治疗的 COVID-19 患者提供心理支持和心理疏导，对出现心理危机人员提供危机干预及精神科诊疗服务，帮助患者平稳情绪，积极配合治疗，提升康复信心。针对 COVID-19 出院患者，政府制定了康复指南。该康复指南建议缓解 COVID-19 出院患者的焦虑、抑郁等情绪。指南要求相关单位对 COVID-19 出院患者心理状况进行专业的评估，并针对诊断结果进行相应的心理危机干预，降低患者的致残率，最大程度恢复患者的日常生活活动能力，提高患者的生活质量。针对正在隔离的疑似病例和患者的密切接触人员，该指南要求各地区政府相关部门为集中隔离点的 COVID-19 密切接触人员和康复出院人员提供疫情认知、健康指导和心理情绪辅导，评估心理危机，开展家庭支援、社会关系修复、政策咨询及转介等服务，维护被隔离者心理健康，帮助其顺利度过隔离期。

2020 年 3 月 18 日，我国政府发布了新的心理疏导指南——《新冠肺炎疫情心理疏导工作方案》。该指南要求各地卫生机构要针对患者及其家属、病亡者家属、一线工作人员等重点人群，开展心理疏导、心理干预等心理服务，维护公众心理健康，促进社会和谐稳定，着重强调了对患者及其家属、病亡者家属开展心理危机干预的重要性。在 2020 年 4 月 8 日，随着疫情形势的好转，政府又发布了新的心理疏导指南——《新冠肺炎患者、隔离人员及家属心理疏导和社会工作服务方案》。该指南要求各地区以互联网络平台为基础，推进互联网 + 社会心理服务，为患者、隔离人员及家属提供线上心理支持和服务。此外，还要求相关部门以社区为主要阵地，建立心理疏导和社会工作服务网络，提供情绪引导、心理辅导、资源链接、困难纾解、社会支持网络修复等服务，改善社区环境。

2020 年 5 月 13 日，政府发布了新版的康复患者治疗指南——《新冠肺炎出院患者主要功能障碍康复治疗方案》。该指南要求各地区根据受疫情影响情况，在有条件的社区卫生服务中心设置心理专干岗位。在街道（乡镇）设置社会工作站，配备专兼职社会工作者。有条件的社区可建立由社区工作者、社会工作者、志愿者、心理咨询师、心理治疗师、精神科医生等组成的社区心理疏导和社会工作服务队。建立心理健康服务档案，按需求、分层次提供多种形式的心理健康服务，包括个体咨询、夫妻咨询、家庭咨询和团体心理辅导或线上心理咨询服务。发现具有自伤、自杀、冲动伤人风险的出院患者及家属，社区工作人员、社会工作者、心理专干等人员要增加走访密度，留下紧急联系电话或心理热线。

2. 与医务人员相关的精神卫生政策的主要内容

2020 年 1 月 28 日至 2020 年 3 月 18 日，我国政府针对医务人员一共发布了 6 项相关的政策文件。2020 年 1 月，在 COVID-19 疫情暴发初期，发布的治疗指南要求要将疫情防控一线的医护人员、疾控人员和管理人员等确定为首要人群，开展心理疏导服务。该指南要求各地区相关部门和卫生机构及时了解受疫情影响的医务人员的心理健康状况，根据所掌握的信息，及时识别高危人群，避免极端事件的发生，如自杀等。在2020年2月，国家卫生健康委员会发布了针对医务人员的政策文件——《贯彻落实改善一线医务人员工作条件切实关心医务人员身心健康若干措施的通知》，该文件要求，各省要在现有心理援助热线和心理援助网络平台中开设医务人员服务专线和专区，为一线医务人员提供线上心理支持和心理疏导，组建专家团队为热线电话和网络平台专业人员提供技术支持和指导。2020年3月，随着疫情形势的变化，针对不同类型的医务人员，政府发布了新的心理援助方案。该指南要求各地区的心理援助小组为定点治疗医院、方舱医院以及隔离点的医务人员及相关服务保障人员（以下简称医务人员）提供心理支持，减缓紧张工作后出现的心理倦怠，维护医务人员身心健康，保障疫情应对能力。

3. 与一般人群相关的精神卫生政策的主要内容

2020年1月28日至2020年4月14日，我国政府针对一般人群（the general population）一共发布了6项相关的政策文件。2020年1月至3月，发布的政策文件重心都放在为一般人群提供以互联网为基础的线上心理援助服务上。政府鼓励相关部门组建心理援助热线，结合本地公众需求提供24小时免费心理热线服务。此外，各项政策还强调了电视、报纸等平台的重要性。要求各地政府通过电视、官方网站等多种媒体及时向社会公布心理热线电话号码，让群众广泛了解。此外，还要求各地宣传、广电部门发挥各类媒体作用，做好心理健康知识普及和国家政策解读，及时疏导广大群众因长期隔离带来的负面情绪，营造强信心、暖人心、聚民心的社会氛围。2020年4月，新发布的政策则强调要建立社区居民心理慰藉疏导机制，引导其适应社区封闭式管理的生活。

4. 与教师、学生相关的精神卫生政策的主要内容

2020年1月，教育部发布的政策要求各省级教育部门根据本地疫情发展状况和心理咨询队伍的实际情况，联合各大心理学科实力较强或心理咨询与服务开展较好的高校，组建专门队伍，开通心理支持热线和网络辅导服务。鼓励有条件的高校心理学系（学院）和全国示范心理咨询与服务中心，单独开通心理支持热线和网络辅导服务。2020年5月，疫情已经基本结束，全国各地的中小学开始复工、复学。新发布的《中小学校和托幼机构新冠肺炎疫情防控技术方案》则强调要加强师生员工的心理疏导。该方案要求各地区要关注师生、员工的心理状况，通过开展心理健康知识培训，开设心理咨询、公布心理求助热线等方式给予适当心理援助。对未能及时开学的师生员工，更要做好心理疏导。

5. 与入境人员相关的精神卫生政策的主要内容

2020 年 4 月，国内的本土疫情高峰基本得到控制，但境外的疫情开始大规模暴发。随着海外疫情的加重，针对入境人员的防疫政策变得越来越严格。2020 年 4 月 21 日，我国政府发布了针对入境人员的精神卫生相关政策——《入境人员心理疏导和社会工作服务方案》。该方案指出，要针对入境人员及时开展新冠肺炎防控知识、与疫情相关心理健康知识、国家输入性疫情防控措施等宣传，对国家采取的人员入境后隔离观察等措施进行政策解读，减轻入境人员因认知不足、环境不适所致的恐惧、焦虑等负性情绪。此外，该方案还要求相关部门利用互联网心理疏导和社会工作服务资源、心理援助和社会工作服务热线等平台，为入境人员提供线上心理疏导和社会工作服务，帮助有需要者进行自我心理调适，尽快渡过适应期。

6. 与重点场所相关的精神卫生政策的主要内容

2020 年 2 月，疫情暴发初期，政府便针对精神卫生机构发布了专门的疫情防控政策，要求各省的精神卫生医疗机构成立疫情防控领导小组，制定应急预案与工作流程，开展新冠肺炎防控知识培训，储备防护用品和消毒物资等。还要求各精神卫生医疗机构与当地具有新冠肺炎诊疗能力的综合性医疗机构建立联络会诊机制；精神专科医院设立观察隔离病区，综合医院精神科设置应急隔离病室，有条件的机构设立发热病区，改造门诊和病房隔离区，科学设置医务人员和患者通道及医疗垃圾转运通道等。2020 年 4 月，政府将精神卫生医疗机构定为疫情防控重点场所，对其防疫政策进行了更新，要求加强对住院人员，特别是严重精神障碍患者的管理治疗和照护，尽量减少外出活动，降低意外行为发生的风险。

2018 年 11 月 19 日，10 部委联合发布《全国社会心理服务体系建设试点工作方案》。2020 年 4 月 27 日，9 部委发布了《全国社会心理服务体系建设试点 2020 年重点工作任务》。该文件指出，自 2019 年 1 月开始，多部门联合启动社会心理服务体系建设试点工作。根据试点工作目标和 2019 年试点任务执行情况，结合应对新冠肺炎疫情防控需要，研究制定了全国社会心理服务体系建设试点 2020 年重点工作任务，同时增设湖北省武汉市为全国社会心理服务体系建设试点地区。政府要求试点地区多部门应当分级分类对社会工作者、心理咨询师、心理治疗师、心理健康教育教师等心理健康服务人员开展培训，对培训考核合格人员建立人才信息库，为当地提供服务。此外还要求完善社会心理服务网络、开展多种形式科普宣传、加强心理危机干预队伍建设，规范心理援助热线服务、完善严重精神障碍患者服务机制等。详细信息见表 5-2。

表 5-2　COVID-19 暴发期间发布的精神卫生政策

日期	发布机构	政策 / 指南	目标人群 / 机构
2020.01.26	国家卫生健康委员会 中国疾病预防控制中心	《新冠肺炎疫情紧急心理危机干预指导原则》	COVID-19 患者 COVID-19 疑似病例 医务人员 COVID-19 患者亲属 一般人群
2020.01.28	教育部	《教育系统针对新冠肺炎疫情开通心理支持热线和网络辅导服务的通知》	教师和学生 一般人群
2020.02.02	国家卫生健康委员会 中国疾病预防控制中心	《关于设立应对疫情心理援助热线的通知》	一般人群
2020.02.15	国务院	《贯彻落实改善一线医务人员工作条件切实关心医务人员身心健康若干措施的通知》	医务人员
2020.02.18	国家卫生健康委员会	《关于加强新冠肺炎疫情期间严重精神障碍患者治疗管理工作的通知》	严重精神障碍患者
2020.02.25	国家卫生健康委员会	《精神卫生医疗机构新冠肺炎防控技术方案》	精神卫生机构
2020.02.28	国家卫生健康委员会	《印发新型冠状病毒肺炎疫情防控期间心理援助热线工作指南》	心理热线援助人员
2020.03.04	国家卫生健康委员会	《新冠肺炎出院患者康复方案（试行）》	COVID-19 康复患者
2020.03.05	国家卫生健康委员会 民政部	《方舱医院心理援助与社会工作服务工作方案》	COVID-19 患者 医务人员
2020.03.05	国家卫生健康委员会 民政部	《新冠肺炎防控集中隔离点心理援助与社会工作服务工作方案》	COVID-19 患者 医务人员
2020.03.05	国家卫生健康委员会 民政部	《关于加强应对新冠肺炎疫情工作中心理援助与社会工作服务的通知》	COVID-19 患者 医务人员

续表

日期	发布机构	政策／指南	目标人群／机构
2020.03.18	国家卫生健康委员会	《新冠肺炎疫情心理疏导工作方案》	COVID-19 患者 COVID-19 疑似病例 医务人员及其他抗疫人员 COVID-19 患者亲属 一般人群
2020.04.07	国家卫生健康委员会	《新冠肺炎患者、隔离人员及家属心理疏导和社会工作服务方案》	COVID-19 患者及其家属 隔离人员
2020.04.08	国家卫生健康委员会	《重点场所和重点机构新冠肺炎疫情防控技术方案》	公共场所 精神卫生机构
2020.04.14	国家卫生健康委员会 民政部	《新冠肺炎疫情社区防控与服务工作精准化精细化指导方案》	一般人群
2020.04.21	国家卫生健康委员会 民政部 交通部	《入境人员心理疏导和社会工作服务方案》	入境人员
2020.04.27	国家卫生健康委员会 民政部 教育部	《关于印发全国社会心理服务体系建设试点2020年重点工作任务及增设试点的通知》	武汉市
2020.05.08	国家卫生健康委员会 教育部	《中小学校和托幼机构新冠肺炎疫情防控技术方案》	教师 青少年 儿童
2020.05.13	国家卫生健康委员会 教育部 国家医疗保障局 国家中医药管理局	《新冠肺炎出院患者主要功能障碍康复治疗方案》	COVID-19 康复患者

第四节

政策实施和启示

一、针对COVID–19的精神卫生政策的实施情况

为响应2020年1月26日发布的第一份指南文件，中国心理学会等心理机构于2020年1月28日开始，组织了一系列心理危机干预培训。2020年2月7日，国家卫生健康委员会发布了面向公众的心理调节指南。2020年1月至3月期间，已经出版了几本与COVID-19和心理健康相关的书籍。如《2019-nCoV肺炎公众心理自助指南》《政府部门、企业和组织心理干预手册》。此外，各地政府还联合学校、企业等机构开发了多个在线心理咨询平台。这些平台包含在线心理自助干预系统，包括在线认知行为治疗等干预措施。此外，中国心理学会发布了5个推荐热线机构名单，开展了3次全国性的普通人群心理健康状况调查，为政府及时调整精神卫生政策提供了参考。

2020年2月底，来自全国各地的500多名精神科医生被派往湖北武汉，为一线医务人员和COVID-19重症患者提供面对面的心理援助。截至2020年3月27日，全国31个省共通知625条热线，接听电话超过20万通。在微信、微博和抖音等社交平台上开发了一系列在线心理健康教育项目，并在中国各省区的患者、医务人员和公众中广泛使用。此外，2020年1月至6月，中国心理学会等心理机构根据相关政策，在武汉市多家医院为患者和医务人员提供了面对面的心理危机干预服务。一些精神卫生机构在相关政策的基础上提出了一系列有效的病房管理策略，提出了实用高效的住院患者心理干预模式。

二、针对COVID–19的精神卫生政策的特点

我国政府在 COVID-19 暴发期间对不同人群可能出现的心理危机做出了迅速而全面的反应。为应对 COVID-19 疫情，我国政府持续在发布精神卫生政策，并尽可能地利用资源来实施这些政策。在疫情初期，这些精神卫生政策的重点是调动各种资源，为有需要的人提供心理危机干预。在后期，政府精神卫生政策的重点则放在提供康复服务上。此外，在整个疫情期间，提供线上心理咨询和提高人们自我调节能力的重要性也得到了强调。全国各地的精神科医生被多个省份派往武汉，提供现场心理援助。心理健康热线在全国范围内迅速建立，为患者、医务人员和公众提供心理咨询和心理服务。电话和互联网平台被广泛用于提供心理健康服务，社交媒体平台（如抖音、微信、微博）被广泛用于分享管理潜在心理健康问题的策略、指南和教育项目。此外，政府、学术团体和医疗机构还出版了许多关于 COVID-19 相关心理干预的自助手册。

首先，在政策的指导下迅速组织了社会心理干预措施来应对 COVID-19 疫情。2020 年 1 月 26 日，武汉封城 3 天后，我国政府便向公众发布了紧急心理危机干预的指导文件。该文件发布后，全国各地的精神科医生立即被派往武汉提供心理援助，同时还开发了多条心理咨询热线和互联网心理援助平台。但是，初期的政策也存在一些不足，例如，谁应该提供哪种类型的干预措施，应采用哪种提供方式，这在一些政策中并没有具体说明。此外，缺乏针对特定心理健康问题的单独政策，例如国家紧急情况或灾难中最常见的心理健康问题之一：创伤后应激障碍。

其次，广泛地使用了各类精神卫生资源。在这些国家级精神卫生政策的指导下，不同机构和组织之间的合作最大限度地利用了各种类型的精神卫生资源。自 2020 年 1 月 24 日起，部分机构已开通免费面向公众的心理危机干预热线。各级政府、心理学会、医院迅速开展跨组织合作，调动可用的资源，组织在线培训，在全国范围内开展基于电话的心理危机干预和基于网络的心理危机干预。由于 COVID-19 在人与人之间的快速传播，阻碍了传统的线下面对面心理干预的开展，线上的精神卫生服务被大量使用。在 COVID-19 流行的背景下，使用线上的精神卫生服务可以使这些项目尽可能地被有需要的人们利用。

最后，这些针对 COVID-19 的精神卫生政策基本都强调了对这些精神卫生服务进行质量评估的重要性。中国政府在多份指导方针中强调，必须使用有资质的组织和人员进

行心理危机干预，并指出专业培训的重要性。此外，心理咨询服务的伦理规范在相关指南中也得到了高度的重视。一些政策还强调了对心理危机干预进行效果评估，并要求根据评估的结果及时调整精神卫生服务的内容。

三、COVID-19流行期间精神卫生政策所面临的挑战

我国长期以来一直都面临着精神卫生服务利用率极低这一问题。迄今为止，相关政府的大部分注意力都集中在提供精神卫生服务上，而这些服务的利用在很大程度上被忽视了。一些学者的研究表明，在 COVID-19 暴发期间，只有 3.70% ~ 5.58% 的普通人群积极寻求过精神卫生服务。在精神卫生服务的供给大幅度增加后，如何提高这些服务的利用率也是亟待解决的问题。

由于 COVID-19 在我国流行的时间相对较短，在 COVID-19 暴发期间发布的许多精神卫生政策仅实施了几周。根据有限的一些数据，我们发现在 COVID-19 暴发期间发布的大多数精神卫生政策都在不同程度上得到了实施。但政策实施的过程是否规范，服务的质量到底如何，这些问题的答案仍然不够明确。尽管政府强调了对这些精神卫生服务进行质量评估的重要性，但相关数据尚未发布。有一些学者对 COVID-19 暴发期间人们的心理健康状况进行了全国性的调查，但这些调查没有描述他们是否利用了政府提供的这些精神卫生服务。另一个问题是大多数心理援助服务都是通过电话和互联网提供的，实施的质量和干预的有效性都难以保证。此外，社会经济地位较低的人可能无法充分利用线上精神卫生服务所依赖的互联网、智能手机、电脑等，导致这一群体对线上精神卫生服务的利用率低于社会经济地位较高的人群。疫情期间大力发展线上精神卫生服务是否会拉大不同社会经济地位人群之间的心理健康差距，也是需要考虑的一个问题。

当前，我国尚缺乏完善的精神卫生保健系统，没有国家级的心理危机应急响应系统，缺乏在国家紧急情况或灾难期间提供心理危机干预服务的专门的人力资源。精神卫生专业人才的短缺也是一个较大的问题。在过去的 10 年中，我国的精神卫生专业人才有所增加。然而，在这种传染性疾病大规模流行期间，精神卫生专业人才仍不能满足社会精神卫生服务的需要。系统的缺陷和人才的缺乏可能在一定程度上影响了 COVID-19 暴发期间精神卫生政策的实施。为了未来能更好地应对传染性疾病暴发并确保精神卫生政策的有效性，解决这些问题非常重要。

四、对未来的启示

我国政府对 COVID-19 暴发期间可能出现的心理危机做出了迅速而全面的反应，针对不同人群发布了不同的精神卫生政策。随着疫情的不断变化，精神卫生政策的重点也进行了相应调整。然而，这些政策在执行中也经历了不少挑战，并对未来提供启示。

首先，本章认为有必要评估那些已知问题（例如精神卫生服务利用率低、精神卫生人才缺乏）对实施这些在 COVID-19 暴发期间发布的精神卫生政策的影响。其次，在中国 COVID-19 暴发期间，缺乏针对特定心理健康问题的单独政策。未来的研究需要探索在国家紧急情况或灾难中为一些常见的心理健康问题（如创伤后应激障碍）单独制定政策的必要性。此外，中低收入国家在进行心理危机干预服务时，应考虑将远程医疗和传统的面对面精神卫生服务相结合。

（邱　丹　肖水源）

参考文献

[1] WHO. Weekly epidemiological update on COVID-19-22 February 2022. 2022-02-22. https://www.who.int/publications/m/item/weekly-epidemiological-update-on-covid-19---22-february-2022.

[2] Qiu D, Li Y L, Li L, et al. Prevalence of post-traumatic stress symptoms among people influenced by coronavirus disease 2019 outbreak: A meta-analysis. Eur Psychiatry, 2021, 64 (1): e30.

[3] Chen J, Xiong M, He Z, et al. The enclosed ward management strategies in psychiatric hospitals during COVID-19 outbreak. Global Health, 2020, 16 (1): 53.

[4] Chu D K, Akl E A, Duda S, et al. Physical distancing, face masks, and eye protection to prevent person-to-person transmission of SARS-CoV-2 and COVID-19: a systematic review and meta-analysis. Lancet, 2020, 395 (10242): 1973-1987.

[5] Cui Y, Li Y, Zheng Y, et al. Mental health services for children in China during the COVID-19 pandemic: results of an expert-based national survey among child and adolescent psychiatric hospitals. Eur Child Adolesc Psychiatry, 2020, 29 (6): 743-748.

[6] Dong L, Bouey J. Public Mental Health Crisis during COVID-19 Pandemic, China. Emerg Infect Dis, 2020, 26 (7): 1616-1618.

[7] Fang M, Hu S X, Hall B J. A mental health workforce crisis in China: A pre-existing treatment gap coping with the COVID-19 pandemic challenges. Asian J Psychiatr, 2020, 54: 102265.

[8] Gao J, Zheng P, Jia Y, et al. Mental health problems and social media exposure during COVID-19 outbreak. PLoS One, 2020, 15 (4): e0231924.

[9] Hu N N, Pan S M, Sun J J, et al. Mental health treatment online during the COVID-19 outbreak. Eur Arch Psychiatry Clin Neurosci, 2020, 270 (6): 783-784.

[10] Huang C, Wang Y, Li X, et al. Clinical features of patients infected with 2019 novel coronavirus in Wuhan, China. Lancet, 2020, 395 (10223): 497-506.

[11] Ju Y, Zhang Y, Wang X, et al. China's mental health support in response to COVID-19: progression, challenges and reflection. Global Health, 2020, 16 (1): 102.

[12] Kang C, Tong J, Meng F, et al. The role of mental health services during the COVID-19 outbreak in China. Asian J Psychiatr, 2020, 52: 102176.

[13] Kang L, Li Y, Hu S, et al. The mental health of medical workers in Wuhan, China dealing with the 2019 novel coronavirus. Lancet Psychiatry, 2020, 7 (3): e14.

[14] Li W, Yang Y, Liu Z H, et al. Progression of Mental Health Services during the COVID-19 Outbreak in China. Int J Biol Sci, 2020, 16 (10): 1732-1738.

[15] Liu S, Yang L, Zhang C, et al. Online mental health services in China during the COVID-19 outbreak. Lancet Psychiatry, 2020, 7 (4): e17-e18.

[16] Miu A, Cao H, Zhang B, et al. Review of Mental Health Response to COVID-19, China. Emerg Infect Dis, 2020, 26 (10): 2482-2484.

[17] Qiu J Y, Shen B, Zhao M, et al. A nationwide survey of psychological distress among Chinese people in the COVID-19 epidemic: implications and policy recommendations. Gen Psychiatr, 2020, 33 (2): e100213.

[18] Rogers J P, Chesney E, Oliver D, et al. Psychiatric and neuropsychiatric presentations associated with severe coronavirus infections: a systematic review and meta-analysis with comparison to the COVID-19 pandemic. Lancet Psychiatry, 2020, 7 (7): 611-627.

[19] Society C P. 热线心理咨询伦理规范（初稿）. 2020-02-17. https://mp.weixin.qq.com/s/iG6eeV1-vAVfjf36SbdMLA.

[20] Tu H, Tu S, Gao S, et al. Current epidemiological and clinical features of COVID-19; a global perspective from China. J Infect, 2020, 81 (1): 1-9.

[21] Wang J, Wei H, Zhou L. Hotline services in China during COVID-19 pandemic. J Affect Disord, 2020, 275: 125-126.

[22] Wang Y, Zhao X, Feng Q, et al. Psychological assistance during the coronavirus disease 2019 outbreak in China. J Health Psychol, 2020, 25 (6): 733-737.

[23] Xiao S, Luo D, Xiao Y. Survivors of COVID-19 are at high risk of posttraumatic stress disorder. Glob Health Res Policy, 2020, 5: 29.

[24] Yao H, Chen J H, Xu Y F. Rethinking online mental health services in China during the COVID-19

epidemic. Asian J Psychiatr, 2020, 50: 102015.

[25] Yang J, Tong J, Meng F, et al. Characteristics and challenges of psychological first aid in China during the COVID-19 outbreak. Brain Behav Immun, 2020, 87: 113-114.

[26] Zhou F, Yu T, Du R, et al. Clinical course and risk factors for mortality of adult inpatients with COVID-19 in Wuhan, China: a retrospective cohort study. Lancet, 2020, 395(10229): 1054-1062.

[27] Zhou J, Liu L, Xue P, et al. Mental Health Response to the COVID-19 Outbreak in China. Am J Psychiatry, 2020, 177(7): 574-575.

[28] Zhang X B, Gui Y H, Xu X, et al. Response to children's physical and mental needs during the COVID-19 outbreak. World J Pediatr, 2020, 16(3): 278-279.

[29] 国家卫生健康委员会，教育部，国家医疗保障局，等. 新冠肺炎出院患者主要功能障碍康复治疗方案. 2020-05-13. http://www.nhc.gov.cn/yzygj/s7653pd/202005/b15d59b5228341129cc8c5126f663b10.shtml.

[30] 教育部，国家卫生健康委员会. 中小学校和托幼机构新冠肺炎疫情防控技术方案. 2020-05-08.

[31] 国家卫生健康委员会，民政部，教育部. 全国社会心理服务体系建设试点2020年重点工作任务及增设试点的通知. 2020-04-27. http://www.nhc.gov.cn/jkj/s5888/202004/3009df2cf619434899575cce6ae2af77.shtml.

[32] 国家卫生健康委员会，民政部，交通部. 入境人员心理疏导和社会工作服务方案. 2020-04-21. http://www.nhc.gov.cn/jkj/s5888/202004/2661b96444524b02b9f88fddb3d695f6.shtml.

[33] 国家卫生健康委员会，民政部. 新冠肺炎疫情社区防控与服务工作精准化精细化指导方案. 2020-04-14. http://www.gov.cn/zhengce/zhengceku/2020-04/16/content_5503261.htm.

[34] 国家卫生健康委员会. 重点场所和重点机构新冠肺炎疫情防控技术方案. 2020-04-09.

[35] 国家卫生健康委员会. 精神卫生医疗机构新冠肺炎防控技术方案（第二版）. 2020-04-09. http://www.gov.cn/xinwen/2020-04/09/content_5500689.htm.

[36] 国家卫生健康委员会. 新冠肺炎患者、隔离人员及家属心理疏导和社会工作服务方案. 2020-04-07. http://www.gov.cn/xinwen/2020-04/08/content_5500131.htm.

[37] 国家卫生健康委员会. 新冠肺炎疫情心理疏导工作方案. 2020-03-18. http://www.gov.cn/xinwen/2020-03/19/content_5493051.htm.

[38] 国家卫生健康委员会，民政部. 新冠肺炎防控集中隔离点心理援助与社会工作服务工作方案. 2020-03-05. http://www.mca.gov.cn/article/xw/tzgg/202003/20200300025367.shtml.

[39] 国家卫生健康委员会. 方舱医院心理援助与社会工作服务工作方案. 2020-03-05. http://www.mca.gov.cn/article/xw/tzgg/202003/20200300025367.shtml.

[40] 国家卫生健康委员会，民政部. 新冠肺炎出院患者康复方案. 2020-03-04. http://www.mca.gov.cn/article/xw/tzgg/202003/20200300025367.shtml.

[41] 国家卫生健康委员会. 新冠肺炎出院患者康复方案（试行）. 2020-03-04. http://www.gov.cn/zhengce/zhengceku/2020-03/05/content_5487160.htm.

[42] 国家卫生健康委员会. 印发新型冠状病毒肺炎疫情防控期间心理援助热线工作指南. 2020-02-28. http: //www.gov.cn/xinwen/2020-02/27/content_5484047.htm.

[43] 国家卫生健康委员会. 精神卫生医疗机构新冠肺炎防控技术方案. 2020-02-25. http: //www.gov.cn/xinwen/2020-02/25/content_5483024.htm.

[44] 国家卫生健康委员会. 关于加强新冠肺炎疫情期间严重精神障碍患者治疗管理工作的通知. 2020-02-18. http: //www.nhc.gov.cn/xcs/zhengcwj/202002/f315a6bb2955474c8ca0b33b0c356a32.shtml.

[45] 国务院. 贯彻落实改善一线医务人员工作条件切实关心医务人员身心健康若干措施的通知. 2020-02-15. http: //www.nhc.gov.cn/xcs/zhengcwj/202002/85896fabe90747cba8b79beb4c57f202.shtml.

[46] 中国卫生健康委员会. 应对新型冠状病毒肺炎疫情心理调适指南. 2020-02-08. http: //www.gov.cn/fuwu/2020-02/08/content_5476190.htm.

[47] 国家卫生健康委员会, 国家疾病预防与控制中心. 关于设立应对疫情心理援助热线的通知. 2020-02-02. http: //www.gov.cn/xinwen/2020-02/02/content_5473937.htm.

[48] 国家教育部. 教育系统针对新冠肺炎疫情开通心理支持热线和网络辅导服务的通知. 2020-01-28. http: //www.gov.cn/xinwen/2020-01/28/content_5472681.htm.

[49] 国家卫生健康委员会. 新冠肺炎疫情紧急心理危机干预指导原则. 2020-01-26. http: //www.gov.cn/xinwen/2020-01/27/content_5472433.htm.

[50] 何奎莲. 新冠肺炎疫情下心理援助接受者特征研究. 宜宾学院学报, 2020, 20 (04): 1-7.

[51] Houlihan C F, Whitworth J A. Outbreak science: recent progress in the detection and response to outbreaks of infectious diseases. Clin Med (Lond), 2019, 19 (2): 140-144.

[52] Shi J W, Tang L, Jing L M, et al. Disparities in mental health care utilization among inpatients in various types of health institutions: a cross-sectional study based on EHR data in Shanghai, China. Bmc Public Health, 2019, 19 (1): 1023.

[53] 史晨辉, 马宁, 王立英, 等. 中国精神卫生资源状况分析. 中国卫生政策研究, 2019, 12 (2): 51-57.

[54] Tricco A C, Lillie E, Zarin W, et al. PRISMA Extension for Scoping Reviews (PRISMA-ScR): Checklist and Explanation. Ann Intern Med, 2018, 169 (7): 467-473.

[55] Steele L, Orefuwa E, Dickmann P. Drivers of earlier infectious disease outbreak detection: a systematic literature review. Int J Infect Dis, 2016, 53: 15-20.

[56] 周蔚, 肖水源. 国外现行精神卫生政策概述. 中国心理卫生杂志, 2014, 28 (10): 721-728.

[57] Gilson L. 卫生政策与体系研究概述. 中国卫生政策研究, 2013, 06 (01): 62-70.

[58] Armstrong R, Hall B J, Doyle J, et al. 'Scoping the scope' of a cochrane review. J Public Health (Oxf), 2011, 33 (1): 147-150.

[59] 马弘, 刘津, 于欣. 中国近十年重要精神卫生政策的发展与解读. 中国心理卫生杂志, 2009, 23 (12): 840-843.

[60] Australian Government. National Mental Health Policy 2008. 2008-02-22. https: //www.health.gov.

au/resources/publications/national-mental-health-policy-2008.

[61] Zolnierek C D. Mental health policy and integrated care: global perspectives. J Psychiatr Ment Health Nurs, 2008, 15 (7): 562-568.

[62] 国家药品监督管理局. 全国精神卫生工作体系发展指导纲要(2008年—2015年). 2008-01-15. https://www.nmpa.gov.cn/xxgk/fgwj/qita/20080115170101928.html.

[63] Arksey H, O'Malley L. Scoping studies: towards a methodological framework. In J Soc Res Methodol, 2005, 8 (1): 19-32.

[64] WHO. The WHO Mental health policy and service guidance package. 2004-05-03. https://www.who.int/publications/i/item/9241546468.

第六章 中国的精神卫生服务资源

随着社会经济的发展和人口老龄化进程的加快，精神障碍和心理问题的发病率越来越高。迄今为止，精神障碍造成的疾病负担已位居世界第二。精神卫生是影响经济社会发展的重大公共卫生问题和突出社会问题。过去几十年里，中国对精神卫生问题高度重视，在精神卫生资源方面的投入持续增加，目的是改善精神障碍的早期识别、预防、有效治疗和康复。

第一节

精神卫生机构及服务量的发展

一、1949年前精神卫生机构及服务量的发展

1898 年，传教士 Kerr 在广州建立的第一个精神疾病专科医院（广州市惠爱医院的前身）是我国心理健康发展历史性的里程碑。Kerr 为医院取名“惠爱医院”，含有宗教的教义。建院初期，共收治患者 11 人，第二年收治了 30 人，建院 6 年共收入院患者 287 人，出院患者 224 人。医院的规模逐渐增大，截至 1927 年，入院患者共有 6599 人，出院患者共有 5913 人。随后，多个城市相继建立了精神专科医院和精神科病房，包括 1906 年在北平成立的精神病收容所（北京安定医院的前身），魏毓麟为首任院长，建院初期，收容所主要以看管为主；1919 年在苏州成立的更生医院（苏州市广济医院前身），由惠更生任首任院长，建院初期共有约 100 张床位，分为女病区、男重症病区及轻症区；1935 年，慈善家陆伯鸿成立了上海第一家现代精神专科医院——普慈疗养院（上海市精神卫生中心分院前身），建院初期设有 300 张病床；1944 年，成都市政府与华西协和大学联合创建了成都市精神病院，任命刘昌永为院长，建院初期共设 20 张病床；1947 年在南京创立的南京精神病防治院（南京脑科医院前身），由程玉麐任首任院长，建院初期共创立了 14 个病区，设 50 张床位。1943 年北京大学医学院设立了精神科病房。虽然全国各地都在积极设立精神卫生机构，但直到新中国成立前，全国精神卫生机构不到 10 所，大部分精神障碍患者得不到及时诊疗。

二、1949—1966年精神卫生机构及服务量的发展

新中国成立以后，随着我国各个方面的飞速发展和变化，精神卫生机构数量和规

模迅速提升。1949 年 12 月，我国第一家精神病专科医院由广州市军事管制委员会接管并逐渐扩大医院的收治能力。第一家由政府创办的精神专科医院（北京安定医院前身）在新中国成立后由北京市政府公共卫生局接管，更名为北京市精神病防治院，并购买一处私人房产进行改造，改造后设立了门诊及病床 250 张，收治患者。1950 年，中南大学湘雅医院独立设置精神科病房，共设 15 张床位，到 1958 年，湘雅精神科独立成科，设有 70 张床位。1952 年，在四川省卫生厅的支持下，创建了川西精神病院，1954 年更名为四川医学院第二附属医院，共设有 60 张精神科病床，25 张神经科病床。1952 年，北京大学医学院独立成为北京医学院，附属医院精神科在原有基础上扩大约 60 张病床。资料显示，截至 1957 年底，我国的精神卫生机构达到 70 家，分布在 21 个省、自治区、直辖市，床位数为 11 000 张。

新中国成立以后，因精神疾病患者犯罪或者罪犯患精神疾病的诊治需要，各地区成立了专门的医疗机构对这一类患者进行管理、诊治。这些机构统一命名为 ×× 市安康医院。1950 年 9 月 18 日，天津市公安局和市卫生局联合成立精神病防治所，对社会上的精神病患者进行收治。

三、1966—1978年精神卫生机构及服务量的发展

文革期间，精神卫生事业几乎停滞不前。但在此期间，上海建立了街道、居委会参加的精神卫生三级防治网络，被世界卫生组织称为“上海模式”的精神卫生体系。北京海淀区四季青公社成立了农村精神卫生防治体系，1972—1976 年，北京医学院精神科（现为北京大学第六医院）的医生们到北京市海淀区四季青公社送医送药，指导基层医生学习和掌握精神疾病知识；在北京医学院的指导下，初步形成了由乡医院和大队合作医疗站共建的精神卫生社区医疗模式，为今后精神卫生事业的发展奠定了坚实的基础。

四、1978—2002年精神卫生机构及服务量的发展

改革开放以后，精神卫生事业进入复苏时期，全国各地又逐渐开始恢复和重新建立精神卫生机构。到 1978 年改革开放初期，全国共有精神卫生机构共 219 家，精神科

床位数共有 42 000 张。1980 年，北京医学院第三附属医院精神科独立建立了北京医学院精神卫生研究所（现为北京大学第六医院），有男病房 40 张床，女病房 40 张床，高干外宾 20 张床。1980 年以后，湘雅精神科建立了门诊病历室，实行门诊病历回收制度；1989 年，湘雅精神科大楼建成后，设置了男、女病区，共设有床位 80 张（男、女病区各 40 张）。随着学科的建设和病房的扩建，1984 年，华西医学院在科室新建办公楼的底楼和邻近的一栋旧时洋房内设立了全开放式的精神专科病房，设有 20 余张床位，创建了我国首个精神专科开放式病房。截至 1985 年，我国共有 161 所精神病院，共有 29 000 张床位，就诊患者 26 000 余人。资料显示，截至 1987 年，全国各省市共有 16 所精神病院专门收治各种扰乱社会治安的患者。1988 年昆明医科大学附属第一医院在分院成立了国内第一个完全开放式管理的精神科病房，设有病床 16 张。

资料显示，截至 1990 年，我国共有精神卫生机构 803 家，其中属于卫生系统的 473 家，属于民政系统的 190 家，属于厂矿企业系统的 81 家，属于公安系统的 23 家，属于部队系统的 24 家，属于集体兴办的 12 家。截至 1992 年，我国各省市精神病院及有精神科病床的医疗机构共 765 家，其中北京 24 家，上海 26 家，天津 4 家，内蒙古 12 家，山西省 23 家，河北省 31 家，辽宁省 40 家，吉林省 16 家，黑龙江省 21 家，江苏省 68 家，安徽省 19 家，山东省 103 家，浙江省 39 家，江西省 15 家，福建省 13 家，湖南省 35 家，湖北省 20 家，河南省 40 家，广东省 33 家，广西省 21 家，贵州省 13 家，海南省 7 家，四川省 81 家，云南省 13 家，陕西省 24 家，甘肃省 6 家，宁夏 3 家，青海 1 家，新疆 11 家，西藏 0 家，另有 3 家地区不详。

改革开放以后，我国精神卫生机构发生了一些变化，各个精神卫生机构纷纷开设“联合体”。20 世纪 80 年代末至 2001 年，北京大学第六医院组建了不同形式的“医疗联合体”。第一个联合体是和西城区精神病防治所组建的“联合病房”，设有 50 ~ 60 张床位，联合病房只存在了半年时间，但也促进了精神卫生事业的发展。第二个联合体是和某个体私立医院在 1988 年 5 月联合组建的“北医大精研所圆明园分院”，设有 60 张病床，北医大精研所圆明园分院约 3 年后终止。第三个医疗联合体是和大兴精神病院的联合，设有 20 ~ 30 张床位，此联合体存在了 9 年，其间作为精神康复农疗基地为精神康复进行了开创性的探索。

五、2002—2020年精神卫生机构及服务量的发展

自2002年以来，精神卫生事业进入快速发展和改革阶段，经济发展促进了精神卫生资源和服务量的快速增加。截至2005年底，我国共有精神卫生机构1052家，包括精神专科医院592家，综合医院精神科460家；共有13.3万张床位。截至2010年底、2015年底、2020年底我国精神卫生机构数量和服务量一直在稳步增长（表6-1 ~ 6-4）。

表6-1 2010年和2015年全国不同单位主办的精神卫生机构和床位数量

精神卫生机构类型	2010年				2015年			
	机构数量	机构占比	床位数量	床位占比	机构数量	机构占比	床位数量	床位占比
精神专科医院	874	52.97%	197 160	86.44%	1235	42.06%	336 946	77.80%
综合医院精神科/心理科	604	36.60%	15 691	6.88%	1268	43.19%	72 902	16.83%
基层医疗卫生机构	—	—	—	—	293	9.98%	16 271	3.76%
康复机构	77	4.67%	15 249	6.68%	43	1.46%	6 129	1.42%
门诊*	95	5.76%	—	—	97	3.31%	842	0.19%
总计	1650	100.00%	228 100	100.00%	2 936	100.00%	433 090	100.00%

*包含精神科门诊和综合门诊。

表6-2 2010年和2015年全国不同主办单位的精神卫生机构数量

主办单位		2010年		2015年	
		机构数量	机构占比	机构数量	机构占比
政府	卫生行政部门	892	54.06%	1855	63.18%
	其他政府部门*	254	15.39%	283	9.64%
	民营机构	243	14.73%	655	22.31%
	企业	195	11.82%	136	4.63%
	事业单位和社会团体等其他机构	66	4.00%	7	0.24%
	总计	1650	100%	2936	100%

*包含民政部门、公安系统、其他行政部门。

表 6-3 2020 年全国不同主办单位的精神卫生机构

主办单位	精神专科医院		精神病防治所（站、中心）	
	机构数量	机构占比	机构数量	机构占比
政府主办	673	37.37%	26	66.66%
社会团体主办	292	16.21%	4	10.26%
个人主办	836	46.42%	9	23.08%
合计	1801	100.00%	39	100.00%

表 6-4 2020 年全国不同床位数的精神专科医院数量

床位数	精神专科医院机构数量	精神专科医院机构占比
800 张以上	141	7.83%
500 ~ 799 张	197	10.94%
400 ~ 499 张	124	6.89%
300 ~ 399 张	191	10.60%
200 ~ 299 张	306	16.99%
100 ~ 199 张	389	21.60%
50 ~ 99 张	353	19.60%
0 ~ 49 张	100	5.55%
总计	1801	100.00%

2010 年，我国精神病医院入院人数为 93.5 万人，精神病医院诊疗人数为 2046.1 万人次。2015 年，精神卫生机构因精神疾病入院 193.6 万人次，出院 l93.0 万人次，门急诊 361.6 万人次。

截至 2020 年底，共有 318 个地市设有精神专科医院，2756 个区县设有精神专科医院或至少在一所综合医院开设精神（心理）科，全国有 1180 个区县开展精神障碍社区康复服务，68.2% 的区（县）设有精神障碍社区康复机构或通过政府购买服务等方式开展康复工作。我国卫生机构共有精神科床位 670 871 张，其中医院精神科床位数共 652 939 张。从 2020 年度全国各地区医院精神科床位数来看，四川省居首位，精神科床位数共 76 108 张，广东省紧随其后，床位数量为 56 301 张，而西藏仅有 131 张床位。随着现代人生活压力的增加以及对精神疾病的正确认识，精神疾病就医人数持续增长。2020 年，精神病医院因精神疾病入院 265.9 万人，出院 260.2 万人；精神科门急诊 6012.0 万人次，其中精神专科医院门急诊 5863.9 人次，其中东部地区精神科医院门急诊人次数最多，达到 3061.4 万人次，而西藏地区最少，仅有 1.5 万人次。

过去几十年，我国精神卫生服务在不断发展，精神卫生机构数量、精神科床位数量、出入院量和门诊量增长都很快。我国的精神专科医院数由 2010 年的 874 家增长至 2015 年的 1235 家，增长了 41.3%，2015—2020 年的增长快于 2010—2015 年，到 2020 年增长至 1801 家，增长了 45.8%。我国精神科床位数、入院和出院人数、门急诊量均在不断增加。但我国的服务资源仍存在分布不均衡情况，我国精神卫生机构主要分布于省会城市和东部发达地区，全国 15 个地市和新疆生产建设兵团 3 个兵团师、493 个区县无精神卫生医疗机构。

第二节

综合医院精神科和精神专科医院的发展

一、概况

综合医院精神科和精神专科医院是我国精神卫生服务的两种主要形式。我国精神专科医院发展比较早，20 世纪 50 年代是我国精神专科医院发展的第一个高峰，创立了一批精神专科医院，如苏南康复医院、荣军康复医院、沈阳市精神卫生中心、哈尔滨市第一专科医院等，这些精神专科医院的创立对我国精神卫生事业的发展起到关键作用，让精神专科医院在人才、经验等方面拥有一定的优势。综合医院精神科在临床精神医学服务中所占比重非常大，在公众首先选择求治、患者密集的综合医院设立精神科，大力提高了精神卫生服务能力。综合医院精神科与精神病专科医院在对待不同病情的患者上互有分工，共同提高，在竞争中合作，在合作下竞争，共同维护社会稳定，保障公众的心理健康（表 6-5）。

表 6-5　我国省 / 直辖市主要精神卫生机构概况

省份 / 直辖市	城市	卫生中心名称	医院规模		
			床位数 / 张	门诊量 / 万人次	专业技术人员数量 / 人
北京		北京大学第六医院	213	32.0	600
		首都医科大学附属北京安定医院	800	54.4	1214
		北京回龙观医院	1369	8.0	1100
上海		上海市精神卫生中心	2141	36.5	1000
天津		天津市安定医院	1350	45.0	960

续表

省份/直辖市	城市	卫生中心名称	医院规模		
			床位数/张	门诊量/万人次	专业技术人员数量/人
重庆		重庆市精神卫生中心	995	4.0	870
		重庆医科大学附属第一医院精神科	160	未查及	89
四川	绵阳	绵阳市第三人民医院精神科	500	16.0	215
	成都	成都市第四人民医院	958	57.0	1000
		四川大学华西医院心理卫生中心	340	30.0	186
河北	石家庄	河北医科大学第一医院精神卫生科	303	16.0	200
	保定	河北省第六人民医院（河北省精神卫生中心）	650	4.6	410
山西	太原	山西医科大学第一医院医院精神科	100	4.3	122
		山西省精神卫生中心	680	5.0	420
内蒙古		内蒙古自治区精神卫生中心	820	20.0	852
辽宁	沈阳	中国医科大学附属第一医院精神医学科	100	8.0	21
	开原	辽宁省精神卫生中心	1210	1.5	467
吉林	长春	长春市第六医院	750	3.0	614
		吉林大学第一医院心理卫生科	42	7.3	9
黑龙江	哈尔滨	哈尔滨医科大学附属医院精神科	180	1.8	80
		哈尔滨市第一专科医院	1250	6.0	365
	齐齐哈尔	齐齐哈尔市精神卫生中心	300	5.4	278
浙江	杭州	杭州市第七人民医院	1100	42.3	691
		浙江省立同德医院精神科	600	13.0	300
		浙江大学医学院附属第一医院精神科	52	9.0	38
		浙江大学医学院附属第二医院精神科	50	12.0	未查及
		浙江大学医学院附属邵逸夫医院精神科	50	5.0	15
	宁波	宁波市康宁医院	1000	29.4	580
	温州	温州市第七人民医院	1300	12.0	800
江苏	苏州	苏州市广济医院	1200	25.0	709
	南京	南京脑科医院	2200	80.0	2000
		东南大学附属中大医院心理精神科	40	未查及	23
	无锡	无锡市精神卫生中心	1180	6.0	700
安徽	合肥	合肥市第四人民医院（安徽省精神卫生中心）	930	20.0	800

续表

省份 / 直辖市	城市	卫生中心名称	医院规模[*]		
			床位数 / 张	门诊量 / 万人次	专业技术人员数量 / 人
福建	福州	福州市第四医院(福建省精神卫生中心)	530	20.0	354
	厦门	厦门市仙岳医院(厦门市精神卫生中心)	900	50.0	875
山东	济南	山东省精神卫生中心	1300	30.0	600
	济宁	山东省戴庄医院(济宁市精神卫生中心)	2200	18.0	985
河南	郑州	郑州大学第一附属医院精神医学科	120	未查及	72
	新乡	河南省精神病医院（河南省精神卫生中心）	1142	23.0	899
湖北	武汉	武汉市精神卫生中心	950	30.0	800
		武汉大学人民医院精神卫生中心	348	20.0	60
湖南	长沙	中南大学湘雅二医院精神科	270	5.0	100
		湖南省脑科医院精神心理科	未查及	未查及	未查及
广东	深圳	深圳市康宁医院	1816	46.6	1238
	广州	广东省精神卫生研究所	未查及	未查及	未查及
		广州医科大学附属脑科医院	1920	50.0	1400
广西	柳州	广西壮族自治区脑科医院	900	9.0	850
海南	海口	海南省安宁医院(海南省精神卫生中心)	900	1.5	623
贵州	贵阳	贵州省第二人民医院（贵州省精神卫生中心）	800	43.0	849
		贵州医科大学附属医院心理科	40	3.0	19
云南	昆明	昆明医科大学第一附属医院精神科	80	5.0	45
		云南省精神病医院（云南省精神卫生中心）	1160	未查及	547
陕西	西安	西安交通大学第一附属医院精神心理科	84	10.0	68
		西安市精神卫生中心	800	6.6	580
青海		青海省第三人民医院（青海省精神卫生中心）	384	4.0	298

[*] 数据来源于各医院官方网站及公众号。

二、北京大学第六医院

1942年，北京大学创建精神病学专业，为北京大学医学院附属医院设立的神经精神科。1951年，北京大学医学院第一附属医院建立精神病院，1954年，成立精神病学教研室。直到1980年，创建了北京大学第六医院（北京大学精神卫生研究所、北京大学精神卫生学院）。建院第二年（1982年2月），世界卫生组织（World Health Organization，WHO）确定北京医学院精神卫生研究所（现为北京大学第六医院）为国内第一家WHO精神卫生研究和培训协作中心。

经过几十年的努力，北京大学第六医院已经成为三级甲等医院，是北京大学精神病与精神卫生学临床医疗、人才培训与科学研究基地，是WHO北京精神卫生研究和培训协作中心，也是中国疾病预防控制中心精神卫生中心。2014年，该院被国家卫健委认定为第一批国家住院医师规范化培训基地，同年，该院被科技部、国家卫健委和总后勤部卫生部正式认定为国家精神心理疾病临床医学研究中心。如今，北京大学第六医院拥有卫生部唯一的精神卫生学重点实验室，为教育部批准的精神病与精神卫生学国家重点学科。在2020年精神医学专科综合复旦排行榜中排名第1位，综合得分95分。

北京大学第六医院作为国家重点建设住院医师规范化培训基地，每年为全国精神卫生事业培训各项人才。作为国家精神心理疾病临床医学研究中心，在中国工程院院士沈渔邨教授等精神病学专家群体的引领下，北大六院建立了以院士、长江学者、国家杰出青年基金获得者、“973”计划首席科学家、教育部新世纪优秀人才、国家优秀青年科学基金获得者、中青年科研人员为骨干的临床及基础研究队伍，形成了以心身医学、生物精神病学、社会精神病学、儿童精神病学、临床精神病学、精神药理学六个领域为方向的科研团队；历年来承担了多项国家级、省部级和国际合作项目，并获多项重大科研奖励。多年来，北京大学第六医院积极开展对外学术交流，引进先进技术，大力培养人才，极大促进了北京大学精神医学学科的全面发展，同时也在国际舞台赢得声誉。

三、上海市精神卫生中心

上海市精神卫生中心创建于1935年，前身是上海普慈疗养院，由慈善家陆伯鸿集资建造，是当时上海规模最大、设备最完善的精神专科医院，占地约100亩，建筑面积约3万平方米。上海市精神卫生中心经历了几十年的风雨历程，现已发展成为上海市唯一一所三级甲等精神专科医院；中心的总部、研究所及心理咨询部处于上海市徐汇区，分部及戒毒中心处于上海市闵行区，总建筑面积约10万平方米；目前设有核定床位1878张，目前实际开放床位1937张。在2020年精神医学专科综合复旦排行榜中排名第2位，综合得分86.67分。

上海市精神卫生中心同时也是上海市疾病预防控制精神卫生分中心、上海市精神卫生临床质量控制中心、上海市心理咨询培训中心、国家精神药物临床试验机构、世界卫生组织/上海精神卫生研究与培训合作中心。2006年5月，该中心正式成为上海交通大学医学院附属医院。此外，该中心还是复旦大学上海医学院、同济大学医学院的教学医院，是精神医学教学和硕士研究生、博士研究生的培养基地。

上海市精神卫生中心担负着全市精神卫生的医疗、教学、科研、预防、康复、心理咨询、治疗和对外学术交流等任务，是全国规模最大、业务种类最全、领衔学科最多的精神卫生机构，也是卫生部规划的全国四大区域性精神卫生中心之一。受卫生部委托，中心每年会举办全国精神科医师、护理进修班和研修班以及继续教育专题学习班，培养大批精神科医疗、护理骨干，分布于全国各地。同时，作为WHO精神卫生研究培训合作中心之一，与世界各国的精神医学界进行着广泛的联系和学术交流，并且开展多项科研合作。

上海市心理咨询培训中心为各类心理障碍患者以及在学习、工作、人际交往、婚姻恋爱等情况下产生心理困扰的来询者提供心理咨询服务，同时开展多种心理治疗，如认知治疗、精神分析治疗、行为治疗、森田治疗、家庭治疗、催眠治疗、儿童行为训练治疗、生物反馈治疗等。同时设有“上海市心理健康热线（64383562）”，是上海市最早设立的热线电话之一，为社会各阶层心理危机求助者提供及时的心理援助。此外，中心每年会举办各类医学心理咨询和心理治疗学习班，为上海地区和外省市培训心理咨询和心理治疗师，深受各地同道的欢迎。

四、中南大学湘雅二医院精神科

中南大学湘雅二医院精神科始建于1958年，成科之后相继设立了儿童精神卫生、神经症、情感性精神障碍、器质性精神障碍、心理咨询与治疗等专科门诊。此后湘雅精神科不断发展，逐步发展出四个各具特色的国内领先的临床研究方向，包括重大神经发育性精神疾病（精神分裂症、孤独症）、重大应激性精神疾病（抑郁症、创伤后应激障碍）、酒精和毒品所致疾病、临床心理评估与心理危机干预。

1994 年，湘雅精神科成为世界卫生组织合作研究中心，2001 年被批准为全国高等学校重点学科（为我国仅有的 2 个精神病学重点学科之一），2009 年被卫生部指定为全国四大区域性精神卫生中心之一。湘雅精神科几十年来一直注重人才队伍的培养，经过数代人的努力，已经成为精神病学界高级人才培训基地，培养了大批在专业上、学术上非常成熟的精神病学界的骨干。在 2020 年精神医学专科综合复旦排行榜中排名第 3 位，综合得分 76.67 分。

中南大学湘雅二医院目前是一所三级甲等综合医院，精神科是特色专业之一，该院是我国精神病与精神卫生学临床、教学、科研的人才培养基地，为我国精神卫生事业发展培养和输送了大量的高级人才。

五、四川大学华西医院心理卫生中心

四川大学华西医院心理卫生中心始建于 1938 年，是中国西部最早的精神卫生机构，是我国最早采用现代治疗手段治疗精神疾病的精神病学专业临床单位，也是我国精神病学界人才培养的摇篮。1958 年受四川省卫生厅委托开办精神科医师培训班，1978 年受卫生部委托举办精神科医师全国进修班，为全国各地，特别是为四川省的各精神病院和综合医院的神经精神科培养了大批精神卫生专业人才。随着学科的发展，1984 年，医院创建了国内首个精神科开放式病房，造福了无数个精神疾病患者及家庭，在家属陪同下，患者可以外出散步、就餐等，让患者得到了更人性化的治疗，也满足了患者和家属的需求。1986 年，创建了国内第一个司法精神病学教研室，专门开展精神病学司法方面的研究。

四川大学华西医院心理卫生中心迄今已有近百年历史，是我国历史最悠久的精神病学及精神卫生学科之一，也是全国四大区域性精神卫生中心之一。2012 年，医院成为《精神病学与精神卫生学》国家级精品课程承担单位。2017 年成为我国首个“综合医院心理健康服务综合标准化试点”单位。在 2020 年精神医学专科综合复旦排行榜中排名第 4 位，综合得分 63.33 分。

四川大学华西医院心理卫生中心不断创新、突破，对我国综合医院精神卫生事业的发展产生了重要的促进作用，为进一步推动综合医院精神卫生事业做出了巨大的贡献。

六、首都医科大学附属北京安定医院

首都医科大学附属北京安定医院始建于 1908 年，医院前身为清政府设立的“疯人院”，是第一家由政府创办的精神专科医院。历经近百年的风雨历程，北京安定医院现为市属精神卫生医疗机构暨三级甲等专科医院，承担着医疗、教学、科研、预防、社会服务和对外交流等任务。

作为首都医科大学精神卫生学院、国家精神科住院医师规范化培训基地、北京市住院医师结业考试唯一考点，北京安定医院承担着首都医科大学本专科和研究生教育培养、北京地区住院医师规范化培训、北京市精神科转岗培训和全国精神科医护人员进修培训任务，为精神卫生领域培养输送人才。同时，医院建设了北京市首批示范性研究型病房、北京市唯一一家精神疾病资源库。

首都医科大学附属北京安定医院历经百年沉淀，在临床、教学、科研等方面都取得了不错的成绩，在 2020 年精神医学专科综合复旦排行榜中排名第 5 位，综合得分 58.34 分。

七、南京脑科医院

南京脑科医院（又名南京医科大学附属脑科医院），始建于 1947 年，是我国最早的国立神经精神病专科医院。建院初期受到世界卫生组织重视，派来了当时美国精神病学会主席 Karl.Bowman 教授和护理专家 J.Picherella 指导工作，同时带来电休克机一台和 4 导联脑电图机一台，这在当时是我国最先进的专科医疗设备。随着学科的发展，1956 年医院在我国首开儿童精神病房，床位 10 张；1979 年鲁龙光教授创立了心理科心理咨询门诊，是我国第一个心理咨询与心理治疗专业机构，为各种心理障碍、精神疾病恢复期的患者及正常人在学习工作人际交往婚姻恋爱家庭生活等情况下所产生的心理问题和适应障碍提供心理咨询与心理治疗服务。自 1980 年以来，医院陆续开展精神科进修班、儿童精神科进修班，神经科及脑电图等进修班，为我国精神卫生事业发展培养了大批的人才。1991 年，医院又创建了国内首家危机干预专业中心（南京危机干预中心），承担着社会服务和科学研究双重任务，与国内专业性机构或非专业性组织保持联系，参与国际组织或双边的学术活动。2007 年江苏省心理危机干预热线成立，挂靠南京危机干预中心，承担江苏省心理危机干预热线服务。在 2020 年精神医学专科综合复旦排行榜中排名第 6 位，综合得分 46.67 分。

经过几十年的风雨历程，南京脑科医院现为一所集医疗、康复、教学、科研、司法鉴定等为一体的三级甲等专科医院，承担着南京市、江苏省，乃至全国神经和精神的医疗、康复、预防、教学、科研和司法鉴定等任务，同时承担着相关政府指令性工作及突发应急事件的心理救援等处置任务，在国家重大城市任务和突发公共卫生事件处置中发挥社会维稳作用。

八、广州医科大学附属脑科医院

广州医科大学附属脑科医院（又名广州市惠爱医院、广州市脑科医院、广州市精神卫生中心）是我国第一家精神专科医院，也是中国现代精神医学的起源地。2016 年医院成立了广州医科大学精神卫生学院，开始招收第一届精神卫生专业本科生；是国家五大精神科住院医师规范化培训基地之一，每年可容纳 60 名精神医学专业、10 名神经内科专业的规培医生。广州医科大学附属脑科医院也是硕士研究生和博士研究生的培养基地，每年招收硕士 40 余名，博士 3 ～ 4 名。

广州医科大学附属脑科医院是目前华南地区最大的三级甲等脑科医院，是一所集医疗、教学、科研、预防、康复于一体的神经精神疾病疑难重症诊疗研究中心、科学研究中心和专科人才培养基地。如今，医院占地面积 8 万多平方米，设有芳村总院、江村院区和荔湾门诊部三个院区，承担着广州市乃至华南地区的精神心理的医疗、教学、科研等重任，在 2020 年精神医学专科综合复旦排行榜中排名第 7 位，综合得分 41.67 分。

九、北京回龙观医院

北京回龙观医院始建于 1986 年，是首批国家精神病学临床重点专科。医院位于北京市昌平区回龙观镇，目前是北京市卫生局直属的集医疗、教学、科研、社会康复为一体的首都大型三级甲等精神卫生专科医院。2002 年 12 月，医院成立全国第一个心理危机研究与干预中心，中心开展自杀干预门诊、心理危机干预热线、综合医院急诊就诊人员中的心理危机干预工作。同时，北京回龙观医院是北京市唯一收治精神疾病合并糖尿病及其他内科躯体疾病的医院。

北京回龙观医院是首批国家级精神科住院医师规范化培训基地，完成临床医疗工作的同时，还承担着北京大学、中科院心理所、华北理工大学等院校的精神病与心理卫生教学任务；此外，承担中科院心理所、北京大学、北京师范大学、北京林业大学、吉利学院等学校和机构学生的实习任务，并承办国家级、市级精神卫生继续教育项目。

2010 年“北京市心理援助热线”在北京回龙观开通，这条热线是全国唯一一条对公众免费的、公益的专业心理援助热线，目前拥有一支 41 人组成的专业热线工作人员队伍，其中包括 9 名专业督导，同时开通 5 条线路，每周 7 天、每天 24 小时接听来电，为处于心理危机状态的个体及时提供快速有效的心理支持、咨询和干预服务。

北京回龙观医院历经几十年的风雨历程，在临床、科研、教学方面都取得不错的成绩，在 2020 年精神医学专科综合复旦排行榜中排名第 8 位，综合得分 31.67 分。

十、武汉大学人民医院

武汉大学人民医院（又名湖北省人民医院）始建于 1923 年，是一家三级甲等综合医院。医院精神卫生中心始建于 1956 年，1983 年被省政府批准为省级精神疾病司法鉴定中心，1986 年被批准为精神医学硕士点，1989 年在全国最早建立精神病学与精神卫生学本科专业，2005 年被批准招收精神病学博士生，2006 被省司法厅批准为法医精神病司法鉴定所。

武汉大学人民医院精神卫生中心是国内最大规模的综合医院精神科，积极开展各类精神障碍的诊治，接收各地疑难危重患者的转诊；中心是武汉大学精神病学和精神卫生教学基地，也是湖北省其他院校的教学协作单位，承担着武汉大学以及湖北省其他高等院校的研究生和本科生的精神病学、心理学等的教学及实（见）习任务，为国家培养了近 300 名精神卫生专业本科生、硕士生、博士生，并培训出数百名专科医生或进修医生。

中心积极响应国家实施“分级诊疗”的医改新思路，建立了省–市–县精神卫生多种模式医疗联合体；和武昌区残联共建以街道为基本单元的精神疾病阳光家园项目，受到国家卫计委、中国残联领导和专家的高度赞扬，并应2015年被国家卫计委制作成《阳光行动 情暖荆楚》示教片，供全国学习和参考。中心为医护人员心理健康提供安全保障，开设医务人员心理咨询阳光屋，为全国首家医务人员专属心理咨询室。

武汉大学人民医院精神卫生中心为推动我国精神卫生事业的发展做出了巨大的贡献，在2020年精神医学专科综合复旦排行榜中排名第9位，综合得分23.33分。

十一、西安交通大学第一附属医院

西安交通大学第一附属医院（原西安医科大学第一附属医院）始建于1956年，是我国西北地区规模最大的集医疗、教学、科研、康复、预防保健为一体的大型综合性三级甲等医院。西安交通大学第一附属医院精神心理科创立于1980年，由陈佩璋教授率先在国内综合医院开设心理咨询门诊。科室1998年成为国家药物临床注册试验机构，是西北首家获得药物临床注册试验资格的精神卫生专业机构。

西安交通大学第一附属医院精神心理科充分发挥综合医院的优势，依托多学科会诊协诊平台，建立区域性疑难及危重症患者诊治中心，重点收治诊断存在难点的精神疾病患者，以及合并严重甚至危及生命的躯体疾病的精神疾病患者，提高了我国西北地区精神疾病的诊断治疗水平，每年吸引了包括以西北五省为主的全国各个省市的患者前来就诊，其中超过50%以上的患者是疑难危重精神障碍患者，在精神医学临床诊断、治疗、科研及教学等领域均处于西北领先、国内先进水平。

西安交通大学第一附属医院精神心理科是国家卫健委“西部人才培养计划”唯一的精神科培训基地，每年培养数百名精神科医生，成为全国精神卫生领域的核心骨干力量。西安交通大学第一附属医院精神心理科处于国内先进水平，在2020年精神医学专科综合复旦排行榜中排名第10位，综合得分19.33分。

十二、国家精神疾病医学中心的设置

2022年7月28日国家卫生健康委发布了《国家卫生健康委关于设置国家精神疾病医学中心的通知》全文如下：

北京市、上海市、湖南省卫生健康委：

为进一步完善医疗卫生服务体系，推动优质医疗资源扩容和区域均衡布局，有效提高我国精神疾病领域医疗卫生服务能力，根据“十四五”时期国家医学中心和国家区域医疗中心设置工作有关安排和《国家医学中心和国家区域医疗中心设置实施方案》（国卫办医函〔2019〕45 号，以下简称《实施方案》），对照国家精神疾病医学中心设置标准，我委决定在全国遴选适宜医院设置国家精神疾病医学中心。

国家精神疾病医学中心设置工作启动后，我委先后收到《上海市卫生健康委员会关于设置国家精神医学中心的请示》（沪卫医〔2020〕122 号）、《湖南省卫生健康委关于报送国家精神医学中心申报材料的报告》《北京市卫生健康委员会关于依托北京大学第六医院、北京安定医院、北京回龙观医院建设国家精神医学中心的请示》（京卫医〔2021〕53 号）。经研究，根据设置工作有关安排和《实施方案》，我委决定在北京市以北京大学第六医院和首都医科大学附属北京安定医院为联合主体设置国家精神疾病医学中心，在上海市和湖南省分别以上海市精神卫生中心、中南大学湘雅二医院为主体设置国家精神疾病医学中心，共同构成国家精神疾病医学中心，形成南北协同、优势互补的模式，建立多中心协同工作机制，落实相应职责任务，带动全国精神疾病领域建设与发展。

北京大学第六医院、中南大学湘雅二医院、首都医科大学附属北京安定医院、上海市精神卫生中心作为国家精神疾病医学中心主体医院，负责医学中心日常运行和管理，并投入一定的工作经费和专门人员，确保医学中心按职责任务开展相关工作。你省（市）要切实履行地方主体责任，加大经费投入，给予政策支持，完善配套措施，推进医学中心建设和发展可持续。我委负责对医学中心的工作进行业务指导，确定工作目标和工作重点，下达专项任务和配套经费，每年对医学中心工作任务落实情况开展绩效评估和监督管理。

第三节

公共精神卫生服务

公共精神卫生服务的主要内容包括精神卫生专业机构、社区卫生服务机构以及其他相关工作人员，开展精神障碍和心理行为问题的预防与健康教育，严重精神障碍管理与治疗，以及社区应急医疗处置、突发公共卫生事件等工作。

一、严重精神障碍健康管理与治疗

1. 管理治疗体系建设

严重精神障碍指精神疾病症状严重，导致患者社会适应等功能严重损害、对自身健康状况或者客观现实不能完整认识，或者不能处理自身事务的精神障碍。我国自2004年开始实施“中央补助地方卫生经费严重精神障碍管理治疗项目”（简称“686”项目），国家开始支持公共精神卫生服务体系建设。2009年起，严重精神障碍患者社区随访管理纳入国家基本公共卫生服务项目，要求基层社区卫生服务中心对辖区内常住诊断明确的六种严重精神障碍（精神分裂症、双相情感障碍、分裂情感性精神障碍、偏执性精神障碍、精神发育迟滞伴发精神障碍和癫痫所致精神障碍）患者登记建立档案，开展随访评估、分类干预、康复指导和健康体检。严重精神障碍管理服务具体内容包括以下四项职能。

2. 患者信息管理

将严重精神障碍患者纳入管理时，需由家属提供或直接转自原承担治疗任务的专业医疗卫生机构的疾病诊疗相关信息，同时为患者进行一次全面评估，为其建立居民健康档案，并按照要求填写严重精神障碍患者个人信息补充表。

3. 随访评估

对应管理的严重精神障碍患者每年至少随访 4 次，每次随访应对患者进行危险性评估；检查患者的精神状况；询问和评估患者的躯体疾病、社会功能情况、用药情况及各项实验室检查结果等。

4. 分类干预

根据患者的危险性评估分级、社会功能状况、精神症状评估、自知力判断以及患者是否存在药物不良反应或躯体疾病情况对患者进行分类干预：

（1）病情不稳定患者

若危险性为 3 ～ 5 级或精神症状明显、自知力缺乏、有严重药物不良反应或严重躯体疾病，对症处理后立即转诊到上级医院。必要时报告当地公安部门，2 周内了解其治疗情况。对于未能住院或转诊的患者，联系精神专科医师进行相应处置，并在居委会人员和民警的共同协助下 2 周内随访。

（2）病情基本稳定患者

若危险性为 1 ～ 2 级或精神症状、自知力、社会功能状况至少有一方面较差，首先应判断是病情波动或药物疗效不佳，还是伴有药物不良反应或躯体症状恶化，分别采取在规定剂量范围内调整现用药物剂量和查找原因对症治疗的措施，2 周时随访，处理后病情趋于稳定者，可维持目前治疗方案，3 个月时随访；未达到稳定者，应请精神专科医师进行技术指导，1 个月时随访。

（3）病情稳定患者

若危险性为 0 级且精神症状基本消失、自知力基本恢复、社会功能处于一般或良好、无严重药物不良反应、躯体疾病稳定、无其他异常，继续执行上级医院制订的治疗方案，3 个月时随访。

（4）每次随访根据患者病情的控制情况，对患者及其家属进行有针对性的健康教育和生活技能训练等方面的康复指导，对家属提供心理支持和帮助。

5. 健康体检

在患者病情许可的情况下，征得监护人与（或）患者本人同意后，每年进行 1 次健康检查，可与随访相结合。内容包括一般体格检查、血压、体重、血常规（含白细胞分类）、转氨酶、血糖、心电图。

目前，我国严重精神障碍患者公共卫生服务管理工作取得了良好的成效，大多数患者得到了免费的健康管理服务，这有利于患者疾病的改善。同时，通过对严重精神障碍患者定期随访和评估，普及精神健康知识，加强对生活技能的培训等，可以有效地使患者平稳自己的情绪，有助于加快病情的恢复，并且还可以减少患者滋事的频率，有利于维护社会安定以及保障人员的安全。此外，在一定程度上减轻了患者的家庭经济负担，因为在患者健康管理时每年会有不少于 4 次的免费随访，并且还有一次免费的健康体检，全面了解患者的病情，调整药物治疗的情况。同时，会对患者进行心理调节，在和患者的沟通交流中了解其心理状况，并有效地控制患者病情，避免出现乱求医的情况；这不仅为患者减少了不必要的花费，还做到及时可靠的治疗。

二、突发公共卫生事件

1. 精神卫生干预的发展

突发公共卫生事件指突然发生，造成或者可能造成社会公众健康严重损害的重大传染病疫情、群体性不明原因疾病、重大食物和职业中毒以及其他严重影响公众健康的事件。

精神卫生干预是突发公共卫生事件应急机制的必要组成部分。1994 年新疆克拉玛依火灾救援中，灾后精神心理危机干预在国内首次实施，由北京医科大学精神卫生研究所（现为北京大学第六医院）组织专家团队前往新疆对火灾后幸存的孩子及其家长进行为期两个月的心理危机干预。之后在 1998 年张北地震和特大水灾、2000 年洛阳东都商厦火灾、2002 年大连“5・7”空难等突发事件中，都有灾后的心理救援。在 2003 年严重急性呼吸综合征（severe acute respiratory syndrome，SARS）期间，我国精神卫生专业人员通过精神药物、心理干预等综合性干预方法，缓解受灾人群的心理痛苦，预防和减轻受灾人群的急性应激障碍和创伤后应激障碍。近十几年，我国的精神心理干预工作取得了一定的进步，但干预工作并不系统，较零散。

2. 汶川地震心理危机干预的成果

2008 年 5 月 12 日汶川地震是近 30 年来中国遭受的最大规模地质灾害，数百万人无家可归，受灾群众和救护人员承受着巨大的身体和精神压力。随着抗震救灾工作的推进，灾后精神心理危机干预工作越来越受到重视。汶川地震之前，我国没有建立起科学有效的灾后心理援助体系，地震救援过程中，人们意识到突发事件应急管理和社会救援系统中必须包括心理干预，心理危机干预达到非常重要的地位，这在中国的抗灾救灾史上是史无前例的，我国第一次实现了物质救灾与心理救灾的统一。汶川地震的心理救援活动是中国心理危机干预的重要转折点，也是新起点。

汶川地震发生后，卫生部门颁布的《紧急心理危机干预指导原则》拓宽了心理危机干预对象范围，从最初只关注受难者及其家属扩大到四级目标人群，包括第一级的幸存者，第二级的目击者（救援者），第三级的幸存者和目击者（救援者）的亲人等，第四级的后方救援人员。2008 年的汶川地震，我国的心理危机干预不光实现了从无到有，从有到强，而且构建了体系，组建了队伍，为之后的各种灾难后的心理援助工作提供了非常有效的经验。

3. 新型冠状病毒肺炎疫情期间心理危机干预的成果

2019 年底爆发新型冠状病毒肺炎（coronavirus disease 2019，COVID-19），给中国乃至全世界人民的生命健康和生活工作带来了严重的问题。由于新型冠状病毒肺炎（新冠肺炎）是一种感染率高、传播速度快、波及面广的新发传染病，临床上还没有基于循证的有效治疗方案，病情严重者可能有生命危险；为了有效遏制疫情蔓延势头，人们的生活和工作学习方式也出现较大改变；同时，抗疫工作人员的工作强度高，难度大。这使得民众以及医护人员心理紧张，从而进入高应激状态，出现抑郁、焦虑等负性情绪。因此，精神心理干预至关重要。

鉴于新冠肺炎传染的特殊性，心理咨询服务采用远程在线的方式发挥独有的作用，相关专业机构通过不同的网络平台和应用程序（application，APP）进行远程心理疏导，有效避免直接接触，降低感染、传播新型冠状病毒（新冠病毒）的风险。心理危机干预热线也是民众及时获得心理支持的重要途径；与其他干预方式相比，电话咨询具有及时性、主动性、便捷性等优势。

同时，心理健康方面的科普至关重要。新冠肺炎疫情期间，各个电视台、网站、相关公众号发布了许多关于心理健康的知识，这些公开的科普方式有助于受灾人群了解心理健康知识，缓解受灾人群的压力，帮助民众正确应对疫情下的心理健康问题。此外，相关专业机构开发多个包含评估、在线咨询、自我调节等功能的APP和科普宣传手册供定点医院、方舱医院、隔离点等人员使用，缓解公众的不良情绪。

方舱医院为避免患者不良情绪产生及传播造成恐慌，心理疏导服务变成集体舞蹈、太极拳等团体活动，丰富患者的生活，让患者积极应对疾病，缓解不良情绪。同时，为避免一线医护人员因高强度工作导致心理问题，各个医疗队伍中都配备有精神心理专业人员，不但为患者进行心理疏导，也为医疗队员进行心理支持，舒缓医护人员的心理压力。

精神卫生是公共卫生事业的一个组成部分，它主要涉及的是与公众有关的心理健康问题，在突发公共卫生事件时精神心理卫生干预至关重要，为公众的心理健康保驾护航。

三、心理健康服务

1. 心理咨询和心理治疗

我国心理咨询与治疗发展比较晚，主要分为医疗、教育、社会三种运营模式。20世纪80年代初期，医疗机构中开始设立心理咨询门诊，医疗模式初见雏形。2002年，卫生部颁布了《心理治疗师职称考核》，标志着医疗系统内心理治疗的专业化。教育模式亦始于20世纪80年代，高等院校开设针对大学生的相关服务机构，其后又从高校逐渐发展到中小学。社会模式始于20世纪90年代，彼时出现我国最早的社会心理咨询机构。2001年，心理咨询师被正式列入《国家职业大典》，标志着社会模式走向职业化。

无论是心理咨询还是心理治疗，其目的都是帮助求助者解决心理问题及相关的行为问题。两者的主要区别在于，心理咨询主要解决健康及亚健康人群的心理问题，心理治疗主要服务于存在心理疾病的人群。

心理咨询的基本目的在于帮助来访者达到个性的和谐与全面发展，即帮助来访者摆脱消极情绪、确认自身价值、了解自身需求、洞悉自我心理特点、提高环境适应力、确定生活目标。心理治疗是一个目标明确的诊治心理疾患的过程，是由心理诊断、心理帮助和改变、结束治疗等不同的阶段和步骤所组成的，各阶段之间并无明显界限，而是互为关联、互为重叠，是一个完整而有序的统一体。

随着社会的发展和生活水平的提高，我国心理咨询与心理治疗快速发展。目前，全国各大综合医院、精神病医院已普遍设立心理咨询门诊，全国许多高校已设立学校心理咨询中心，在社会上也开办了婚姻、职业、儿童等各种心理咨询中心。我国心理咨询与治疗的方式多种多样，包括直接咨询和间接咨询、个别咨询和团体咨询、认知治疗和行为治疗、家庭治疗和森田治疗等。心理咨询和治疗是保障我国公众心理健康的核心专业力量。

2. 心理援助热线

心理援助热线具有及时性、匿名性、自控性、经济性、方便性等优势，作为一种行之有效且方便、经济的服务形式，已成为向公众提供心理健康教育、心理咨询和心理危机干预的重要途径，在处理心理应激和预防心理行为问题上发挥着积极作用。

热线服务的目标是为有心理困扰的来电者提供有针对性的心理健康教育；为有情绪冲突的来电者提供情绪疏导；为处于危机状态的来电者提供心理支持，帮助高危来电者稳定情绪以降低自杀风险；为有需要的来电者提供精神卫生相关知识和精神卫生机构相关信息，引导其寻求专业治疗，维护心理健康。热线服务的队伍包括精神科医生、心理治疗师和心理咨询师。

2008 年起，我国地级及以上地区逐渐开始设立心理援助热线，首先由试点先行，通过试点积累经验，逐渐增加试点地区，扩大服务范围，当时开通热线服务的精神卫生机构共有 17 家，到 2010 年增加到 26 家。

随着社会的发展，公众对心理热线服务的需求也在增长，2018 年共收到公众拨打热线电话 60 余万次，其中精神心理问题、心理健康知识，以及家庭、人际矛盾问题位居前三位。一般在热线咨询过程中来电者的情绪均会有不同程度的缓解，会得到及时的帮助和心理支持，对于需要进一步干预治疗的来电者，会建议其到专业机构进行下一步诊治，做到早发现、早治疗。

2021 年，各地依托精神专科医疗机构建立为公众提供公益服务的心理援助热线共 671 条。自 2020 年 2 月至 2021 年初，已接听来电 118 万余人次，为包括青少年在内的群众提供心理疏导和心理干预服务。

我国心理热线服务正在迅速、有序发展，逐渐强化管理、加强队伍建设和培养力度，不断扩展服务范围，为我国公众的心理健康提供保障。

四、精神卫生财政投入

精神卫生是公共卫生的一项重要内容，然而我国对精神卫生投入严重不足，2010 年 WHO 报告显示，我国精神卫生服务的财政投入可能只有总体卫生预算的 3% ~ 4%，严重影响精神卫生事业的发展。精神卫生工作的发展需要国家和社会的支持。近年来各级财政不断加大投入力度，支持精神卫生事业的发展。

资料显示，2009—2010 年，中央重点支持的建设项目总投资 154.12 亿，包括中央投资的 91.15 亿元和地方投资的 62.97 亿元。总投资金额中，精神卫生专业机构房屋建设投资 126.82 亿元，设备配置 27.30 亿元。总投资按精神科类型分配资金，精神专科医院共投资 129.16 亿元（中央投资 72.96 亿元，地方投资 56.20 亿元），包括房屋建设 106.20 亿元，购置设备 22.96 亿元；综合医院精神科共投资 24.96 亿元（中央投资 18.19 亿元，地方投资 6.77 亿元），包括房屋建设 20.62 亿元，购置设备 4.34 亿元。

2010—2011 年，国家共投入 91 亿元，用来改建全国 550 家精神卫生机构，投入 14.5 亿元更新相关医疗设备，290 万元用于专项精神卫生培训。国家投入 280 万元设立中央转移地方精神卫生防治人员培养项目。“十二五”期间，各级财政投入 154 亿元，加强省、市两级精神卫生专业机构建设。2014 年以来，国家对精神卫生事业的财政投入增加明显，到 2018 年，国家投入精神卫生总经费为 342 067.1 万元，其中中央投入 47 217 万元，地方各级部门投入 294 850.1 万元。

2019 年中央财政给每个省份补助资金 400 万元，用于支持健全社会心理服务体系建设，2020 年、2021 年资金增加到 500 万元。为支持各地进行严重精神障碍管理治疗工作，2020 年，中央财政安排补助资金 5.4 亿元，2021 年补助资金增加至 7.5 亿元。

2020 年我国精神专科医院财政拨款收入 1 696 158 万元，精神病防治所（站、中心）财政拨款收入 21 814 万元，用来支持房屋建设以及设备更新。

随着社会经济的发展，我国财政投入力度逐年加大，用于支持精神卫生机构的发展，我国精神卫生机构的设施条件得到很大的改善，建立起基本设施比较齐全的精神卫生防治网络。

第四节

精神卫生专业人员队伍建设

新中国成立以前，我国从事精神病学的专业医师仅有50～60位，精神科医师来源紧缺。随着社会的发展，中国精神卫生专业人才队伍逐渐壮大与成熟，但相对我国庞大的精神障碍患者人群，精神科专业人员仍是短缺。

一、1949年前精神卫生专业人员队伍建设

新中国成立前，最早从事精神疾病治疗工作的医师大多是传教士，随着对精神科医师的需求增加，精神专业课程陆续在医院和学校开设。1914年在“私立华西协和大学”设立医科，学制为6年，由外籍内科教授讲授精神病学和神经病学，这是我国最早传授精神病学知识的场所。1919年美国精神病学家伍兹（Andrew H. Woods）前往新创立的北京协和医学院工作，并在1922年开设神经精神病学课程，北京协和医学院神经精神科成为我国第一个精神病学教研室，现代精神病学也正式进入中国。伍兹教授和1932年接替他的雷曼（R.S. Lyman）教授培养了我国第一批神经精神科医师。1934年第一批培养的凌敏猷、黄友岐在湖南湘雅医院创立了神经精神科，继续培养精神病专业人才。然而，由于战乱，到1949年我国仅有精神科专业医师50～60人。

二、1949—1965年精神卫生专业人员队伍建设

新中国成立后，医疗卫生事业发展迅速，高等医学院的毕业生供不应求，国家对毕业生进行统一分配，能分配到精神科的医师只占少数；大部分从事精神科的医师都来

自中等专科学校，然而当时医学院校对精神科内容的培训很少，缺乏系统、长期、全面的精神专科知识培养。为弥补这一问题，我国各地开始举办进修班和培训班。20 世纪 50 ~ 60 年代比较有代表性的举办单位包括南京神经精神病防治院、上海市精神病防治院以及湖南医学院的精神科；特别是南京神经精神病防治院，是我国第一家专科教学医院，但后期因为政治运动，人才分散。1954 年，四川医学院第二附属医院（现华西医科大学）成立神经精神病学教研组，开始招收省内外进修医师；1958 年受四川省卫生厅的委托，主办为期一年的精神科医师培训班，培养了一批基层精神科医师。北京医学院第一附属医院精神科也招收研究生，但是规模很有限。1958 年，上海市精神病防治院成为上海市精神科教学与科研中心，吸引了全国各省市进修医生，成为 60 年代最具影响力的机构之一。

在全国各省市的共同努力下，我国精神卫生专业人员数量有所增加，截至 1961 年底，全国精神科医师达到 1228 人。

三、1966—1978年精神卫生专业人员队伍建设

我国经历了 10 年的“文化大革命”，严重影响了精神科的发展，在此期间许多大学停办，出现了医师缺乏的现象。1973 年，四川医学院附属医院协助自贡精神病院举办了为期半年的精神科医师培训班，为川南精神卫生服务系统做出了杰出贡献。

四、1978—2002年精神卫生专业人员队伍建设

改革开放以后，全国精神科人才培养逐渐恢复。1978 年，四川医学院开始举办精神科医师进修班，为期一年，对全国各地的精神科医师进行继续教育。同年，四川医学院设立硕士研究生培养点，招收硕士研究生，培养精神科高层次人才。

20 世纪 80 年代以来，许多医学院开始设立硕士研究生培养点，北京医科大学精神卫生研究所、上海精神卫生中心、湖南医科大学湘雅二院、四川医科大学精神科还被评定为博士研究生培养点。我国第一批博士生导师是沈渔邨教授，她为我国培养出第一名精神病学专业博士。沈渔邨教授创建了中国精神病学界第一个现代神经生化实验室；主编了精神专业参考书《精神病学》第一、二、三、四、五版；截至 2005 年，共培养

硕士生 11 名，博士生 14 名，与澳大利亚联合培养博士生 1 名，接受美国博士进修生 1 名。沈教授从事精神卫生事业近 60 年，为精神卫生事业的发展做出杰出贡献，是我国当代精神病学的奠基人之一。1990 年，杨德森教授被评为博士生导师，开始招收博士生。杨德森教授是中南湘雅医学院（湘雅二医院）精神病学教授，潜心于我国精神疾病分类与诊断标准的研究，曾主持制定“中国精神疾病诊断标准（Chinese Classification and Diagnostic Criteria of Mental Disorders，CCMD）”，是我国精神卫生系的开创者。1991 年，刘协和教授被评为华西医科大学博士生导师，开始招收博士生。刘协和教授是四川大学华西医院精神病学教授、博士生导师，培养硕士研究生 30 名，博士研究生 26 名，博士后 2 名；建立了国内第一个司法精神病学教研室，是新中国司法精神病学的开创者，是我国探索精神科学道路上的引领者之一。

此外，北京医科大学（1989 年）、湖南医科大学（1988 年）和华西医科大学（1993 年）还建立了精神卫生系，每年招收精神病学专科、本科生，为我国精神卫生事业发展大规模培养人才。

为提高精神科医师的业务能力，1980 年卫生部指定北京医学院精神科、北京安定医院、四川医学院精神科、湖南医学院精神科、哈尔滨医学院精神科、南京神经精神病防治院和上海市精神卫生中心作为我国精神科医师继续教育的中心。

在全国各省市的努力下，精神科专业医师数量逐年增长，截至 2002 年，我国精神专科医院执业（助理）医师 1.27 名 /10 万人。大多数毕业生都选择到大城市的精神病院就业，小城市基层精神病院精神科专业医师数量仍不足。

五、2002—2020年精神卫生专业人员队伍建设

2002 年起，我国在人才培养方面快速发展，逐步建立了精神科人才队伍，使我国精神科医师紧缺现象得到缓解。

刘才萍等以卫生部统计信息中心 2010 年中国精神卫生机构卫生技术人员的数量为基础，对七个地理区域精神卫生专业人员的特征进行整理（表 6-6）。资料显示，在我国精神卫生机构工作的精神科执业医师有 29% 仅具有技校学历，有 14% 的精神科执业医师没有学位；在注册护士中有 46% 没有学历。这是低等和中等收入国家常见的问题，可能因为人们认为当时的治疗方案对精神障碍的治疗效果差以及专业灵活性有限，因此

拥有学历的年轻医疗专业人员都不愿意从事精神科工作。此外，无论是精神科执业医师还是护士，华北地区专业人员的教育程度都要高于其他地区。

表 6-6　2010 年全国不同地理区域精神卫生机构内专业人员情况

地理区域划分	精神科执业医师	占比	注册护士	占比	其他专业人员	占比
东北部地区	2255	11.01%	3988	11.29%	1309	10.12%
东部地区	7530	36.77%	1 3078	37.01%	4177	32.31%
北部地区	2650	12.94%	4502	12.74%	2168	16.77%
南部地区	2279	11.13%	4062	11.50%	1566	12.11%
西南部地区	2693	13.15%	4541	12.85%	1489	11.52%
中部地区	2210	10.79%	3857	10.91%	1618	12.51%
西北部地区	863	4.21%	1309	3.70%	652	5.04%
总计	20 480	29.77%	35 337	51.36%	12 929	18.79%

为解决人才短缺的问题，自 2011 年起，国家卫生健康委组织实施国家级继续医学教育精神科专业项目 3470 余项，累计培训精神科医师 69 万余人次；同时，加强精神科住院医师规范化培训，2015—2018 年总计招收精神科住院医师规范化培训 6280 人，开展转岗培训。另一方面发展学历教育，截至 2020 年底，全国开设精神卫生本科专业的高校数量由 2015 年前的 4 家增至 30 家，招生数由 400 ～ 500 人增至 1600 人；全国有 80 所高校开设本科心理学专业，305 所高校开设应用心理学专业，两专业每年总招生数 2 万余人。

经过各级政府部门和精神科从业人员的不断努力，专业人员数量显著增长，截至 2015 年底，全国精神卫生机构内专业人员 122 309 人，绝大多数精神卫生专业人员（102 208 人，占比 83.57%）在政府部门主办的机构中工作，其中市级最多（54 759 人，占比 53.58%）（表 6-7、6-8）。

表 6-7　2015 年全国精神卫生机构内各类专业人员情况

人员分类	人数	占比
精神科执业医师	26 760	21.88%
精神科执业助理医师	3362	2.75%
注册护士	75 765	61.95%
调查机构内的心理治疗师	1615	1.32%

续表

人员分类	人数	占比
心理咨询师	3153	2.58%
康复师	1060	0.86%
社工	1500	1.23%
公卫医师	850	0.69%
见习医师 / 护士	8244	6.74%
总计	122 309	100.00%

表 6-8　2015 年全国精神卫生机构内专业人员情况

人员归属	人数	占比
精神专科医院	95 833	78.35%
综合医院精神科	21 195	17.33%
基层医疗卫生机构	3738	3.06%
康复医院	1074	0.88%
精神卫生门诊 / 诊所	249	0.20%
综合门诊	220	0.18%
总计	122 309	100.00%

截至 2020 年底，全国共有精神科执业（助理）医师 50 496 人，精神专科医院执业（助理）医师 45 432 人，注册护士 111 525 人；精神疾病防治所（站、中心）执业（助理）医师 499 人，注册护士 896 人。在医疗卫生机构中从事精神卫生工作的心理治疗师 4819 人，心理咨询师 40 920 人。

随着国家对精神卫生事业的重视增加，中国精神卫生专业人员数量有所增加，精神卫生专业人员的教育程度以及专业水平都在显著提高。

六、精神卫生专业人员规范化培训

1. 精神科住院医师规范化培训

住院医师规范化培训是国家医学教育成果转化成医疗资源的重要环节，然而我国长期以来并没有规范化住院医师培训制度。2000 年，华西医学院打破常规，进行以“社会人”身份招收应届医学毕业生进入华西医学院进行规范化培训的尝试，成为了我国第一家住院医师规范化培训的试点医疗机构。

为了加快我国精神科医师人才的培养，截至2002年，我国很多较高水平的精神卫生中心以及教学医院均创立了住院医师培训的制度和实践。但因为各个机构的教学条件和专业观点有所不同，培训方案和执行情况自然也有区别，并且当时缺乏全国统一的评估和考试制度，所以只能说是各自机构内部的规范化。2003年我国多个精神卫生机构合作，申请WHO项目支持，启动了“全国精神科住院医师规范化培训大纲”研究项目，确立培训的基本原则和框架。

2006年，精神科住院医师规范化培训细则和基地标准初稿完成并上报评审首批13家试点基地，包括北京大学第六医院、首都医科大学附属安定医院、北京回龙观医院、四川大学华西医院、南京医科大学附属脑科医院、广东省人民医院精神卫生研究所、中国科技大学同济医学院附属精神卫生中心、浙江大学医学院附属第一医院、浙江大学医学院附属第二医院、中南大学湘雅二医院精神卫生研究所、哈尔滨医科大学第一临床医学院、中山大学附属第三医院、中国医科大学附属盛京医院。2007年，全国首批13家试点基地被批准，2008年开始，全国各省市按照申报条件积极申报住院医师规范化培训（住培）基地。

直到2014年，全国150余家医院或精神科获批国家住培精神科专业基地，共有5家专科医院获首批住培基地。2014年进行首次招生，结果却差强人意，招生人数并没有完成额定招收的1000名医师，这种情况一直持续到2016年，2016年招生人数最多也只有849名医师。这可能与培训基地水平差别大有关。

我国精神科规范化培训起步比较晚，虽然连续3年没能完成额定招收人数，但招收人数在逐年增长。精神科规范化培训一般通过为期3年的住院医师规范化培训，培养一批高素质的精神科专业医师。四川大学华西医院精神科医师规范化培训为期5年，采用“3+2”的形式，3年精神科住院医师规范化培训+2年精神科专科医师培训（完成3年住院医师规范化培训的基础上进入的亚专科培训），2年专科医师培训以培养亚专科的临床工作能力为主要任务，着重加强老年精神病学、儿童精神病学、成瘾医学专业等亚专科的知识技能的培养，使被培养者具备独立正确处理精神科临床常见问题的能力，达到精神科专科初级主治医师的临床水平。

2. 心理咨询师、治疗师规范化培训

我国心理治疗发展比较晚，1987 年，在上海精神卫生中心举办了上海市首届医学心理咨询专业人员培训班，包括 34 名正式学员，78 名旁听生，进行为期 35 天的脱产培训，培训结束后考核合格者将获颁由上海市卫生局签发的医学心理咨询开诊资格。随后 1988 年、1989 年又连续举办了两届该培训班（每届为期 2 周），为我国培养了首批心理咨询和治疗的骨干人才。

万文鹏教授和玛加丽教授 1988 年在昆明举办了第一届“中德心理治疗讲习班”，1990 年在青岛举办了第 2 届，1994 年在杭州举办了第 3 届，进行心理治疗的继续教育培训。为促进理论强化和连续督导，自 1997 年起，“中德高级心理治疗师连续培训项目”开展，该项目分为初级班和高级班，每期培训为期 3 年，先后在昆明、北京、上海、成都等地连续举办，为中国心理治疗储备了大量的人才。

2001 年，我国将心理咨询师正式列入《中国职业大典》，2002 年 7 月，心理咨询师国家职业资格项目正式启动，全国统一鉴定考试每年举办两次，分别是 5 月和 11 月。按照国家职业资格心理咨询师培训鉴定工作的统一要求，已经或准备从事心理咨询师职业的人员，需要经过专门的职业培训，获得全国统一颁发的心理咨询师《中华人民共和国职业资格证书》后才能从事相应心理咨询。

截至 2015 年，我国已有 96 万人获得心理咨询师资格证，2017 年，心理咨询师资格证考试认定取消，已获证者仍有效，但该职业仍会存在，现阶段从事心理行业需考取心理专项能力证书。

2015 年起开始设置“心理治疗师考试”，截至 2015 年底，有 632 人考取了初级职称，4596 人考取了中级职称。2017 年心理咨询师停考后，心理治疗师考试变成了心理咨询与心理治疗方面的唯一的国家考试。截至 2018 年，已经有 10 000 人考取了心理治疗师资格。

一般来说，心理咨询师面对的来访者是正常人，主要处理人际、家庭、职场、事业发展等方面的压力和关系问题；心理治疗师面对的是精神障碍患者。

由于医院长期以来没有录用心理学人员的制度，心理学人员极少在医疗机构就职。截至 2015 年，全国心理治疗师只有 1615 人，心理咨询师只有 3153 人。

3. 精神科护士规范化培训

护士是精神卫生专业人员的重要组成部分。中国护理教育分为中等职业教育、高等职业教育（专科）、大学本科、硕士课程，绝大多数学校将精神科护理学纳入临床护理课程，如医学护理、外科护理、儿科护理、妇产科护理或社区护理。1980 年，南京医学院及南京军区总院联合开办了“文革”后第一个高级护理进修班，学制 3 年，毕业后获大专学历；1983 年天津医学院率先开办了 5 年制护理本科专业，毕业后获学士学位；此后，相继有 11 所高等院校开设了护理本科专业，学制 5 年。1992 年、1993 年分别批准了北京医科大学、第二军医大学护理系为护理硕士学位授予点。护理学毕业生需要通过全国护士执业资格考试获得护士证，从事包括精神科护理实践等护理工作实践。精神卫生机构会对在本机构工作的护理人员进行精神科护理知识和技能培训，但大多数护理硕士毕业生都不会选择精神卫生事业。

2010 年根据教育部规定，护理本科生精神科护理课程的学习时间要达到 24 ～ 42 小时，其中理论知识学习至少 20 小时，临床见习至少 4 小时，同时要求在精神病院进行 2 ～ 4 周的临床实习。到 2011 年，精神科护理学内容加入全国执业护士资格考试，精神科护理占比考试题量逐年增加。

2010 年，中国精神心理健康护理协会开始组织“专业护士”项目，第一阶段由北京回龙观医院、北京大学第六医院和北京安定医院联合开展，被培训者要求有临床实践经验和大学文凭；培训内容主要集中在对护理人员的精神科护理知识和技能培训，培训期为 2 个月，完成培训课程并通过考试的人员可以获得精神科专科护士证书。随后，全国各个省市的精神卫生机构也开展了相应的培训项目。

4. 精神科社工的发展

社会工作是一种以助人为宗旨，运用各种专业知识、技能和方法去解决社会问题的职业；在精神卫生及其相关领域服务的专业人员，称为精神科社会工作者。

精神科社会工作者最早出现在国外发达地区，我国直到 2011 年尚无精神科社会工作专业，精神科的社会工作大都是由精神科医师、护士、行政人员及非专业人员替代。因此，全国部分地区开始尝试精神科社会工作。北京大学第六医院、北京安定医院、北京回龙观医院及华中科技大学协和深圳医院等医院建立了医院社会工作制度，单独设置了社会工作部，配置了专职人员，开展精神科社会工作，积极探索制定我国精神科社会工作制度。

上海市民政第二精神卫生中心成为试点单位，率先在社会上招募具有专业卫生知识和技巧的人员，聘请了6名专职社工辅助慢性精神分裂症的康复治疗。最后发现在社工的辅助治疗下，患者自知力明显恢复，并且减缓了慢性衰退。

对精神科专业社工的培养也在逐步发展。在上海市精神卫生中心启动了我国首批"精神卫生社会工作者"培训，此次培训由上海市精神卫生中心和华东理工大学联合举办，培训计划招收150名学员，学员们需完成论理学习和实地培训（实地培训地点为上海市精神科和康复机构），完成培训的学员将纳入上海市精神卫生建设全局，为精神病患者及家属提供精神卫生的预防、治疗和康复服务。

中国精神科社会工作仍在起步阶段，大多数院校虽然设有社会工作专业，但没有精神科相关课程，导致毕业的社会工作者缺乏精神科相关知识，无法在精神科开展工作。我国精神卫生系统还需要建立一个完整的精神科社工培养方案。

七、总结

随着中国经济快速发展，社会家庭结构快速变化，我国精神卫生服务体系取得了一定的进展，无论是精神卫生机构数量、精神卫生专业人员数量、专业人员教育程度、精神卫生机构服务量还是财政收入，都在逐年增长。但我们也面临许多挑战，我国精神卫生资源相对分布不均衡，服务资源主要集中在发达地区，县级专业机构发展相对滞后，医师数量较少。基层医疗机构的精神卫生防治人员能力不足，多是兼职人员，心理治疗师、心理咨询师、医务社工人才缺乏。

我国精神卫生事业也有很多机遇，国家重视精神卫生事业的发展，财政收入不断增加，新技术的引进对精神卫生起到促进作用。另外，数据库和大平台，包括国家慢病计划，都在支持精神卫生卫生事业的发展。

总体来说，我国精神卫生事业面临很多挑战，同时也面临着许多机遇，随着国家加大对精神卫生事业的投入，完善精神卫生服务体系，提高精神卫生服务可及性，我国精神卫生事业会取得更快、更好的发展。

（吴　月　李　涛）

参考文献

[1] 王敦，宫芳芳，孙喜琢. 突发公共卫生事件下精神卫生干预的必要性和对策研究. 现代医院，2021，21：291-294.

[2] 中华人民共和国卫生部.中国卫生健康统计年鉴.北京：中国协和医科大学出版社，2020.

[3] 史晨辉，马宁，王立英，等. 中国精神卫生资源状况分析. 中国卫生政策研究，2019，12：51-57.

[4] Xu X，Li X，Xu D，et al. Psychiatric and Mental Health Nursing in China：Past，Present and Future. Arch Psychiatr Nurs，2017，31：470-476.

[5] Liu C，Chen L，Xie B，et al. Number and characteristics of medical professionals working in Chinese mental health facilities. Shanghai Arch Psychiatry，2013，25：277-285.

[6] 马宁，严俊，马弘，等. 2010年中国精神卫生机构和床位资源现状分析. 中国心理卫生杂志，2012，26：885-889.

[7] Fairman J A，Rowe J W，Hassmiller S，et al. Broadening the scope of nursing practice. N Engl J Med，2011，364：193-196.

[8] 刘寒，朱紫青. 精神科社工的研究进展及我国面临的问题. 神经疾病与精神卫生，2011，11（1）：93-95.

[9] 徐韬园. 我国现代精神病学发展史. 中华神经科杂志，1995，28（003）：168-176.

第七章 精神障碍的人群认知和态度

第一节

概　述

一、精神障碍疾病负担

精神障碍是一组具有易复发、易慢性化、高致残率、疾病负担重等特点的疾病。据以往的研究报告显示，全球范围内约 1/3 的人口在其一生中会遭受精神疾病的困扰。2017 年的调查数据显示，全球约有 9.7 亿人患有精神障碍，其疾病负担占疾病所致的伤残寿命损失年（year lived with disability，YLD）的 14.4%。如果考虑精神障碍和神经疾病的共病，精神障碍的疾病负担估计还会更高，可达 32.4%。与此同时，调查还发现全球约 80% 的精神障碍患者来自拥有全世界 85% 人口数量的 153 个中低收入国家。在对我国社区精神疾病的流行病学调查中发现，中国精神障碍的患病率呈急剧上升趋势。这种改变可能与社会和经济的快速发展、人们对于病情的坦诚程度，以及调查方法学的改变等因素有关，不同的研究方法可能对精神障碍患病率和分布情况产生不同的估计。

二、中国精神卫生资源

作为全世界人口最多的发展中国家，当前我国精神障碍患者治疗率远低于高收入国家。一般认为这可能与我国精神卫生服务资源不足的现状有关。我国是全世界人口数量最多的发展中国家，而精神科从业人员却相对较少，全国各地对精神疾病的治疗需求均有待得到进一步满足。2021 年《中国卫生健康统计年鉴》公布的数据显示，截至 2020 年底，全国精神病医院共有精神科执业（助理）医师 4.5 万余名。该数字虽然较以往有了较大提高，但仍难以满足人民群众对精神卫生服务的需要。同时，我国地域幅员辽阔，各地区经济社会发展水平不均衡，整体上呈现出东高西低的趋势，在精神卫生服务水平方面亦呈现出东部地区高于中西部地区、汉族地区高于少数民族地区的现状。比如在我国西藏地区，在现代医学模式引入西藏之前，曾有一段相当长的时期缺乏精神卫生专业人员为当地居民提供精神卫生服务，一些有精神健康问题的藏族同胞即使到当地能够提供医疗服务的机构寻求帮助，也几乎很难得到正确的诊断和治疗，只能向其家人、邻居，亦或是佛陀和僧侣寻求精神支持和心理安慰。虽然，近年来当地的精神卫生服务资源和受过专业培训的精神卫生专业人员数量有所改善，但仍很稀缺。

三、公众精神卫生意识

和全世界很多其他国家类似，我国也面临着患者及公众群体的精神卫生意识不足而影响对精神障碍及精神卫生服务的认知和态度的问题。这一问题也是造成我国精神卫生服务资源利用度不高的重要原因之一。既往的调查发现，包括精神障碍患者及其家属在内的普通人群对精神疾病存在片面的，甚至是完全错误的认识，对精神障碍患者的求助行为、坚持治疗和康复等产生负面影响。精神障碍患者及其家属也常常容易遭受到比其他疾病都更为突出的社会歧视和病耻感。这些情况常常导致很多患者及其家属不愿意到专业的精神卫生医疗机构进行进一步诊治，或者是即便接受了短暂治疗，症状得到了有效缓解，但由于担心药物副作用，以及担心遭受周围人的歧视等原因，不愿意让旁人发现自己患有精神疾病或在服用精神疾病治疗药物，导致患者最终未能坚持长期治疗，疾病反复发作，迁延不愈，进而严重影响患者及其家人的生活质量，增加家庭及社会的疾病负担。

四、精神卫生服务利用研究

据“中国精神障碍疾病负担及卫生服务利用的研究”（简称中国精神卫生调查，China Mental Health Survey，CMHS）报告显示，所有精神障碍患者精神卫生服务的咨询率为 15.29%。在所有被调查的精神障碍分类中，咨询率和治疗率最高的均为精神分裂症及其他精神病性障碍（均为 51.64%），最低的是酒精和药物使用障碍（分别为 2.52% 和 1.48%）。各类精神障碍及时治疗比例高低差异显著，但均普遍低于 50%。抑郁症、双相障碍患者的延误治疗时间中位数分别为 4 年和 5 年，而有些研究中的精神分裂症患者的延误治疗时间更是长达 34 年。对此，曾有研究人员发现即便在大城市中，大多数符合精神疾病诊断标准者，其治疗意愿也不足，而少数有治疗意愿的人往往可能遇到两大类问题，第一类是客观条件方面的结构性问题，主要包括治疗费用高昂、缺少服务可及性及相关知识、交通问题、日程安排不便等。调查显示，接近半数的受访者并不知道在遇到相关疾病的困扰后应当向谁寻求帮助，也不知道该去哪里寻求治疗。第二类是被调查者主观的态度性问题，主要包括以下几个方面：认为其精神问题并不严重，是由自己太脆弱、外界压力太大等原因造成的，会自行好转，认为治疗并不能改变根本问题，以及担心人们对自己的异样看法等，甚至半数以上的受访者认为相关问题可以通过自己处理使疾病得到控制。其中，受主观的态度性问题影响的面比受客观条件方面的结构性问题影响的面更广。这些调查结果表明，人群对于精神疾病的认知仍普遍存在误区和盲点，这些误区和盲点对正确获取精神卫生服务的不良影响甚至比客观条件的限制还更为突出。

因此，在当前精神障碍患病率迅速增长的背景下，除了需要持续关注并完善我国目前尚有缺失的精神卫生服务体系建设之外，还应当就人群对于精神障碍的认知和态度的变化进行了解，以便精神卫生服务从业人员讨论思考，探索提升精神卫生服务质量的方法和普及心理健康知识的道路，以便为提高人群对精神疾病的认识水平、改变人群对精神疾病的认知误区、制定更具针对性的相关政策等提供参考，从而不断优化我国精神卫生服务资源配置，促进我国精神卫生服务进步和发展。

基于上述情况，为了解社区居民及精神障碍患者精神卫生服务利用的影响因素，更好地提升医疗卫生服务水平，提高精神障碍及时治疗比例，尽力缩短延误治疗时间，CMHS 对社区居民及精神障碍患者在出现精神问题时自我报告的治疗意向、病耻感程度及对精神卫生服务效果的认识三个维度进行了调查。

第二节

研究方法

一、调查对象

本研究以 CMHS 参与者作为调查对象，涉及全国 31 个省、自治区、直辖市（不包括香港、澳门、台湾）的 18 岁及以上的常住人口，即实际居住在某地区半年以上的人口，判定标准是：过去 12 个月累计居住满 6 个月的居民，排除居住在功能社区（如企业和事业单位、施工区、军队、学校、医院、养老院等）中的居民。

与 CMHS 调查过程一致，本研究同样分为两个阶段进行：

在调查第一阶段，使用与国际接轨的复合性国际诊断交谈表（Composite International Diagnostic Interview，CIDI）获得心境障碍、焦虑障碍、酒精药物使用障碍、间歇性暴发性障碍、进食障碍、物质躯体疾病所致精神障碍（不含物质躯体疾病所致精神病性障碍）等六类障碍的诊断结果，并获得精神分裂症及其他精神病性障碍的筛查结果。同时，以 10/66 痴呆诊断工具中的社区痴呆筛查表（Community Screening Interview for Dementia，CSID）－受访者问卷作为筛查工具获得痴呆的筛查结果。最终，共计 28 140 人完成了本阶段调查。

在调查第二阶段，一方面由精神科医生抽取第一阶段调查精神分裂症及其他精神病性障碍全部筛查阳性样本（568 人），采用 DSM-Ⅳ轴Ⅰ障碍定式临床检查（Structured Clinical Interview for DSM-Ⅳ Axis Ⅰ Disorders，SCID-Ⅰ）进行复查，以获得精神分裂症及其他精神病性障碍、物质躯体疾病所致精神病性障碍的诊断，共计 457 人完成了调查；同时，随机抽取 4% 第一阶段筛查阴性样本（1093 人）进行复查，共计 853 人完成了调查。另一方面，抽取老年期痴呆全部筛查阳性样本（1385 人）采用 10/66

痴呆诊断工具进行复查，以获得老年期痴呆的诊断，共计 1153 人完成了调查；同时，随机抽取 1 ： 1 筛查阴性样本（1347 人）进行复查，共计 1140 人完成了调查。

二、调查内容

本研究通过受访者自我报告的情况来对精神卫生服务利用的影响因素进行调查。分别调查社区居民及精神障碍患者在出现精神问题时的治疗意向，即寻求专业人员帮助、进行相应治疗的意向，包括“肯定治疗”“可能治疗”“可能不治疗”和“肯定不治疗”四个意向选项；病耻感，即相关人员对精神疾病患者的非正常行为表现出的排斥态度，以及精神疾病患者因患病出现的羞耻感、自卑感等情感反应的强度，包括“强烈”“有些”“很少”及“完全没有”四个程度；对精神卫生服务治疗效果的认识，包括认为“精神卫生服务可有效控制疾病病情”和认为“精神疾病可不治自愈”两种认识状况。

第三节

研究结果

一、治疗意向

符合精神障碍诊断的社区居民和其他社区居民在出现精神问题时想寻求专业人员帮助意向方面的差异并不突出。受访者中约 44.81% 的居民表示有治疗意向，但只有 25.67% 的居民有强烈的治疗意愿。在调查所涉及的非精神障碍、心境障碍、焦虑障碍、酒精及药物使用障碍、精神分裂症及其他精神病性障碍和老年期痴呆六类社区居民中，符合精神分裂症及其他精神病性障碍诊断的社区居民的治疗意向较高，符合老年期痴呆诊断者治疗意向较低（表 7-1）。

表 7-1　社区居民及各类精神障碍患者的治疗意向构成比（%）

各类人群	出现精神问题时的治疗意向				合计
	肯定治疗	可能治疗	可能不治疗	肯定不治疗	
社区居民	25.67	19.14	11.43	43.76	100
不符合精神障碍诊断者	24.90	19.72	11.29	44.09	100
符合精神障碍诊断者	26.17	21.51	12.90	39.42	100
Ⅰ. 心境障碍	28.04	21.12	11.90	38.94	100
Ⅱ. 焦虑障碍	25.84	24.21	11.59	38.36	100
Ⅲ. 酒精及药物使用障碍	29.45	16.72	11.80	42.03	100
Ⅳ. 精神分裂症及其他精神病性障碍	22.65	30.34	2.00	45.02	100
Ⅴ. 老年期痴呆	26.32	6.67	6.31	60.70	100

二、病耻感程度

精神障碍患者常常因为社会对该类疾病的“污名化”表现出强烈的病耻感，这种情绪可波及自身及家庭，往往对疾病的诊疗及康复有极大的负面效应。本调查中，符合精神障碍诊断的社区居民和其他社区居民报告“有些”或“强烈”病耻感的比例分别为36.77% 和 29.10%，无论是单因素分析，还是在控制性别、年龄、城乡、东中西部经济区、婚姻、受教育程度等因素后的多因素分析，结果均显示，符合精神障碍诊断者中报告的病耻感比例更高。对比不符合精神障碍诊断者，符合精神障碍诊断者可能由于社会心理因素以及本身疾病影响拥有更强烈的病耻感。在六类诊断中，符合精神分裂症及其他精神病性障碍、心境障碍、焦虑障碍者的强烈病耻感比例分别列居第一、二、三位，而酒精及药物使用障碍患者的强烈病耻感比例则较低（表 7-2）。

表 7-2　社区居民及各类精神障碍患者的病耻感程度构成比（%）

各类人群	对于精神疾病的病耻感				合计
	强烈	有些	很少	完全没有	
社区居民	5.67	25.32	24.18	44.83	100
不符合精神障碍诊断者	4.99	24.11	27.03	43.87	100
符合精神障碍诊断者	8.80	27.97	21.28	41.95	100
Ⅰ. 心境障碍	10.97	31.01	18.94	39.09	100
Ⅱ. 焦虑障碍	9.28	33.05	21.64	36.03	100
Ⅲ. 酒精及药物使用障碍	4.06	22.56	21.44	51.94	100
Ⅳ. 精神分裂症及其他精神病性障碍	22.03	12.85	32.50	32.62	100
Ⅴ. 老年期痴呆	6.86	16.99	31.32	44.83	100

三、对精神卫生服务效果的认识

社区居民对于精神卫生服务效果的认知可能影响他们在面临疾病时的选择。研究显示，53.60% 的社区居民认为的精神障碍患者可以通过精神卫生服务有效控制病情，38.01% 的居民则认为精神障碍可以不治自愈。在这两方面，符合精神障碍诊断的居民和其他居民认识的差异并不突出。但符合精神分裂症及其他精神病性障碍诊断者认为精神卫生服务可以有效控制病情的比例（25.14%）显著低于符合其他精神障碍诊断者（均大于等于48.02%）；符合精神分裂症及其他精神病性障碍诊断者认为精神障碍可以不治自愈的比例也最低，仅24.70%；而符合其他精神障碍者中认为精神障碍可以不治自愈的比例在35.70%至41.67%之间（表7-3）。

表7-3 社区居民及各类精神障碍患者对精神卫生服务效果的认识（%）

各类人群	认为可有效控制病情的比例	认为可不治自愈的比例
社区居民	53.60	38.01
不符合精神障碍诊断者	54.10	38.02
符合精神障碍诊断者	51.69	37.17
Ⅰ. 心境障碍	51.21	35.70
Ⅱ. 焦虑障碍	54.30	37.96
Ⅲ. 酒精及药物使用障碍	51.23	36.96
Ⅳ. 精神分裂症及其他精神病性障碍	25.14	24.70
Ⅴ. 老年期痴呆	48.02	41.67

第四节

精神卫生服务利用现况的分析

一、接受治疗意向

本次调查发现包括精神障碍患者在内的被调查人群在出现精神健康问题时，其接受治疗的意向明显低于不接受治疗的意向。这与一些在综合医院非精神科开展的类似调查结果一致，如熊娜娜等对我国综合医院非精神科门诊共病抑郁或焦虑障碍的检出情况进行调查，发现在综合医院非精神科，抑郁或焦虑障碍的检出率较高，可高达 50.4%。但这些患者因躯体症状在非精神科相关科室就诊，得到有效治疗的比例却不足 40%，仍有较高比例的患者未得到有效治疗。进一步调查发现，造成这种现象的原因与这些患者的治疗意向密切相关，在这些共病抑郁或焦虑障碍患者中，仅有 45.1% ~ 65.8% 的个体表示愿意到心理（咨询）门诊或精神科门诊接受进一步诊治。说明还有相当多的可能存在各种精神健康问题的人群由于其治疗意向不强，不愿到精神专科接受相应的诊治。这或许是导致当前我国精神卫生服务利用率不高的重要原因之一。针对此种情况，刘情情等曾对影响患者治疗意向的因素进行了调查，发现女性、受教育程度高和对疾病感知习惯进行心理因素归因等特征对患者在出现精神卫生相关问题时向精神卫生专业人员寻求帮助的意向具有正向的预测作用，而存在躯体症状、对疾病感知习惯躯体因素和免疫因素归因、对向精神卫生专业人员寻求帮助存在耻感等特征则对患者的治疗意向具有负向的预测作用。但这些发现还存在不一致的地方，比如孙思伟等对青少年人群对抑郁症求助意向的研究中就发现男性较女性的求助意向更高。这或许与调查的人群和所调查的疾病存在差异有关。此类不一致的结果提示仍需要继续开展更系统深入的相关研究，发现影响人群治疗意向的因素，从而研究制定相应的对策，以增强人群在出现精神健康问题时积极接受治疗的意向，提高我国精神卫生服务的利用率。

二、病耻感

本次调查结果还显示，符合精神障碍诊断的社区居民报告“有些”或“强烈”病耻感的比例（36.77%）高于其他居民（29.10%），但总体与以往的调查中 30% 左右的水平类似。例如，杨小龙等利用国家 2010 年颁布的精神卫生工作指标调查评估方案中的精神疾病态度问卷对兰州市城乡居民对精神疾病态度的现状调查发现，31.4% 的城乡居民对精神疾病持负性态度。彭蓉等利用相同的工具对广西农村居民对精神疾病的态度进行调查，发现该地区农村居民对精神疾病的包容度还有待提高。陈玉明等在上海市静安区进行的类似调查也发现居民对精神疾病多持有负性态度和不确定态度，在与精神疾病患者交友、信任、友好等正性态度方面评分较低。公众认为精神疾病患者是危险的，使他们常常对患者产生偏见和歧视，害怕或者拒绝与精神疾病患者交流。与此同时，已有非常多的研究证据表明，由于存在病耻感，精神疾病患者容易出现低自尊、社会适应能力变差、失业、服药依从性降低、提前终止治疗等问题，成为阻碍患者获得有效治疗和康复机会的无形障碍。患者害怕疾病被他人知晓后遭到歧视，担心其他人用异样的态度对待自己，于是将自己封闭起来，拒绝参与社会活动，生活质量受到严重影响，最终导致精神障碍患者个人及其家庭，乃至整个社会的疾病负担增加，是导致精神卫生服务利用不足的又一重要原因。对此，有学者对精神障碍病耻感的影响因素进行研究，发现受教育程度、职业因素、人格特征、社会支持、医疗环境及文化背景等因素与病耻感有关。例如，工作不稳定、性格内向孤僻、社会支持差、集体主义文化较浓等特征的人群，对精神障碍产生的病耻感水平常常较高。基于这些影响因素也提出了一些干预措施，例如可以通过加强对公众的教育，促使其正确认识精神疾病；增加与精神障碍患者的接触，消除大家的固有偏见；积极保护精神障碍患者各个方面的利益等措施降低病耻感水平。但这些措施目前仍有待进一步完善，其具体实施过程也需要结合现实情况，与政府相关职能部门、精神卫生专业人员，以及诸多社会力量等联合，才能有效降低对精神障碍的病耻感，促进精神障碍患者功能康复，回归社会。

三、加强健康教育

综上所述，就治疗意向以及对精神卫生服务的认识而言，本次调查发现，符合精神障碍诊断的社区居民与其他居民可能均对精神障碍诊疗和结局的认知存在明显的误区。人们对精神障碍的治疗及其效果仍存在的悲观和抵触情绪，成为当前我国精神卫生服务利用率不高的主要原因之一。而在病耻感方面，符合精神障碍诊断的社区居民与其他居民的报告存在显著差异，这一发现提示精神障碍患者应该是病耻感干预的重要群体，尤其是针对具有更高病耻感和更低治疗期望的重型精神障碍患者，如何消除个人及社会对他们的“污名化”，减轻病耻感，仍然是精神卫生服务研究最重要的议题之一。希望不久的将来，随着国家相关职能部门对精神卫生的持续关注和相关政策措施的有效落实，能够充分发挥“移动互联网 +”与人工智能技术结合应用在心身健康管理及干预技术体系进化发展中的巨大潜力，通过对精神健康的重要性及常见精神障碍的预防、识别和应对办法等精神卫生知识进行高效宣传普及，加强健康教育和移动健康管理等措施，切实提高患者及相关群体的精神卫生意识，促进公众对精神障碍的认识和态度逐渐向好发生转变，纠正全社会对精神疾病的病耻感等不良认知，从而推动我国精神卫生服务及人民心身健康水平的全面提高。

（郭万军　汪辉耀）

参考文献

[1] Trigueros R, Navarro N, Mercader I, et al. Mental Health and Healthy Habits in Parent of Children with Severe Mental Disorder. Psychol Res Behav Manag, 2022, 15: 227-235.

[2] Carrara B S, Fernandes R, Bobbili S J, et al. Health care providers and people with mental illness: An integrative review on anti-stigma interventions. Int J Soc Psychiatry, 2021, 67 (7): 840-853.

[3] 陈玉明，庄晓伟，刘寒，等. 上海市静安区居民精神卫生知识知晓率及对精神疾病态度的流行病学调查分析. 慢性病学杂志，2021，22 (06): 829-833.

[4] 江开达. 精神疾病的特殊性与开展带量采购的思考. 国际精神病学杂志，2021，48 (3): 398-401.

[5] Kang Y, Wang H, Li X, et al. A brief web-based screening plus emotional-disorder health education was associated with improvement of mental health awareness and service-seeking attitudes among patients seeking nonpsychiatric clinical services in China. Depress Anxiety, 2021, 38 (5): 571-587.

[6] 刘情情，蒲金玉，孔艳，等．综合医院门诊患者心理求助意向的影响因素．中国健康心理学杂志，2021，29（10）：1463-1467.

[7] 陈玉，胡宇．公众精神疾病病耻感相关研究进展．中国健康心理学杂志，2020，28（02）：308-312.

[8] 张萌，吕婷．中国精神疾病患者病耻感研究的meta分析．职业与健康，2020，36（08）：1124-1129.

[9] Alexová A，Kågström A，Winkler P，et al. Correlates of internalized stigma levels in people with psychosis in the Czech Republic. Int J Soc Psychiatry，2019，65（5）：347-353.

[10] Mutiso V N，Pike K，Musyimi C W，et al. Feasibility of WHO mhGAP-intervention guide in reducing experienced discrimination in people with mental disorders：a pilot study in a rural Kenyan setting. Epidemiol Psychiatr Sci，2019，28（2）：156-167.

[11] 彭蓉，覃娴静，韦小飞，等．广西农村居民精神卫生知识知晓率、对精神疾病的态度及其影响因素．广西医学，2019，41（15）：1936-1940.

[12] Schomerus G，Stolzenburg S，Freitag S，et al. Stigma as a barrier to recognizing personal mental illness and seeking help：a prospective study among untreated persons with mental illness. Eur Arch Psychiatry Clin Neurosci，2019，269（4）：469-479.

[13] GBD 2017 Disease and Injury Incidence and Prevalence Collaborators. Global，regional，and national incidence，prevalence，and years lived with disability for 354 diseases and injuries for 195 countries and territories，1990-2017：a systematic analysis for the Global Burden of Disease Study 2017. Lancet，2018，392（10159）：1789-1858.

[14] Krupchanka D，Chrtková D，Vítková M，et al. Experience of stigma and discrimination in families of persons with schizophrenia in the Czech Republic. Soc Sci Med，2018，212：129-135.

[15] Xie L，Wei G，Xu Y，et al. Psychiatric Epidemiology and Mental Health Service in the Tibet Autonomous Region of the People's Republic of China. Shanghai Arch Psychiatry，2018，30（2）：127-130.

[16] 冯艳春，张修莉，刘继霞，等．综合医院住院患者整体抑郁焦虑状况．中国健康心理学杂志，2017，25（05）：683-687.

[17] 贾品，张彬，王宁，等．精神疾病病耻感的相关因素．护理实践与研究，2017，14（24）：22-25.

[18] Rathod S，Pinninti N，Irfan M，et al. Mental Health Service Provision in Low- and Middle-Income Countries. Health Serv Insights，2017，10：1178632917694350.

[19] 熊娜娜，魏镜，洪霞，等．综合医院不同科室门诊多躯体症状患者抑郁、焦虑障碍的检出率及症状分布特点——一项多中心横断面研究．临床精神医学杂志，2017，27（02）：81-84.

[20] 杨小龙，吕红波，焦歆益，等．兰州市城乡居民对精神疾病态度的现状调查．临床精神医学杂志，2017，27（06）：388-390.

[21] 陈玉明，庄晓伟．精神疾病患者病耻感产生原因及干预措施．慢性病学杂志，2016，17（04）：433-436.

[22] Vigo D，Thornicroft G，Atun R. Estimating the true global burden of mental illness. Lancet Psychiatry，2016，3（2）：171-178.

[23] 徐利敏，潘小平，何方红，等. 广州市综合医院非精神科门诊患者抑郁焦虑障碍情况调查. 实用医学杂志，2016，32(11)：1864-1867.

[24] 孙思伟，常春，孙玮，等. 青少年人群感知抑郁症病耻感与求助意向研究. 中国学校卫生，2013，34(05)：528-530+533.

[25] Guo W J, Tsang A, Li T, et al. Psychiatric epidemiological surveys in China 1960-2010: how real is the increase of mental disorders. Curr Opin Psychiatry, 2011, 24(4): 324-330.

[26] Perlick D A, Nelson A H, Mattias K, et al. In our own voice-family companion: reducing self-stigma of family members of persons with serious mental illness. Psychiatr Serv, 2011, 62(12): 1456-1462.

[27] Lee S, Guo W J, Tsang A, et al. Perceived barriers to mental health treatment in metropolitan China. Psychiatr Serv, 2010, 61(12): 1260-1262.

[28] 史丽丽，赵晓晖，姜荣环，等. 北京市部分综合医院神经内科门诊焦虑、抑郁障碍现况调查. 中国心理卫生杂志，2009，23(09)：616-620.

[29] 徐晖，李峥. 精神疾病患者病耻感的研究进展. 中华护理杂志，2007，(05)：455-458.

[30] Corrigan P. How stigma interferes with mental health care. Am Psychol, 2004, 59(7): 614-625.

[31] Corrigan P W, Watson A C. Understanding the impact of stigma on people with mental illness. World Psychiatry, 2002, 1(1): 16-20.

第八章 精神障碍患者的照护

第一节

精神障碍患者的照护需求

全球精神障碍的患病率逐年上升，根据目前的流行病学数据，未来任何一类精神障碍的终生患病率可能将超过 1/3。精神障碍的治疗、康复、照料和护理所需要的费用对患者及其家庭是一笔不容小觑的支出。除经济负担外，精神障碍的病耻感、社会边缘化等也会给患者及其照护者带来巨大的心理负担。2017 年全球疾病负担（Global Burden of Disease，GBD）研究报告显示，在我国，精神障碍已经成为了伤残寿命损失率（years lived with disability，YLD）的主要原因之一。

由于精神障碍存在难治愈、病情迁延、可能复发等特点，相当一部分精神障碍患者都存在照护的需求。精神障碍患者的照护（care）指精神障碍患者的照料与护理，广义上包括精神障碍患者的治疗、支持、照顾与关怀。在全球范围内，精神障碍患者的医疗卫生资源的可及性并不理想。根据 2020 年世界卫生组织（World Health Organization，WHO）精神卫生地图集，全球精神卫生医疗资源的可及性虽有所改善（全球每 10 万人精神专科医生中位数从 2014 年的 9 人上升至 13 人），但不同收入群体的国家之间存在明显的差距，低收入国家每 10 万人精神专科医生中位数为 1.4 人，高收入国家每 10 万人精神专科医生中位数超过 62 人（图 8-1）。对于享有照护的精神障碍患者来说，其照护方式也可能是不科学、不合理的。此外，由于身患疾病，患者可能丧失部分或全部工作能力，从而影响家庭经济水平，减少患者的社会支持。WHO 建议将精神障碍的照护纳入初级医疗卫生保健当中，由基础医疗卫生保健相关人员对患者进行照料和护理，减轻患者家庭负担，更好地满足精神障碍患者的照护需求。WHO 提出精神卫生差距行动规划（mental health Gap Action Programme，mhGAP），该规划为非专业人员提供循证指导，目的是缩小不同国家，特别是中低收入国家之间照护精神障碍患者水平的差距，使医疗卫生水平相对不足的国家能够更好地确定和管理一系列精神卫生重点疾患。

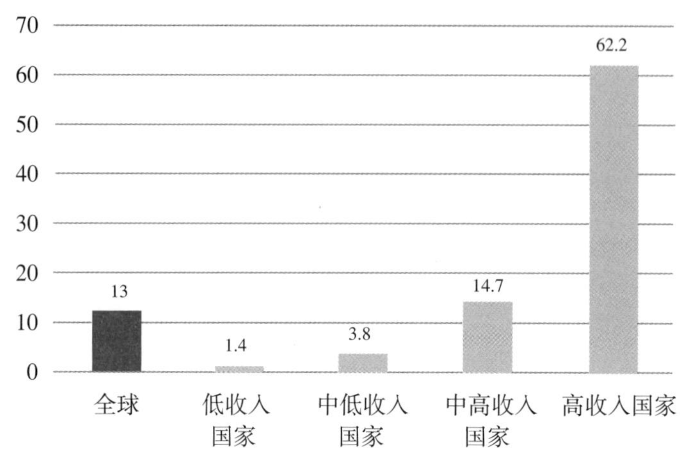

▲ **图 8-1　不同经济水平国家精神专科医生中位数（/10 万人）**

近年来，国内外对精神障碍患者的照护研究越来越多。本章内容将在 2013 年中国精神卫生调查（China Mental Health Survey，CMHS）基础上，结合 WHO mhGAP 推荐的精神障碍患者照护建议，对精神障碍患者的照护需求及照护方式进行简要介绍。

第二节

精神障碍患者的照护现况

严重精神障碍患者往往会给其家庭及家庭成员，特别是那些负有照护责任的人带来巨大的主观层面和客观层面的负担。主观层面的照护负担包括照护者的自身意愿、患者对照护的接受程度等，客观层面的照护负担包括患者家庭经济水平、工作压力等。

照护负担的影响因素包括照护者的年龄、性别、他/她在患者患病前与患者的亲密程度、患者精神障碍的种类和严重程度、照护者采取的照护策略、他/她对患者疾病的看法、家庭可获得的情感和实际支持以及文化和社会因素等。照护负担的一个重要组成部分是精神障碍所带来的病耻感：病耻感并不局限于直接提供照护的家庭成员，甚至会影响几代人乃至整个家庭，特别是在精神障碍受到污名化的社会环境中。

许多国家和组织正在积极努力改善精神障碍患者的照护现况。1965 年，日本成立了国家精神分裂症患者家庭联合会，现在被认为是最早的精神障碍照护组织。1971 年，英国成立了国家精神分裂症联会（national schizophrenia fellowship，NSF），即现在的 RETHINK。在 NSF 成立后的 10 余年间，澳大利亚、新西兰和加拿大等国也纷纷成立了类似的精神障碍患者照护组织，并逐渐发展壮大。随着学界对这一疾病认识的加深，越来越多的精神障碍照护组织开始尝试将患者照护的内容和权力由专业的机构下放到患者的家庭照护者。1992 年，欧洲精神障碍患者家庭协会联合会（European federation of associations of families of people with a mental illness，EUFAMI）试图通过培训和促进自主照护的策略，增强精神障碍患者的家人和朋友的照护能力，同时减少患者及其家属的病耻感。我国 2012 年颁布的《中华人民共和国精神卫生法》第二章第二十一条明确指出，“家庭成员之间应当相互关爱，创造良好、和睦的家庭环境，提高精神障碍预防意识；发现家庭成员可能患有精神障碍的，应当帮助其就诊，照顾其生活，做好看护管理。”

根据《柳叶刀》杂志的报道，虽然精神障碍照护组织的推动和支持方式不尽相同，但大多数组织通过发送传单、定期提供文字材料和开通电话热线等方式为精神障碍患者及其家人提供照护服务。近年来，随着信息电子化的发展和网络移动设备的普及，照护服务的提供越来越多地与新兴电子方式相结合。例如，即时通信消息（如公众号的推送）、定期网络回访、电子邮件问卷等。一些组织机构甚至为无家可归的患者提供临时住宿场所。

不同类型的精神障碍照护现况及影响因素不尽相同。在精神分裂症患者中，绝大多数都需要长期甚至终生的照料，但GBD的研究发现，截至1990年，我国仅有不到1/3的精神分裂症患者接受过医疗卫生服务。近年来，有观点认为，照护者的心理问题和生活负担也应是精神分裂症造成的疾病负担的一部分。因此，精神分裂症患者照护者的生活质量和心理健康状况受到了广泛的关注。幻觉和妄想等精神病性症状及伤人或自伤冲动行为会影响照护者的生活，导致照护者出现焦虑、抑郁、担忧等情绪。与此同时，精神分裂症患者的照护者可能会因为“病耻感”而产生自卑心理，进一步影响工作和生活，严重者甚至会导致自杀等不良后果。国外学者分析认为，精神分裂症对家庭的影响可能会超过一些常见的慢性非传染性疾病，如糖尿病、冠心病、癌症等。照护者对精神分裂症的悲观态度是照护负担的一项危险因素。对照护者进行必要的心理治疗和护理干预，可以帮助他们减轻心理压力，提高其生活质量。宋立升等研究发现，精神分裂症患者的照护者中，38% ~ 96%存在心理障碍，主要表现为抑郁、焦虑、社会功能不良和一些其他躯体症状。

除精神分裂症外，抑郁障碍患者的照护也是一个需要关注的问题。随着医学模式由生物医学向生物 – 心理 – 社会医学模式转变，对抑郁障碍患者的照护显得额外重要。抑郁障碍患者最常见的症状是出现持续2周及以上的情绪低落或快感缺失，同时可能伴有睡眠障碍、食欲下降、自杀意念或行为、注意力下降等症状，这些症状会导致抑郁障碍患者在个人、家庭、社交、工作和其他方面出现很大的困难，需要他人照护。2013年CMHS调查的结果显示，我国任何一类抑郁障碍的终生患病率为6.8%（95% CI 5.8% ~ 7.8%），12月患病率为3.6%（95% CI 3.4% ~ 3.8%）。除了抑郁障碍本身所需要的照护外，还有一部分共患焦虑障碍的患者会出现不明原因的躯体不适，这也是抑郁障碍患者需要他人照护的原因之一。

在精神障碍中，对老年期痴呆患者的照护是最令人关切的，本章将结合CMHS的数据结果进行说明，详见本章第四节。

第三节

精神障碍患者的照护建议

一、精神障碍患者照护策略

WHO 对精神障碍患者的照护提出如下策略：

1. 改善患者精神健康状况的治疗和护理条件

将心理健康纳入更广泛的卫生政策和战略，如一般保健、防治非传染性疾病和残疾、孕产妇保健等；在医疗卫生保健体系中引入心理学知识和方法；对医护人员进行专门培训；建立以患者为中心的新型医患关系；将心理社会因素作为健康问题的重要方面进行研究和管理，以帮助患者从不同角度得到照护。

2. 改善精神障碍患者的社会福利，鼓励其回归社会

积极支持儿童青少年患者接受教育，防止因病失学；关注精神障碍患者的子女教育问题。加强对青少年精神障碍治疗康复机构的管理，建立针对患者的社区康复服务体系，开展有针对性的心理干预，帮助青少年患者树立正确的人生观和价值观。这一措施不仅可以改善患者的照护环境，还可以促进患者成年后的就业，降低青少年患者犯罪率。

3. 加强患者的权利保护，降低其病耻感

“病耻感”由加大拿社会心理学家 Erving Goffman 于 1963 年提出，其英文“stigma”源于希腊语，意为羞耻感、耻辱感，定义为“极大地玷污了某人名誉的特征”。此后，“病耻感”这一概念被广泛应用于医学领域，如精神障碍、艾滋病等。研究发现，

我国和西方国家的精神障碍患者在病耻感方面存在差异。减少病耻感可以改善患者的服药依从性，减少照护不足。有效的干预措施可以显著改善精神障碍患者的病耻感，增强家庭支持和社会支持、提高患者的社会功能、改善就业环境均可从一定程度上减少患者的病耻感。通过知识科普、患者及照护者的经验科普，可以减少对精神障碍的污名化，增加患者获得照护的机会，使患者更有可能得到适当的照护。精神障碍疾病的污名化加大了精神障碍患者获得治疗及照护的难度，有关机构与部门应促进患者融入社会，并改善医疗卫生环境和条件。

二、精神障碍患者协作照护模式

专家建议，对精神障碍患者采用协作照护模式（图 8-2）。协作照护模式是以患者

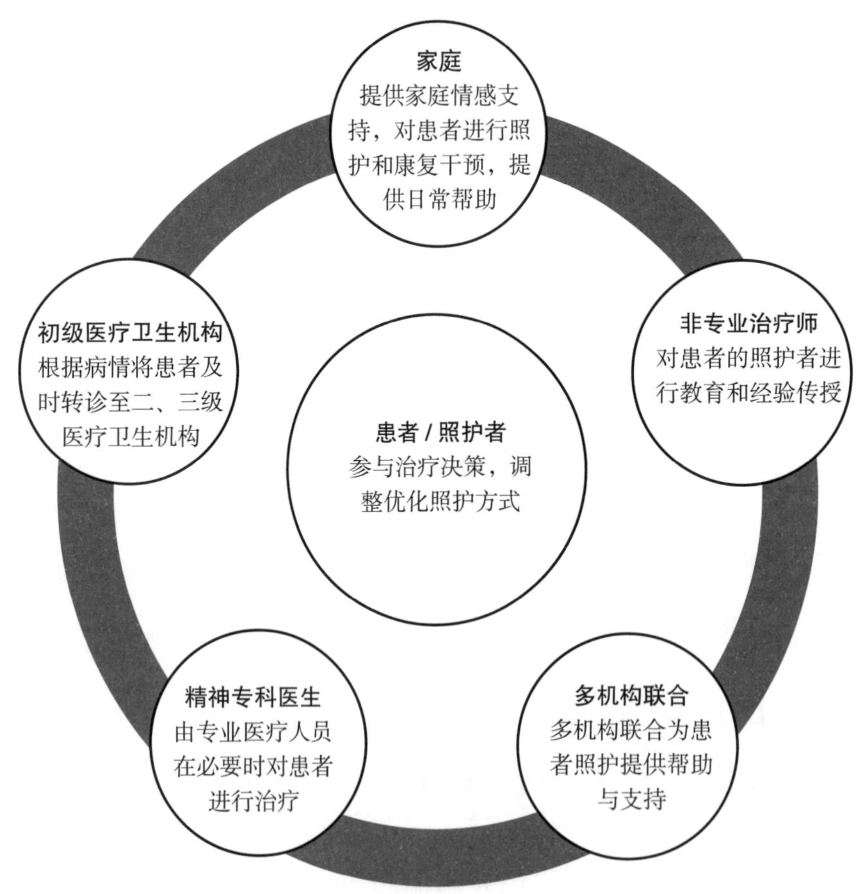

▲ 图 8-2　精神障碍患者的协作照护模式

或其家庭为精神障碍照护的核心，由患者、照护者、家庭、社区志愿者/工作者、初级医疗卫生机构和精神专科医疗团队共同协作完成。这一模式综合了一些在现行实践中已证明有效的照护措施，使患者能够得到充分的治疗、照顾、护理和关怀，并能及时了解患者病情的发展及接受治疗的情况。在考虑患者意愿的情况下，协作照护模式可以有效地为患者提供照护，特别是针对长期持续、反复发作的患者。它可以改善患者与照护者之间的关系，减低复发率，提高生活质量。然而，这种模式在实践中仍有一些未解决的问题，其中最主要的是如何协调各部门和组成部分，如何充分调动和发挥这些资源的作用，以及如何协调医疗卫生机构和家庭之间的照护流程串联，特别是在全球医疗卫生专业人员普遍不足的情况下，让患者及其照护人员充分参与，增强他们的参与意识，以确保为患者提供充分照护，同时减少复发，并把科学的干预措施纳入日常照护中。

除了满足精神障碍患者的基本生活需求外，情感支持也是照护的重要组成部分之一。情感支持往往是由患者的家庭成员提供的，特别是那些与患者关系密切的家人、照护者等，而非受雇的照护者（如保姆、护工等），这是家庭照护与其他提供照护者之间的一个重要区别。此外，有研究认为，由于存在“共情”或“同理心”的因素，精神障碍患者及其家庭更容易接受有照护经验的人介绍与推广具体的家庭照护内容，这也有助于普及家庭照护方式。

社会团体或其他照护组织的一个重要方面是患者的管理及教育患者的照护者如何进行疾病管理，使他们了解如何适当分配精力给患者和他们自己的工作生活安排，从而减轻照护者的心理压力、焦虑情绪以及对患者未来的无望感。目前，照护机构向精神障碍患者家属提供的帮助信息主要包括：如何科学地进行患者的照护，一些成功的照护案例，如何解决与患者的冲突（主要是由精神障碍症状或并发症引起的冲突），以及如何获得专业的医疗卫生帮助（例如向谁或向哪个组织求助）等。除了专业的照护组织、家庭等，照护模式还包括个人的自我照护、家庭间的经验传授、家庭小组间照护支持等。

专业的医疗卫生机构，如精神专科医院及综合医院的精神科/心理科等，主要为患者提供医学专业服务、用药指导，并对患者病情严重程度进行评估，及时发现病情波动，维持稳定，进一步促进患者达到临床痊愈。

近年来，除常规的照护方式外，远程或电子化照护和传统照护的混合模式逐渐成为精神障碍患者的主要照护形式。电子化照护可以整合更多的干预措施，为患者提供优质的照护和干预。

三、精神障碍患者个性化照护

个性化照护是针对不同患者或不同类型患者，制订适当的照护方案，从而提高照护质量的方法。目前在学界对于个性化照护存在不同的观点。有学者认为，个性化应在为精神障碍患者提供照护的同时，充分考虑患者自身的意愿和权利。在我国，有关机构或小组也在努力实现患者个体个性化治疗。但由于精神障碍患者发作时行为的不确定性，甚至会出现伤人或自伤行为，都会导致患者自身的意愿在照护过程中被忽视。特别是近年来，家庭模式逐渐发生变化，出现了“4-2-1”家庭、丁克家庭、失独家庭等，导致精神障碍的家庭照护压力尤为突出，个性化治疗难以实现。个性化照护应该首先收集患者的需求，然后规划照护方案，同时确保患者充分了解自己的病情。这种个性化照护方式确保根据每位患者的病情、家庭状况和经济状况，提供针对性的照护，但是，由于需要针对每位患者制订计划，这种个性化方式在人力的消耗上存在一定的浪费，在一些医疗卫生资源相对紧张的地区可能难以实现。

精神障碍患者个性化照护的另一种方法与精准医学相似。这种个性化照护首先根据患者的具体遗传、生物、心理社会和其他相关的因素将其分为不同类型，并为每种类型的患者制订适当的照护策略。根据每位患者的具体情况，在总体的照护策略上进行进一步的个体化。这一个性化方式从一定程度上比个体个性化减少了资源的投入，但也存在一些问题。首先，如何对患者进行分类，或者如何选择患者的分类指标，一直是学术界没有解决的问题。其次，对每位患者进行基因或遗传层面的检测，将会消耗巨大的医疗投入，对于经济水平欠佳的患者来说，成本太高。所有这些都限制了这一个性化照护方式的实现。

除了上述两种个性化照护方式外，随着大数据技术的发展，专家提出，可以对患者进行无创检查，利用他们的影像学数据，发现患者间的异质性，对他们进行个性化的照护。

对一些常见的精神障碍，WHO 提出了不同的照护建议。

四、精神分裂症患者的照护建议

研究认为，精神分裂症作为一种患病率虽然不是最高但是医疗卫生资源消耗大的精神障碍，给患者、家庭和社会带来严重的疾病负担。根据CMHS的报告，我国精神分裂症和其他精神病性障碍终生患病率为0.7%（95%CI 0.3% ~ 1.2%），12月患病率为0.6%（95%CI 0.2% ~ 1.1%）。对于精神分裂症和其他精神病性障碍患者照护时应注意以下几点：

1. 精神心理支持

应告知家属，精神分裂症及其他精神病性障碍是可治疗的，并可达到临床康复状态，防止患者家属由于错误的观点增加心理负担。告知照护者疾病可能会复发或恶化，指导照护者，提高其对疾病发生病情变化时的早期识别能力。

2. 缓解压力，加强社会支持

照护者应尽量确保患者有稳定的生活作息规律，并保持良好的个人卫生。可以鼓励患者参加一些社交活动，以确保他们的社会功能完整。鼓励患者尽可能多地参加社会、教育和工作活动。加强一些生活技能培训，鼓励他们回归社会，促进患者生活技能的提高。

必须要注意的是，照护者不要反复强调患者出现的一些精神病性症状是假的或错误的，这种行为可能会加重患者的症状。尽量让患者在家中受到照护，而不是长期住院护理。

3. 关注病情变化，定期随访

尽量减少患者酒精及成瘾性药物的摄入，以免加重病情。照护者应注意定期随访，确保患者病情的稳定，一旦患者病情发生波动，要及时就医。关注患者服药情况，避免患者私自停药或随意增减药量。

五、抑郁障碍患者的照护建议

1. 对照护者进行教育

照护抑郁障碍患者时，一个关键要素是告知照护者患者可能出现的一系列症状，关键是要纠正照护者“患者状态是可以自我调整的”“患者因为过于软弱才出现抑郁情绪”这些错误观念。

2. 缓解压力，增加社会支持

照护者应关注患者的情绪，减轻外界的压力，鼓励患者恢复患病之前的社交活动，确保他们得到充分的社会支持，并鼓励他们尽可能多地参加一些社交活动，强化社会支持。

3. 增加日常活动与交流

尽量保证患者有规律的作息，多进行户外锻炼，保证按时吃饭等。适度、充分的活动对患者的情绪调节非常有帮助。

4. 存在自杀或自伤行为患者的照护建议

除抑郁障碍患者外，患有老年期痴呆、精神病性障碍的患者也有可能出现自杀/自伤行为，而且可能出现在不同年龄段的患者身上。这类患者的照护应根据其疾病不同的状态及自杀/自伤倾向出现的不同原因进行针对性制订，以免造成严重的不良后果。

对于任何存在自杀或自伤的抑郁障碍患者，应避免让患者独处，以减低自杀/自伤成功的风险。照护者要注意，居住环境中不要有过多的危险物品，如锐器、易碎品、易燃品。此外，照护者应定期陪伴患者到医院就诊，最好有专人长期陪伴患者，以确保患者的安全。

5. 老年抑郁障碍患者的照护

患有抑郁障碍的老年人更容易出现躯体疾病共病和认知功能损伤，且有可能长期服用药物，一些老年人幸福感较低，自杀风险也较高，因此应根据老年患者的特点制订专门的照护方案。在照护过程中，除了要注意患者的心理状况外，还要特别注意患者的躯体状况。同时，要注意与老人沟通的方式，避免老人产生病耻感或羞耻感，拒绝接受照护等。

第四节

老年期痴呆患者的家庭照护

目前，我国正处于人口老龄化快速发展阶段，根据第七次人口普查的主要数据，2020年我国65岁及以上老年人口数超1.90亿，占总人口的13.50%。“老年人口数量多”“未富先老”“老龄化速度快”已日益被学术界认为是中国人口老龄化的特征。老龄化人口结构的转变将给社会带来多方面的挑战，有可能会增加对我国卫生保健、长期照护、社会护理以及养老金的需求，而且老年人群中与年龄相关的疾病也将对我国公共卫生体系的可持续发展施加越来越大的压力。老年期痴呆是导致老年人失能的重要原因之一，除老年期痴呆最常见的认知功能损伤外，痴呆患者的神经系统症状很常见，通常会随着痴呆严重程度而增加，几乎所有患者在疾病发生发展的过程中都会出现这一症状，18%的痴呆患者会出现精神病性症状，最常见的精神病性症状是妄想（如盗窃妄想）。有研究显示，妄想会显著增加照护者的照护负担，让照护者感到痛苦。此外，超过40%的痴呆患者可能存在抑郁或焦虑的症状，因此，越来越多的研究者关注老年期痴呆患者的照护需求和照护负担，来自CMHS的证据能够加以说明。

一、CMHS老年期痴呆患者的照护现状

1. CMHS老年期痴呆患者照护需求评估方法

在CMHS调查过程中，调查员首先通过询问一些开放性问题，从受访老人知情人处获得老人家庭结构信息、确定老人是否需要和得到来自家庭成员或其他人的照护、确定负责组织或提供“直接”照护的人及确定知情人在照护工作中的角色（组织照护、直接照护或其他）。随后，由访谈员判断老人是否完全能够独立生活，不需要任何照护，

抑或是需要完全照护或部分照护。在判断受访老人需要日常照护后，调查员将通过定式问题询问知情人老人在每项照护内容上需要的时间。

CMHS 将照护分为基本日常生活（activities of daily living，ADL）照护、工具性日常活动（instrumental activities of daily living，IADL）照护以及监督。ADL 包括穿衣、吃饭、照顾外表、去厕所、洗澡，IADL 包括与人交流和使用交通工具。该信息由知情人报告过去 24 小时的照护情况，随后乘以 30 天获得一个月的照护时间估计值。通过统计分析可以获得老年期痴呆患者与非患者相比所需的额外照护时间。

2. CMHS老年期痴呆照护需求结果

表 8-1 描述了 65 岁及以上人群需要照护的比例及每月照护时间。65 岁及以上人群中，60.14% 的老年期痴呆患者有照护需求，而非痴呆患者中该比例为 14.05%，单因素分析结果显示，两者差异有统计学意义（$P < 0.001$）；多因素分析结果显示，在控制了年龄、性别及居住地后，痴呆与否与照护需求有关联。老年期痴呆患者与非患者相比，各种类型的基本日常生活照护、工具性日常活动照护以及监督所需的时间都有所增加，差异有统计学意义（$P < 0.01$）。

表 8-1　65 岁及以上人群需要照护的比例及每月照护时间（小时）

照护类别	老年期痴呆人群		非老年期痴呆人群		全体老人	
	照护比例（%）	需照护人群平均每月所需照护时间（小时）	照护比例（%）	需照护人群平均每月所需照护时间（小时）	照护比例（%）	需照护人群平均每月所需照护时间（小时）
	n=66	n=28	n=534	n=46	n=600	n=74
基本日常生活（ADL）照护						
穿衣	28.10	19.1	5.14	24.1	6.13	23.4
吃饭	26.91	21.1	6.36	28.6	7.24	27.6
照顾外表	25.00	16.0	4.25	22.4	5.14	21.5
去厕所	30.39	17.0	4.20	17.6	5.32	17.5
洗澡	40.81	28.7	3.91	16.0	5.50	17.7
ADL 总和	46.61	101.9	7.22	105.5	8.91	105.0
工具性日常活动（IADL）照护						
与人交流	52.26	60.1	8.81	64.3	10.38	63.8

续表

照护类别	老年期痴呆人群		非老年期痴呆人群		全体老人	
	照护比例（%）	需照护人群平均每月所需照护时间（小时）	照护比例（%）	需照护人群平均每月所需照护时间（小时）	照护比例（%）	需照护人群平均每月所需照护时间（小时）
	n=66	n=28	n=534	n=46	n=600	n=74
使用交通工具	40.08	29.7	3.01	6.8	4.60	9.8
IADL 总和	54.08	89.8	10.43	65.3	12.01	68.6
监督	18.03	13.8	3.99	21.3	4.60	20.9
合计	60.14	191.7	14.05	170.8	16.23	173.6

二、老年期痴呆照护需求影响因素

既往研究表明，认知损伤会加速老年期痴呆患者的ADL受损，增加患者照护依赖性和照护需求。Rist等的研究发现，轻度、中度和重度痴呆患者中，适度的体育锻炼与维持ADL有关，且有助于改善不同严重程度的老年期痴呆患者的身体机能，但不同的运动方式对ADL的影响程度尚无定论。

除认知功能损伤外，吸烟、饮酒、抑郁情绪和慢性疾病等均是照护依赖性的危险因素，可能导致患者的照护需求增加。目前的研究表明，这些危险因素可能导致一系列躯体损伤，且躯体损伤先于认知损伤出现，或在一定程度上掩盖了认知损伤，导致认知损伤进一步发展。认知损伤也会导致患者的适应能力丧失，引起ADL受损（图8-3）。同时，认知功能的损伤也有可能反向导致危险因素的增加。例如，记忆减退的老年人，其照护者或患者本人可能更倾向于长时间居家，减少户外活动；同时由于认知功能的下降，患者更容易出现抑郁心境，或依赖烟酒等物质缓解心境、打发时间，无疑会增加患者的危险因素，进一步导致躯体损害及认知损伤，进而导致ADL受损恶化，增加照护需要的时间。

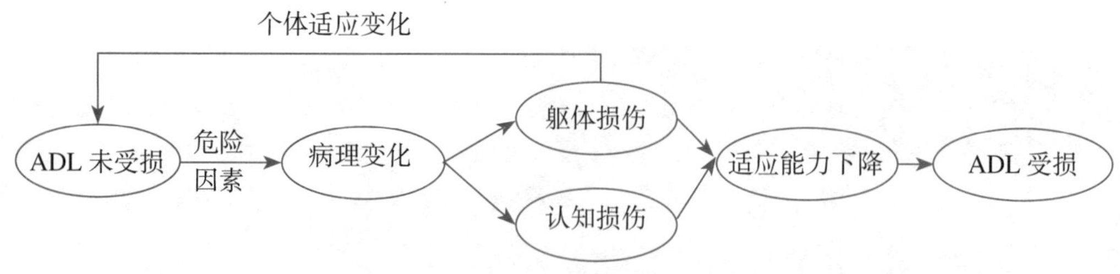

▲ **图 8-3 痴呆患者认知损伤对 ADL 的影响**

三、老年期痴呆患者照护建议

1. 理论框架

老年期痴呆作为一种慢性、迁延性疾病，目前尚无有效的治愈药物。认知功能减退是老年期痴呆患者最典型的症状，在发病的早期，患者可能会出现语言表达障碍、记忆力明显减退、定向力受损等症状。随着病情的发展，患者的自理能力会逐渐下降，甚至完全丧失。在最严重的情况下，患者甚至会出现进食困难或吞咽障碍，因此，绝大部分老年期痴呆患者需要长期的照料和护理。《柳叶刀》杂志痴呆预防干预及护理委员会提出，通过良好的药物控制，许多痴呆的症状是可控的，科学的照护方式将延缓病情发展，同时降低远期的照护负担。CMHS 结果显示，在 65 岁及以上老年人群中，老年期痴呆患者与非患者相比，照护需求的时间差异有显著性，老年期痴呆患者各类照护时间均比非患者长。上述结果说明，罹患老年期痴呆不会增加患者的卫生服务利用，但会导致家庭成员照护压力加重，使家庭成员生产力下降。在我国，很多家庭的传统观念是由子女照顾身患疾病的老人，同时大多数患者认为居家的照护环境比专业照护机构要好，这也是照护者负担较重的原因之一。照护者自我报告在平衡自己的日常工作生活及对患者的照护上存在一定的困难，甚至有一部分照护者认为这会对他们自己的生活产生严重影响。

在老年期痴呆患病早期症状较轻时，患者尚能在家人、朋友甚至邻居的帮助下进行一些日常工作和活动，但是随着病情的发展，患者会越来越难以独立生活和做出决定，慢慢地，患者会完全依赖他们的照护者，这可能导致患者与照护者在以后生活中的关系发生变化。照护者往往是伴侣或子女，家庭关系的变化可能导致更大的心理负担。

关于患者的医疗、护理、社会服务等内容的决策通常是由照护者代替患者做出的，但这些决策往往不是根据患者的意愿决定的，而是从最有利的角度出发，换句话说，是忽略了患者想法的“最优解”。这常常会导致照护者和患者之间发生冲突，特别是随着疾病的发展，约 18% 的患者可能会出现精神行为症状，如幻觉、妄想等，这可能进一步增加了照护的复杂性。

因此，我国学者正在积极开展相关研究，探索建立适合我国国情的居家养老模式和特殊照护机构相结合的照护模式，减轻照护人员的压力，降低疾病经济负担。认知促进治疗（cognitive stimulation therapy，CST）被认为是一种有效的照护及非药物治疗方式。meta 分析显示，CST 在老年期痴呆患者中对认知功能的疗效与胆碱酯酶抑制剂相当；Cochrane 综述发现，CST 改善了患者自我报告的生活质量。对于轻到中度痴呆患者，CST 具有良好的成本效果优势，因此被英国国家卫生与临床优化研究所（National Institute for Health and Care Excellence，NICE）推荐。然而，由于目前的 CST 研究缺乏有效对照，没有充分的随访研究证明其远期疗效，其治疗过程的综合性和多样性也导致了无法明确判断具体的有效措施，因此仍需进一步研究。未来可以尝试通过个体 CST，以居家照护治疗的方式改善患者的生活质量和认知功能，同时改善照护者的躯体和精神健康状况，降低老年期痴呆的社会照护成本，改善照护关系，提高照护者生活质量。

除 CST 外，还有学者采用认知训练、认知康复等方式对老年期痴呆患者进行干预，但其效果都不理想。

对于老年期痴呆患者的照护，WHO mhGAP 建议包括躯体和心理两部分。

2. 心理教育

医生需要提前与患者沟通，尽量以可接受的方式告知患者具体的病情。他们还需要确定是否需要告知其家人以及告知哪位家人。对照护人员需要进行必要的解释，防止他们出现过高的心理压力和负担。

3. 精神行为症状的照护

当患者出现精神行为症状的时候，照护者首先应探明患者是否存在其他影响身体健康状况的疾病，如出现了躯体的疼痛（如骨折等）或颅内感染。如果照护者无法判断这些情况，应及时带患者就医，避免延误病情。

同时，由患者的长期照护者评估，是否由某些特定的事件导致患者精神行为症状的发生，如果是，应尽量减少这些情况的发生。可以在患者生活的环境中增加一些提示语，让患者更加适应居住环境，降低照护负担。当患者出现激越情绪时，可以根据患者日常的兴趣爱好，采取一些方法来分散患者的注意力，如看电视、听广播或出去散步等。

4. 促进日常和社区活动的功能改善

照护者应尽力帮助患者保持独立自主生活的能力，避免提供过多的帮助。同时也要注意患者生活环境的安全性，减少跌倒的风险。同时根据患者的需求提供适当的娱乐活动，提高患者的幸福感水平。如果患者出现听力 / 视力的问题，应及时带患者就医，或为患者准备放大镜、助听器等辅助设备。

5. 照护者对患者进行干预

在照护者和患者的日常生活中，照护者应主动引导患者进行一些认知促进的活动，如询问患者日期、姓名、家人的名字等；与患者保持沟通，促进患者语言和沟通功能的保持；照护者应尽量避免让患者进行过于复杂的活动，防止患者由于不熟悉或困惑导致情绪波动。

6. 对照护者的支持

在我国，照护者可以在一些医疗卫生服务机构中获得适当的支持与帮助。如初级卫生保健机构、针对痴呆患者的特殊卫生保健服务机构、日间或夜间的家庭保健或家庭护理机构等。通过这些机构，照护者可以获得经济或知识上的支持，以减轻他们的负担。

在照护过程中，除了上述照护者对患者进行的社会心理干预外，必要时应及时对患者进行药物干预，以延缓病情发展，减轻照护者的照护负担。

（李明慧　刘肇瑞　徐广明）

参考文献

［1］Mental health：strengthening our response. ［2022-02-25］. https：//www.who.int/news-room/factsheets/detail/mental-health-strengthening-our-response.

[2] Magliano L, Fiorillo A, Malangone C, et al. The Effect of Social Network on Burden and Pessimism in Relatives of Patients with Schizophrenia. Am J Orthopsychiatry, 2003, 73 (3): 302-309. [2022-02-24]. http: //search.ebscohost.com/login.aspx?direct = true&db = aph&AN = 10908511&site = ehost-live.

[3] What is Dementia? Symptoms, Causes & Treatment. [2022-02-24]. https: //www.alz.org/alzheimers-dementia/what-is-dementia.

[4] Barrado-Martín Y, Hatter L, Moore K J, et al. Nutrition and hydration for people living with dementia near the end of life: A qualitative systematic review. J Adv Nurs, 2021, 77 (2): 664-680.

[5] Watt J A, Goodarzi Z, Veroniki A A, et al. Comparative efficacy of interventions for reducing symptoms of depression in people with dementia: systematic review and network meta-analysis. BMJ (Clinical research ed.), 2021, 372: n532.

[6] World Health Organization. Mental Health Atlas 2020. Geneva: World Health Organization, 2021.

[7] 国务院第七次全国人口普查领导小组办公室. 2020年第七次全国人口普查主要数据. 北京: 中国统计出版社, 2021.

[8] Livingston G, Huntley J, Sommerlad A, et al. Dementia prevention, intervention, and care: 2020 report of the Lancet Commission. Lancet, 2020, 396 (10248): 413-446.

[9] Morin R T, Nelson C, Bickford D, et al. Somatic and anxiety symptoms of depression are associated with disability in late life depression. Aging Ment Health, 2020, 24 (8): 1225-1228.

[10] 张萌, 吕婷. 中国精神疾病患者病耻感研究的meta分析. 职业与健康, 2020, 36 (8): 1124-1129.

[11] Huang Y Q, Wang Y, Wang H, et al. Prevalence of mental disorders in China: a cross-sectional epidemiological study. Lancet Psychiatry, 2019, 6 (3): 211-224.

[12] Asmer M S, Kirkham J, Newton H, et al. Meta-Analysis of the Prevalence of Major Depressive Disorder Among Older Adults With Dementia. J Clin Psychiatry, 2018, 79 (5): 17r11772.

[13] 孙鹃娟, 高秀文. 国际比较中的中国人口老龄化: 趋势、特点及建议. 教学与研究, 2018 (5): 59-66.

[14] GBD 2016 Disease and Injury Incidence and Prevalence Collaborators. Global, regional, and national incidence, prevalence, and years lived with disability for 328 diseases and injuries for 195 countries, 1990-2016: a systematic analysis for the Global Burden of Disease Study 2016. Lancet, 2017, 390 (10100): 1211-1259.

[15] Goodarzi Z S, Mele B S, Roberts D J, et al. Depression Case Finding in Individuals with Dementia: A Systematic Review and Meta-Analysis. J Am Geriatr Soc, 2017, 65 (5): 937-948.

[16] Karssemeijer E G A, Aaronson J A, Bossers W J, et al. Positive effects of combined cognitive and physical exercise training on cognitive function in older adults with mild cognitive impairment or dementia: A meta-analysis. Ageing Res Rev, 2017, 40: 75-83.

[17] Morampudi S, Das N, Gowda A, et al. Estimation of lung cancer burden in Australia, the Phil-

ippines, and Singapore: an evaluation of disability adjusted life years. Cancer Biol Med, 2017, 14 (1): 74-82.

[18] 陆林. 沈渔邨精神病学. 北京：人民卫生出版社，2017.

[19] Huang Y Q, Liu Z R, Wang H, et al. The China Mental Health Survey (CMHS): I. background, aims and measures. Soc Psychiatry Psychiatr Epidemiol, 2016, 51 (11): 1559-1569.

[20] Liu Z R, Huang Y Q, Lv P, et al. The China Mental Health Survey: II. Design and field procedures. Soc Psychiatry Psychiatr Epidemiol, 2016, 51 (11): 1547-1557.

[21] Huntley J D, Gould R L, Liu K, et al. Do cognitive interventions improve general cognition in dementia? A meta-analysis and meta-regression. BMJ Open, 2015, 5 (4): e005247.

[22] Prince M, Wimo A, Guerchet M, et al. World Alzheimer Report 2015. The Global Impact of Dementia: An Analysis of Prevalence, Incidence, Cost and Trends. 2015.

[23] Zahodne L B, Ornstein K, Cosentino S, et al. Longitudinal relationships between Alzheimer disease progression and psychosis, depressed mood, and agitation/aggression. Am J Geriatr Psychiatry, 2015, 23 (2): 130-140.

[24] Bos A E R, Pryor J B, Reeder G D, et al. Stigma: Advances in Theory and Research. Basic Appl Soc Psych, 2013, 35 (1): 1-9.

[25] Prince M, Guerchet M, Prina M. The Global Impact of Dementia: 2013—2050. Health Services & Population Research, 2013.

[26] Woods B, Aguirre E, Spector A E, et al. Cognitive stimulation to improve cognitive functioning in people with dementia. Cochrane Database Syst Rev, 2012 (2): CD005562.

[27] World Health Organization. Global burden of mental disorders and the need for a comprehensive, coordinated response from health and social sectors at the country level: report by the Secretariat. Geneva: World Health Organization, 2012.

[28] Potter R, Ellard D, Rees K, et al. A systematic review of the effects of physical activity on physical functioning, quality of life and depression in older people with dementia. Int J Geriatr Psychiatry, 2011, 26 (10): 1000-1011.

[29] World Health Organization. mhGAP intervention guide for mental, neurological and substance use disorders in non-specialized health settings. Chronicle of the World Health Organization, 2010.

[30] World Health Organization. Integrating mental health into primary care. Geneva: World Health Organization, 2008.

[31] Jette A M. Toward a common language for function, disability, and health. Phys Ther, 2006, 86 (5): 726-734.

[32] Lauber C, Keller C, Eichenberger A, et al. Family burden during exacerbation of schizophrenia: quantification and determinants of additional costs. Int J Soc Psychiatry, 2005, 51 (3): 259-264.

[33] Ryu S H, Katona C, Rive B, et al. Persistence of and changes in neuropsychiatric symptoms in

Alzheimer disease over 6 months: the LASER-AD study. Am J Geriatr Psychiatry, 2005, 13 (11): 976-983.

[34] Steinberg M, Tschanz J T, Corcoran C, et al. The persistence of neuropsychiatric symptoms in dementia: the Cache County Study. Int J Geriatr Psychiatry, 2004, 19 (1): 19-26.

[35] Spector A, Thorgrimsen L, Woods B, et al. Efficacy of an evidence-based cognitive stimulation therapy programme for people with dementia: randomised controlled trial. Br J Psychiatry, 2003, 183: 248-254.

[36] 宋立升, 王善澄, 周天, 等. 城乡精神分裂症患者的家庭负担比较研究. 临床精神医学杂志, 1994 (4): 200-202.

[37] 宋立升, 王善澄, 周天骍, 等. 精神分裂症患者的家庭负担. 上海精神医学, 1991 (4): 216-218.

[38] Goffman E. Stigma: Notes on the Management of a Spoiled Identity. New York: Prentice-Hall, Inc., 1963.

第九章 乌鲁木齐市精神障碍的卫生服务利用

第一节

精神障碍疾病负担及卫生服务利用研究的重要意义

新疆作为“一带一路”核心区之一，周边与8国接壤，向西可通往德国、英国、伊朗、沙特阿拉伯、埃及等欧亚非国家，向北可连接蒙古、俄罗斯，肩负着联通欧亚、参与沿途国家基础设施建设，促进各国经济文化交流的历史重任。习近平总书记提出建设丝绸之路经济带的重大战略后，新疆较早制订了规划，提出并正在加快建设区域性交通枢纽中心、商贸物流中心、金融中心、文化科教中心、医疗服务中心五大中心。

乌鲁木齐市是新疆维吾尔自治区的首府，同时也是丝绸之路经济带上的重要枢纽城市。因此，在乌鲁木齐市开展精神障碍疾病负担及卫生服务利用的研究是新疆维吾尔自治区历史上的一次里程碑，能正确估计精神障碍疾病负担及精神卫生服务的利用情况，为乌鲁木齐市的医疗制度改革、精神卫生立法的推广，以及政府制定相关政策提供参考依据。此次调查项目“乌鲁木齐市精神障碍疾病负担及卫生服务利用的研究”是“十二五”国家科技支撑计划项目“中国成人精神疾病流行病学调查”和卫生部公益行业科研专项“中国精神障碍疾病负担及卫生服务利用的研究”（简称中国精神卫生调查，China Mental Health Survey，CMHS）的子课题，是首次由国家部委支持的科研项目，是项目团队从抽样、方法到培训等环节为乌鲁木齐市进行科学、精准设计的精神障碍流行病学调查。该项研究的开展将建立和推广卫生服务利用研究的适应性技术，为降低精神障碍疾病负担、加强精神障碍的防治奠定基础。本次课题对推进医疗服务中心建设，早日实现“一带一路”的战略发展目标具有重要的意义。

第二节

调查方法

一、调查对象和抽样

（一）研究总体

居住在新疆乌鲁木齐市的 18 岁及以上的常住居民。

其中常住居民指实际经常居住在某地区一定时间（半年以上，含半年）的常住人口。

常住人口判定原则是：过去 12 个月累计居住满 6 个月的人群。排除居住功能区中的居民，如居住在工棚、军队、学生宿舍、养老院等的居民。

（二）样本量

按照 95% 的精度要求，3% 的允许误差，以各类精神障碍中患病率较低且具有重要性的精神分裂症的患病率 0.6% 为参数，本次调查的有效样本量为 1600 人，接触样本量是 2003 人，分布在 8 个区县、63 个村居、2003 个住址内。

（三）抽样方法

1. 第一阶段抽样

本次调查抽样设计在满足科学、效率的前提下，采用三阶段不等概率的抽样设计，为了进一步提高效率，选用村居为初级抽样单元。

乌鲁木齐市共有 8 个区县，为了提高抽样效率，8 个区县为必选层，在每个层中按照层中的人口数比例计算每个层中的样本量和村居样本个数。在每个区县层中采用三阶段不等概率的抽样设计。

第一阶段：在每个区县层中，按照与村居人口数成比例的 PPS 抽样方式获取村居样本，共 63 个村居样本。

第二阶段：在样本村居的家户抽样框中，按照循环等距抽样方式抽取相应数量的样本户。

由于抽样框中存在流动人口、空户、非住户、商用、商住、一宅多户和一户多宅等的特殊问题，村居样本的接触样本的数量是根据当地的应答率，按照扩大样本量的方法确定。采用扩大样本量的方法，一方面与国际调查接轨，另一方面，相对于替代法，扩大样本量的方法可以更准确地计算调查中各种率，以便与国际同类调查比较。

第三阶段：在样本家户中，按照 Kish 表抽取满足条件的一人进行调查。

进入 Kish 表的人员需要满足：拥有中国国籍，在该家户中累计居住满 6 个月的非聋哑、非怀孕的 18 岁及以上的成人。

2. 第二阶段抽样

CMHS 精神科医生访谈样本筛选是在第一阶段复合性国际诊断交谈表（Composite International Diagnostic Interview，CIDI）调查的基础上，根据 Kish、CIDI、A1、A2、知情人问卷数据，以及 CIDI 问卷 A1 部分和老年期痴呆部分数据，对第二阶段精神检查样本、精神科补充访谈样本、10/66 痴呆诊断样本和实地核查样本进行选择。筛选的目的是为第二阶段调查提供有效的调查对象。具体为：

（1）选择第一阶段由于重度躯体疾病、可疑精神病性障碍或引起交流障碍的精神症状而拒绝接受访谈或访谈中断的样本以及同比例随机阴性对照样本、重性精神病性障碍筛查阳性样本以及一定比例的随机阴性对照样本、知情人报告与受访者本人回答不一致的样本（仅河北、天津地区），使用 DSM-Ⅳ轴Ⅰ障碍定式临床检查（Structured Clinical Interview for DSM-Ⅳ Axis Ⅰ Disorders，SCID-Ⅰ）问卷进行精神检查。共抽取 103 个样本。

（2）对 55 岁及以上拒访样本、老年期痴呆筛查章节筛检阳性样本及同比例随机阴性对照样本采用 10/66 痴呆诊断工具包进行访谈。共抽取 69 个样本。

（3）对进行上述两种访谈的在第一阶段拒访或访谈中断的受访者进行一般人口学资料的补充，共抽取 21 个样本。

（4）对 Kish 未完访样本、CIDI 未完访样本、存疑 CIDI 样本及随机抽取的 CIDI 样本进行实地核查，并对部分抽样框进行复核，共抽取 81 个样本。

二、加权

本次调查由于分层采用多阶段不等概率的抽样设计，为了对目标变量进行较好的估计，需要对其进行加权调整。调整包含抽样设计权数、无应答调整权数和校准权数。

1. 抽样设计权数

本次的设计权数包含第一阶段抽取村居的抽样设计权数、第二阶段抽取样本户的抽样设计权数和第四阶段样本家户中抽取个人的抽样设计权数。

其中由于天山区包含 CMHS 的样本，抽取方式与本调查的方式稍有不同，因此将天山区分为两层，其中一层为 CMHS 的抽样层，此时的抽样设计权数按照 CMHS 的计算得到，另外一层是乌鲁木齐市的非 CMHS 层，按照乌鲁木齐市的抽样设计计算。

最终的抽样设计权数分为两部分，一部分是 CMHS 在天山区的样本的抽样设计权数，另外一部分是按照本次乌鲁木齐市调查的抽样设计的设计权数。

2. 无应答调整权数

在实际调查中，不可避免地存在无应答。在乌鲁木齐市调查的实际调查中，导致数据丢失或无效，估计精度降低，需要进行相应的无应答调整。无应答包含单元无应答和项目无应答两类，加权调整主要针对单元无应答进行无应答调整。

单元无应答可能包含各个阶段的无应答，例如县 / 区、乡镇 / 街道、村 / 居、地址、家户、个体层次的无应答，包含的无应答类型有无法到达访问区域、无法入户调查、无法联系、拒绝访问、受访者身体原因无法回答等。在问卷层面同样包含上述无应答以及由于数据传输、数据清理导致的数据丢失和数据无效等无应答。

在本次调查中，根据可获得辅助信息和无应答的类型采用不同的无应答加权方法。在实际调查中，包含 Kish 过滤（住户层面的无应答、地址层面的无应答和 Kish 问卷层面的无应答合并处理为住户层面的无应答）和 CIDI 问卷层面的无应答，其中在村居 Kish 过滤阶段由于没有更多详细的辅助信息，采用加权组调整的方法。CIDI 阶段由于有一些家庭层面和住户层面的辅助信息，采用基于 Logistic 回归的倾向应答的方法进行加权调整。

3. 校准权数

由于抽样设计的复杂性、实地调查过程的复杂性和样本无应答的存在，在某些关键变量上存在样本结构性偏差，导致最终的估计量有偏。为了调整该结构性偏差，提高估计精度，需要对 CIDI 问卷数据进行事后分层调整。在本次调查中，性别、年龄是非常重要的指标。因此，选用性别（分为男性和女性）、年龄变量（分为 18 ～ 34 岁、35 ～ 59 岁、60 岁及以上，共 3 类）进行事后分层调整。对于问卷数据的年龄、性别极少数据的项目无应答采用中位数插补方法。由于本次调查没有分性别和年龄的交叉变量，因此采用校准权数的方法。

校准估计量的公式为：$\widehat{Y}=\sum_s w_k y_k$，其中 w_k 是通过对 d_k 的调整得到的，而且满足 $\sum_s w_k x_k=\sum_u x_k$，即样本辅助信息的权数的总和等于辅助变量的总体总量。基本思路是从样本的初始权数 d_k 出发，利用辅助信息 x_k 的信息，对初始权数 d_k 进行调整，最终得到调整后的权数 w_k，使得调整后的辅助变量的样本分布与总体分布一致，因为辅助变量和目标变量高度相关，所以这种利用多个变量进行权数调整可以有效提高估计的精度。校准加权的权数求解即利用最优化的方法，即求解下列约束方程：

$$\min \quad \sum_{k=1}^{n} d_k G\left(\frac{w_k}{d_k}\right)$$

$$\text{st} \quad X'w = t$$

本次调查中选择 G（）为指数函数。其中 X 是辅助变量，即年龄和性别。上述权数即为本次调查的最终权数。

4. 权数的比较

根据加权结果，将样本、总体及加权后的性别和年龄的分布做图：

如图 9-1 所示，由于调查过程中，整体而言，女性的应答率较高，而年轻人的应答率较低，因此导致样本的结构是有偏的，通过加权调整后，其加权后样本的分布与总体基本一致。具有较好的性质。

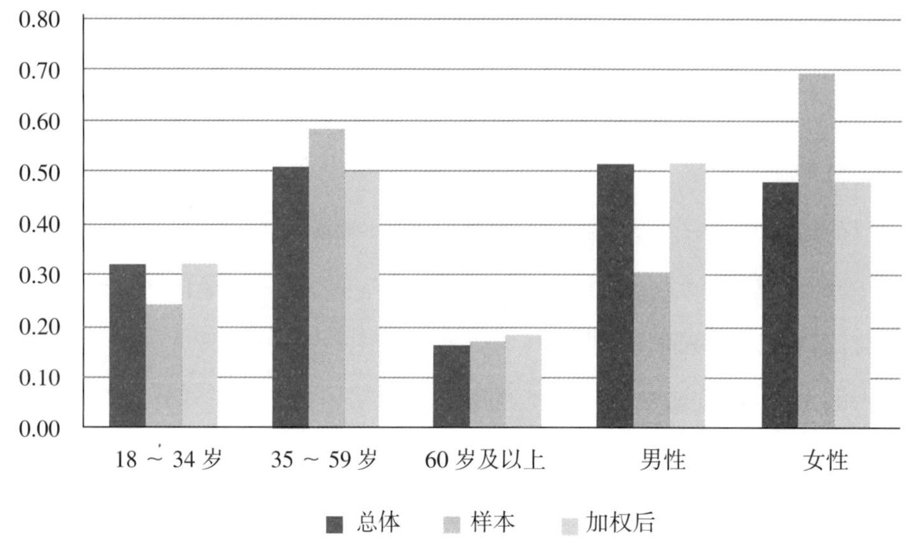

▲ **图 9-1 加权前后的年龄和性别的分布**

三、调查工具

本次“乌鲁木齐市精神障碍疾病负担及卫生服务利用的研究”调查共分两阶段。第一阶段为非专业人员调查，第二阶段为精神科医生调查。第一阶段是由非专业人员采用复合性国际诊断交谈表和社区痴呆筛查表（Community Screening Interview for Dementia，CSID）对心境障碍、焦虑障碍、物质使用障碍进行诊断，并对精神病性障碍和老年期痴呆进行筛查。对于拒绝访问和中途退出访问的受访者，将分别进行受访者无法访谈原因列表（A1 问卷）以及受访者中途退出原因列表（A2 问卷）的记录。第一阶段调查采用计算机辅助调查的方式进行访谈。第二阶段是由精神科医生采用 DSM- Ⅳ轴Ⅰ障碍定式临床检查（SCID-Ⅰ）对精神病性障碍进行确诊，并对因身体原因无法接受 CIDI 访谈者，或者对部分可能由精神障碍导致的拒访或中断访谈者进行再次面访。同时，采用 10/66 痴呆诊断工具包对老年期痴呆进行确诊。第二阶段调查采用纸笔版调查与计算机辅助调查相结合的方式开展。

1．第一阶段调查工具

（1）复合性国际诊断交谈表

CIDI 是完全定式化的精神障碍诊断工具，是目前国际公认的适用于非精神卫生专业人员使用的精神障碍流行病学调查工具。CIDI 可以按照美国精神病学协会诊断和统计手册第 4 版与国际疾病分类标准第 10 版（International Classification of Diseases-10，ICD-10）两套诊断分类标准做出精神障碍诊断。CIDI 包括以下研究内容：疾病诊断章节（心境障碍，包括抑郁障碍、双相情感障碍；焦虑障碍，包括惊恐障碍、广场恐怖、特殊恐怖、社交恐怖、强迫障碍、广泛性焦虑障碍、创伤后应激障碍；物质使用障碍，包括酒精依赖、酒精滥用、药物依赖、药物滥用、烟草依赖；精神病性障碍。其中，对心境障碍、焦虑障碍、物质使用障碍进行诊断，对精神病性障碍进行筛查），其他章节［CIDI 包含专门的疾病负担调查，工具为世界卫生组织残疾评定量表 2.0（World Health Organization Disability Assessment Schedule 2.0，WHODAS 2.0），此外，CIDI 中包括丰富的社会人口学资料，以及与各类精神疾病密切相关的因素，如经济负担、婚姻经历、童年经历、卫生服务使用等，可以对精神障碍发生的危险因素以及疾病负担的影响因素进行深入细致的分析］。

（2）社区痴呆筛查表

本研究使用 10/66 国际痴呆研究组公认的工具社区痴呆筛查表（CSID）中的受访人单元对 55 岁及以上的受访者进行老年期痴呆的筛查。社区痴呆筛查表受访人单元主要是考察受访者的瞬时记忆和延迟回忆的能力，以及理解力、定向力、语言能力和判断力等多个认知功能的维度。本次使用的 CSID 中，除原版中包括的所有内容，还包括了十词测试和动物命名试验。CSID 与 WHODAS 2.0 的结果结合，将获得老年期痴呆的筛查结果。

（3）A1 问卷、A2 问卷

项目组研讨项目执行方案时，根据以往调查经验，在社区调查进行 CIDI 访谈时，在拒访或不配合访谈的调查对象之中，推测其中有因罹患精神病性障碍或症状而不接受访谈的受访者，或者因罹患老年期痴呆而不具备回答问题能力的受访者，而这类患病率很低的精神障碍一旦漏诊，将会影响患病率的真实性。同时，由于国内外既往以 CIDI 为调查工具的精神障碍调查仅通过询问受访者获得诊断信息，未与其知情者进行沟通，可能会出现受访者隐瞒或夸大病史的情况。为此，项目组首次设计了如下两个补充筛查问卷：

A1 问卷：受访者无法访谈原因列表。该问卷分为两个部分。第一部分为受访者自我报告无法参加的原因，第二部分为访谈员根据与受访者交流的情况自行填写。第二部分中，访谈员将根据自我观察或知情人的报告，记录受访者是否有严重的躯体健康问题、活跃的精神症状，或者影响沟通交流的其他心理行为异常表现。

A2 问卷：受访者中途退出原因列表。该问卷与 A1 问卷类似，也分为两个部分。第一部分为受访者自我报告中途退出的原因，第二部分为访谈员根据与受访者交流的情况自行填写。第二部分中，访谈员将根据自我观察或知情人的报告，判断受访者是否由于患有精神障碍而中途退出访谈。

2. 第二阶段调查工具

CMHS 第二阶段调查即精神科医生访谈，包括精神检查、10/66 老年期痴呆诊断访谈、ICD-10 精神障碍症状检查表、精神科医生访谈补充信息收集、实地核查五个方面的内容。

（1）DSM-Ⅳ轴Ⅰ障碍定式临床检查问卷

SCID-Ⅰ由精神病专科医生进行访谈，是目前精神科诊断的金标准。SCID-Ⅰ是用以对 DSM-Ⅳ轴Ⅰ的大多数障碍，包括心境障碍、精神病性障碍、物质使用障碍、焦虑障碍、躯体形式障碍、进食障碍、适应障碍等进行诊断的半定式检查；SCID-Ⅱ是用来评价 DSM-Ⅳ轴Ⅱ人格障碍的工具。SCID 可供熟悉 DSM-Ⅳ分类和诊断标准的临床精神科医生或受过训练的精神卫生专业人员使用。

本研究仅采用 SCID-Ⅰ的概述部分、心境发作（A 节）、精神病性及相关症状（B 节）、精神病性鉴别（C 节）、心境障碍（D 节）对精神病性障碍进行诊断。使用的研究对象包括所有 CIDI 精神病性障碍筛查阳性和部分阴性人群，以及由于躯体疾病原因无法回答 CIDI，或者因精神症状拒绝或中断 CIDI 访谈者。

（2）10/66 痴呆诊断工具

除了第一阶段已经使用过的社区痴呆筛查表受访人单元外，还包括社区痴呆筛查表知情人章节、老年精神状况检查量表（Geriatric Mental Status Examination，GMS）以及老人照料安排的相关问题。调查的第一阶段中获得的所有老年期痴呆筛查阳性以及部分阴性人群，将在第二阶段由精神科医生进行老年期痴呆的确诊工作。

（3）精神科访谈补充问卷

该问卷的条目来自 CIDI。用于由于身体原因无法接受 CIDI 访谈者，以及因重性精神问题拒绝或中断 CIDI 访谈者的一般资料、服务、伤残程度等信息的补充。对于 55

岁及以上的受访人，该部分问卷还包括了 CSID 受访人单元的内容。

（4）实地核查问卷（A 问卷、B 问卷、C 问卷）

实地核查问卷包括三个部分：

A 问卷：未完访 Kish 的实地核查

B 问卷：未完访 CIDI 的实地核查

C 问卷：完访 CIDI 的实地核查

四、现场执行

1. 第一阶段

本次调查采用与全国调查相同方式同期进行。参见全国调查执行报告中的内容。略有不同之处在于，访员包含各高校学生和乌鲁木齐市第四人民医院的医护人员，学生访员由北京大学中国社会科学调查中心（以下简称调查中心）执行督导招聘、培训并管理；医护人员名单由乌鲁木齐市第四人民医院直接提供，人员的培训与管理由调查中心执行部与乌鲁木齐市第四人民医院共同完成。

（1）访员招聘与培训

乌鲁木齐市调查的访员培训分成两批进行。培训内容包括项目背景、问卷内容、CAPI 系统使用、执行流程、访问技巧、访问规范、质控要求、财务与设备管理制度等。第一批访员培训：2013 年 7 月 19 ～ 23 日，5 名乌鲁木齐市调查访员随同 CMHS 全国访员在四川省成都市进行了访员培训。第二批访员培训：2013 年 7 月 24 ～ 29 日，37 名乌鲁木齐市调查访员（其中医生 15 名，护士 10 名，学生 2 名）在新疆乌鲁木齐市进行了访员培训。

（2）现场调查

因新疆地区的特殊性，实地调查时间与全国调查有所区别，从 2013 年 9 月 5 日开始，2014 年 1 月 28 日结束。在调查过程中，调查中心安排了 3 名督导参与访员管理工作，负责访员的调查进度，核查反馈的信息，指导规范的访问，答疑解惑，解决访员间的纠纷，酬劳申请，票据整理和设备回收等工作。乌鲁木齐市第四人民医院安排了 2 名医生参与访员安排和行政协调沟通等工作。

第一阶段调查采用计算机辅助访谈（computer assisted personal interview，CAPI）模式。在访员入户访问之前，调查中心数据部与技术部工作人员将事先准备好的样本导入支持系统，督导根据现场安排和分组情况进行样本发放。到达样本村后，在当地疾病预防控制中心（CDC）或村/居委会工作人员的带领下，访员进行入户调查。访员首先会向受访家庭简单介绍本项目的研究目的、意义等相关情况，在征得同意之后，收集该受访家庭全部成员的基本信息，包括性别、年龄等。在对 Kish 问卷抽选出的受访者进行 CIDI 问卷访问之前，需要受访者签署正式的知情同意书。对于 55 岁以上（含 55 岁）的受访者，除 CIDI 问卷之外，还需完成 10/66 痴呆筛查量表。对于天津市和河北省的受访者，为了验证流行病学调查的有效性和可靠性，还收集了知情人对受访者的心理健康状况评价等信息。

每个访问的时长与受访者的教育背景、生活习惯和人生经历有关。对于正常的、思维敏捷的年轻人的访问时长通常在 1 小时左右，而年长的、文化程度低的或有过不寻常经历的受访者的访问时长在 2.5 小时左右。

为了减少无应答和样本的流失，若访员不能与受访家庭取得联系，则要求访员在不同的时间至少尝试 6 次，经督导同意后，才能将其视为拒访；若受访家庭拒绝接受访问，则要求访员至少努力 3 次，经督导同意后，才能将其视为拒访；若受访者在问卷访问之中，拒绝继续访问，则要求访员至少劝说 3 次，才能将其视为中断。对于拒访和中断的样本，要求访员填写本项目自行设计的问卷，记录拒访或中断的原因。

访员需要每天将数据上传到系统中，包括完成的、拒访的、中断的及联系失败的样本。对于完成访问的受访者，根据访谈的时长，将得到相应礼品，以示感谢。

最终，经过 150 天的实地执行，共发放样本地址 2718 户，符合调查资格的样本 2003 户，完成 Kish 问卷 1892 份，其完成率为 94.5%；完成 A1 问卷 33 份，A2 问卷 20 份，完成有效 CIDI 问卷 1782 份，完成率为 88.9%。

2. 第二阶段

（1）访员招聘及培训

第二阶段的访员由乌鲁木齐市第四人民医院委派的精神科医生组成。医院根据工作的需要，监测点内居民的分布情况，并结合乌鲁木齐市第四人民医院的人力和资源情况，成立了四人工作小组，由 3 名受训的精神科医师及一名护士组成，主要的问卷由

3 名医师承担，由于乌鲁木齐市是一个维吾尔族居民居多的城市，该护士的职责仅是助手，负责翻译及问卷的录入工作。

2013 年 6 月 20 日，乌鲁木齐市第四人民医院科教科安排本科室的一名工作人员到北京大学第六医院参加了协调员的培训。培训内容主要包括：①项目整体方案介绍；②精神科访谈内容简介；③协调员工作职责及流程；④精神检查录入程序及访谈软件使用；⑤计算机练习。

协调员的主要职责是定期与北京大学第六医院课题组取得联系，获得第二阶段调查工作的名单及工作任务，负责将这些访谈任务分配给乌鲁木齐市第四人民医院接受过项目统一培训的精神科医生，协助上报调查进度及调查数据，以及向精神科医生反馈质量控制的结果。

（2）现场调查

与第一阶段的入户调查不同，第二阶段现场调查采用纸笔调查模式与 CAPI 模式相结合的方式。北京大学第六医院将由调查中心抽取的第二阶段调查样本上传至课题的访谈系统。协调中心在接收到样本后，将调查样本分配给调查员，并组织精神科医生完成精神科医生访谈。当访员与受访家庭联系不上或受访家庭不愿意参与调查，可向当地村 / 居委会工作人员寻求帮助。受访者视为拒访的要求与第一阶段调查的要求相同。在第二阶段中，每个样本根据进入流程不同，需要完成不同的问卷。

最终，第二阶段现场执行共完成访谈 150 人，样本应答率为 73.2%。每人访谈问卷种类 1 ～ 4 份，共完成问卷 188 份；其中 SCID 问卷 71 份（应答率 68.9%），GMS 问卷 48 份（应答率 69.6%），精神科补充访谈样本问卷 12 份（应答率 57.1 %），实地核查样本问卷 55 份（应答率 67.9 %），合计问卷应答率 68.6%。

五、质量控制

入户调查数据质量的误差可以分为系统误差和随机误差两大类。其中系统误差多数是由人为因素引起的，是质量督导的主要目标。为了获得高质量、真实性强的数据，在 CMHS 项目中，针对虚假访问、替换受访人、臆答、提问不完整、限定词不准确、关键词不准确、举例不完整、未提示使用受访者手册、追问不足等不规范的访问行为进行了每日的核查与反馈。

课题组借助计算机技术设计的“中国精神障碍流行病学调查及质量控制信息系统”，在实现访谈数据实时上传的同时，还具备录音的功能。同时，在问卷的录入系统中，设立了逻辑跳转，可以有效避免访员的跳转错误。要求访员必须每日回传数据，包括问卷数据和录音。

1. 第一阶段

本项目第一阶段主要的质量控制方法包括：数据核查、录音核查、电话核查及实地核查。

数据核查即核查各部分问卷是否回答正确、访谈所用的时间是否合理、受访者回答“我不知道”和“拒绝回答”的比例。录音核查是通过回听访问的录音进行核查，超过 25% 的录音将会被重听，检查访员是否有错误的引导等问题。电话核查即通过电话回访受访对象的方式进行核查，质量督导人员将会抽取 25% 的样本进行电话回访，通过核实受访者的家庭信息、询问是否有替答等情况来检查访问的真实性。实地核查是通过调查督导员和实地核查员返回调查地点进行核查。大约 10% 的样本，包括拒访或丢失的样本，将在第二阶段的入户过程中完成实地核查。如果发现虚假的访问，该数据将会被删除，其负责的访员也将被解雇。

在第一阶段的质量控制中对 1804 个样本进行了数据核查，794 个样本进行了录音核查，611 个样本进行了电话核查，51 个样本进行了实地核查。核查结果显示问卷访问整体质量优良，有 59% 的样本没有发现质量问题，有 48% 的样本出现轻微质量问题，主要表现为提问不完整、限定词不准确、举例不完整、关键词不准确等方面。其中，限定词不准确、举例不完整、关键词不准确的分布主要集中在一两道题干较长的题目上。建议重访样本（7 份，占 0.39%）及出现严重质量问题的样本（14 份，占 0.78%）在调查过程中安排了优秀访员回访。各项质控方法保证了总体质量优良。

2. 第二阶段

为了保证精神科医生访谈的质量，本研究设立了精神科医生访谈质量控制小组（简称质控组）。该组的工作职责是对访谈质量、记录的数据及录音文件进行核查，发现问题及时反馈和纠正。该组在收到精神科医生访谈数据及录音后，安排专人进行核查，核查的手段包括电话核查以核实调查的真实性，录音核查以确定精神科医生访谈操作的规范性。

第二阶段的质量控制方法与第一阶段类似，包括协调员核查、数据核查、录音核查、电话核查、时长核查以及访谈员再培训。

（1）协调员核查

对所用的样本，核查 SCID、GMS、精神科补充访谈样本及实地核查样本 4 部分调查问卷是否按照软件提示回答。软件系统会根据实填值与应填值进行自动核查比对，若实填值与应填值不匹配，则表明访谈员没有按照要求进行调查，此时系统会自动在相应的不匹配行做红色标记，协调员发现该问题后，需对此问卷做访谈未通过处理，并通知相应访谈员。在协调员确认访谈通过的样本里，系统也会对所有样本进行第二次核查，核查内容与上述一致，从而确保样本访谈工作按要求完成。系统会自动对所有访谈通过的样本进行问卷核查，确保访谈内容无误。

（2）数据核查

核查各部分问卷是否回答正确，核查 SCID、实地核查样本、GMS、精神科补充访谈样本问卷回答问题的内部逻辑是否正确。这部分工作由北京大学第六医院调用新增 SCID、实地核查样本、GMS、精神科补充访谈样本问卷数据库，运行事先编写的 SPSS 程序核查问卷中各条目回答之间的内部逻辑是否正确，进行核查。

（3）录音核查

通过回放访谈的录音进行核查。该项工作由天津市安定医院的质控团队随机抽取 50% 样本的 SCID、GMS、精神科补充访谈样本、实地核查样本问卷访谈过程录音，由质量控制人员通过听取录音了解访谈细节，从而判断访谈质量。访谈质量判断标准包括：①是否为空白 / 无效录音；②是否代答；③风格是否符合要求；④信息搜集是否全面；⑤访谈员的评估和判断是否准确。其中后三个标准又细分为三个子条目。以上五条标准中任意一条不合格，录音质控结果判断为不合格。其中，对于 SCID 访谈录音，还需要判断访谈时长是否符合标准，时长≥ 30 分钟为合格，15 分钟≤时长＜ 30 分钟为可疑，时长＜ 15 分钟为不合格。若不合格，则由协调员按照不合格原因反馈给访谈员本人，以便在后续的访谈工作中提高访谈质量。

（4）电话核查

通过电话回访受访对象的方式进行核查。电话核查的目的是确认调查是否真实。质控人员登录质控系统的电话核查页面抽取 10% 的完访样本，打开电话核查问卷，电话核查员按照问卷上的问题进行电话核查。一旦发现虚假访谈，则立即通知合作单位协调员，由协调员提醒本人纠正错误。若提醒以后还继续发现虚假访谈的情况，则取消该名访谈员的调查资格。

（5）时长核查

通过检查问卷的整体访谈时长以及调查问题平均时长来判断调查质量。其中 SCID 问卷的答题时长判断不包括在本项内容中。其他问卷（GMS、精神科访谈补充问卷、实地核查问卷）问卷的整体访谈时长计算方法为用同一个问卷最后一题的时间点减去第一题的时间点（实地核查样本为 JU3 － JU2，GMS 为 JU4 － JU3，精神科补充访谈样本为 IO1a.0 － JU4）。调查问题平均时长是计算出来的，操作时首先确定每种问卷的答题个数（即不包括无应答的题目），然后用问卷的整体访谈时长除以答题个数，得出平均时长。质控人员登录质控系统，获得 GMS、精神科补充访谈样本和实地核查样本问卷访问时长信息，根据事先设置的时长合格与否的标准进行判断。各种问卷的标准不一样。GMS 的判断标准为：①合格：时长≥ 40 分钟；②可疑：20 分钟≤时长＜ 40 分钟；③不合格：时长＜ 20 分钟。精神科补充访谈样本的判断标准为：①合格：时长≥ 10 分钟；②可疑：5 分钟≤时长＜ 10 分钟；③不合格：时长＜ 5 分钟。实地核查样本的判断标准为：①合格：时长≥ 5 分钟；②可疑：2 分钟≤时长＜ 5 分钟；③不合格：时长＜ 2 分钟。对访谈时长不合格的问卷需要结合调查问题单题时长进行综合判定，如单题时长也低于平均水平，则判定为不合格。所有不合格及可疑的核查结果，将反馈给访谈员本人。

（6）访谈员再培训

定期对访谈员应用软件与问卷的能力进行检查和考核，从而确保调查质量。课题开展过半后，由北京大学第六医院采用网络授课指导与在线答题相结合的方式，对访谈员进行了再培训。访谈员必须参加在线测试，合格者方能继续开展现场调查工作。

最终，在协调员核查中未出现实际完成问卷与预期完成问卷不符的情况。数据核查中没有发现回答问题有内部逻辑错误，也未发现其他问卷错误。录音核查结果显示，上传录音 274 份，但由于乌鲁木齐市的样本有许多是维吾尔族受访者，不懂汉语，访员以当地的语言做的现场调查，故录音的内容正确与否无法核实。质控组共对 188 份问卷进行了时长核查。实地核查问卷时长核查 55 份，合格率 94.5%；痴呆问卷时长核查 48 份，合格率 81.3%；补充问卷时长核查 12 份，合格率 91.7%。由于乌鲁木齐市是一个多民族聚居的城市，以维吾尔族及汉族居民偏多，为使访谈顺利进行，乌鲁木齐市第四人民医院对少数民族的精神科医师进行再培训与测试，并进行了一致性的检验，测试结果为全部合格。

六、资料分析方法

1. 疾病负担

（1）患病率

对每一个研究变量的频数分布进行描述，计算各类精神障碍终生患病率和 12 月患病率在不同社会人口学特征的分布。

患病率：调查人群中不同期间患病人数与调查总人数之比（百分率或千分率）。①终生患病率：调查人群中，自调查之日起有生以来曾有过一种精神障碍患病的人群作为病例数，该病例占总人群的比例；② 12 月患病率：从调查之日起过去 12 个月有过一种精神障碍患病的人群作为病例，该病例占总人群的比例。

（2）伤残调整寿命年

除了患病率，伤残调整寿命年（disability-adjusted life year，DALY）是另一个用来评价疾病负担的常用指标。本研究参考世界卫生组织（World Health Organization，WHO）最新提出的以患病率为基础测算 DALY 的方法进行了计算，即 DALY = 患病率 × 疾病伤残权重。对于某类精神障碍（如焦虑障碍、心境障碍、物质使用障碍）的 DALY，由于其所包含的疾病残疾权重不同，无法直接通过患病率法获得，则通过对包含的疾病 DALY 求和获得该类精神障碍的 DALY。任何一类精神障碍的 DALY 同样也通过求和法获得。

2. 卫生服务利用

（1）传统的门诊服务利用指标

国家卫生服务调查采用的居民门诊服务利用的指标中：①两周就诊率定义为每百人口（或每千人口）中两周内因病或身体不适寻求各级医疗机构治疗服务的人次数，两周就诊率 = 调查前两周内就诊人数 / 调查人数 ×100%；②两周患者就诊率定义为两周内患病者中到医疗机构就诊的例数与两周患病总例数的比，两周患者就诊率 = 调查前两

周内患者就诊人数 / 两周内患者总人数 ×100%；③两周患者未就诊率定义为两周内患病者中未去医疗机构就诊的例数与两周患病总例数的比，两周患者未就诊率 = 调查前两周内患者未就诊人数 / 两周内患者总人数 ×100%。其中涉及指标的时限均为 2 周。

1）两周就诊率：包括：①因为任何一种原因就诊的两周就诊率；②因为精神问题就诊的两周就诊率；③精神障碍占总服务利用的比例 = 自我报告由于精神问题就诊的两周就诊人数 / 因为任意原因就诊的两周就诊人数 ×100%。

2）两周患者就诊率：包括：①因为任何一种原因就诊的精神障碍患者两周就诊率；②自我报告由于精神问题就诊的精神障碍患者两周就诊率。

3）两周患者未就诊率：包括：①精神障碍患者因为任何一种原因的两周未就诊率；②精神障碍患者未因精神问题就诊的两周未就诊率。

（2）精神障碍的门诊卫生服务利用指标

精神障碍是慢性疾病，很多患者一个月就诊一次，而部分病情较轻的精神障碍患者不一定需要医疗救治，故而根据精神障碍患者实际就诊情况，结合本课题研究范围分别计算两类患者的门诊卫生服务利用指标。

第一，需要治疗的精神障碍患者：即根据精神障碍严重程度标准确定为重度和中度的患者。其中，重度精神障碍有精神分裂症及其他精神病性障碍、老年期痴呆、双相Ⅰ型障碍、双相Ⅱ型障碍、物质依赖伴功能受损，12 个月内有自杀行为且伴有严重自伤倾向、工作能力受损或因精神疾病或物质使用障碍而工作受限制、导致 30 天以上功能受损的精神障碍；中度精神障碍包括 12 个月内有自杀意念或者计划。不伴有严重功能受损的物质依赖、由物质依赖或其他疾病引起的中度工作能力受损的精神障碍。

第二，重性精神障碍患者：按照目前国家重性精神疾病管理项目的方案，重性精神障碍包括精神分裂症、分裂情感性障碍、偏执性精神病、双相障碍、癫痫所致精神障碍、伴有精神病性症状的精神发育迟滞。本研究受收到研究方案的限制，不包括癫痫所致精神障碍和伴有精神病性症状的精神发育迟滞。

（3）传统住院服务利用指标

本研究报告中，①住院率：前一年因为任何一种原因住院的住院率 = 前一年内住院人（次）数 / 调查人数 ×100%，自我报告前一年由于精神问题住院的住院率 = 前一年内住院人（次）数 / 调查人数 ×100%。②人均住院天数：任何一种原因住院的人均住院天数 = 任意原因住院的总住院天数 / 任何一种原因住院的总住院人（次）数，自我报告由于精神问题住院的人均住院天数 = 自我报告由于精神问题住院的总住院天数 / 自我报告由于精神问题住院的总住院人（次）数。③未住院率及原因：任何一种原因的未住院率 = 需住院而未住院患者数 / 需住院患者数 ×100%；由于受访者无法区分是否由于精神问题或具体某一精神问题而未住院，故本研究仅调查了受访者过去 12 个月任何一种原因的未住院原因。

（4）精神障碍患者的治疗状况

治疗率指精神障碍患者进行门诊或住院治疗者占所有患者的比例，包括门诊治疗率和住院治疗率，其中门诊治疗率包括终生门诊治疗率和 12 个月门诊治疗率，住院治疗率包括终生住院治疗率和 12 个月住院治疗率，并描述 12 个月门诊治疗率的人群分布情况。

延迟治疗时间：精神障碍患者首次治疗时间与首次发病时间的时间间隔（单位：年）。延迟治疗原因指精神障碍患者自己认为推迟治疗的理由，将其归为无治疗需要、结构性阻碍和态度阻碍三类。

精神障碍的就诊机构分布状况是在 CIDI 问卷各疾病诊断章节（包括抑郁、躁狂、惊恐障碍、特殊恐怖、社交恐怖、广场恐怖、广泛性焦虑、强迫症、创伤后应激障碍、酒精滥用、精神活性药物使用和精神病性障碍卫生服务利用等章节）涉及精神障碍患者的首诊机构和终生就诊机构的信息，可对其分布进行描述性分析。

对现症患者（过去 12 个月患有精神障碍）3 个月的治疗情况建立线性回归模型，因变量为归因于各类精神障碍 3 个月就诊次数，自变量为各类精神障碍的患病情况和性别、年龄、慢性病患病情况等变量，模型中偏回归系数 β 就是归因于某类疾病的就诊次数。

第三节

乌鲁木齐市精神障碍疾病负担

一、伤残调整寿命年

本次调查各类精神障碍的DALY结果见表9-1。结果显示，强迫症是乌鲁木齐市精神障碍DALY最高的疾病，人群中每1000人由于强迫症将损失6.054个健康寿命年；排名第二的是抑郁症，其DALY值为每1000人损失2.200个健康寿命年；排名第三的是心境恶劣，其DALY值为每1000人损失1.359个健康寿命年。各类精神障碍亚类的疾病负担见表9-2、表9-3及表9-4。

表9-1 乌鲁木齐市成人各类精神障碍疾病负担（DALY/1000）

精神障碍分类	患病率法（DALY）
焦虑障碍	6.208
心境障碍	4.063
物质使用障碍	0.031
任何一类精神障碍	10.302

表9-2 乌鲁木齐市成人各类焦虑障碍疾病负担（DALY/1000）

焦虑障碍类别	患病率法（DALY）
惊恐障碍	0.004
广泛性焦虑障碍	0
特殊恐怖症	0.136
社交恐怖症	0.014
广场恐怖症（不伴惊恐）	0

续表

焦虑障碍类别	患病率法（DALY）
强迫症	6.054
创伤后应激障碍	0

表 9-3　乌鲁木齐市成人各类心境障碍疾病负担（DALY/1000）

心境障碍类别	患病率法（DALY）
抑郁症	2.200
心境恶劣	1.359
双相障碍	0.504

表 9-4　乌鲁木齐市成人各类物质使用障碍疾病负担（DALY/1000）

物质使用障碍类别	患病率法（DALY）
酒精使用障碍	0.026
药物使用障碍	0.005

二、乌鲁木齐市各类精神障碍患者的自杀问题

在乌鲁木齐市社区成人中，自杀意念的终生发生率为 2.42%［95% 置信区间（CI）为 0.05% ～ 4.79%］，12 个月发生率为 0.66%（95%CI 为 0 ～ 1.94%）。有自杀计划的终生发生率为 1.38%（95%CI 为 0 ～ 3.33%），无人报告 12 个月有自杀计划。自杀未遂的终生发生率为 0.89%（95%CI 为 0 ～ 2.63%），无人报告 12 个月有自杀未遂。

第四节

乌鲁木齐市精神障碍患者的治疗及卫生服务利用现况

一、精神障碍患者的卫生服务利用情况

1. 两周就诊率

因为任何一种原因就诊的两周就诊率为2.08%，加权后为1.76%（95%CI为0.19% ~ 3.32%）；受访者未报告两周内因为精神问题就诊。

2. 两周患者就诊率

因为任何一种原因就诊的精神障碍患者两周就诊率为4.23%，加权后为3.81%（95%CI为0.47% ~ 10.94%）。其中，各类精神障碍患者中因为任何一种原因就诊的两周患者就诊率最高的是物质使用障碍，最低的是心境障碍。各类精神障碍患者的两周就诊情况见表9-5。

表9-5　乌鲁木齐市成人各类精神障碍患者因为任何一种原因的两周就诊情况（$n = 1782$）

精神障碍分类	就诊人数	就诊率	加权就诊率	就诊率95%CI
焦虑障碍	23	5.94%	5.29%	0 ~ 15.85%
心境障碍	29	0.15%	0.17%	0 ~ 0.54%
物质使用障碍	3	46.41%	49.02%	0 ~ 100.00%
任何一类精神障碍	50	4.23%	3.81%	0.47% ~ 10.94%

3. 两周患者未就诊率

精神障碍患者的两周未就诊率为95.77%。相比较而言，心境障碍患者的两周未就诊率最高，为99.85%；物质使用障碍患者的两周未就诊率最低，为53.59%。

4. 任何一种原因两周患者未就诊率

进行再分类定义后，因为任何一种原因就诊，精神障碍患者的两周就诊率为3.81%，3个月就诊率为4.34%；需要治疗的精神障碍患者的两周就诊率为0.98%，3个月就诊率为23.01%；而重性精神障碍患者在两周内和3个月内均未报告就诊。因为精神问题就诊，精神障碍患者的1个月就诊率为0.02%，6个月就诊率为10.36%；需要治疗的精神障碍患者的1个月就诊率和6个月就诊率均为0.04%；而重性精神障碍患者在1个月内和6个月内均未报告就诊。

5. 住院率

前一年因为任何一种原因住院的住院率为5.96%，加权后为5.16%（95%CI为2.65% ~ 7.66%）；受访者中仅1人自我报告前一年由于精神问题住院，住院率为0.71%，加权后为0.77%（95%CI为0 ~ 2.28%）。精神障碍患者自我报告的终生住院治疗率为5.61%，加权后为6.76%（95%CI为0 ~ 19.50%）。

6. 人均住院天数

前一年任何一种原因住院的人均住院天数为11.9天；受访者中仅1人自我报告前一年由于精神问题住院，且住院天数为1天。

7. 未住院率及原因

精神障碍患者仅1人报告过去一年应住院而未住院的原因是受访者认为没有必要。

二、精神障碍患者的治疗状况

1. 精神障碍患者自我报告的终生就诊率

精神障碍患者自我报告的终生就诊率加权后为 15.1%（95%CI 为 7.5% ~ 22.7%），其中心境障碍患者终生就诊率最高（加权后为 56.7%），焦虑障碍次之（加权后为 14.1%），而物质使用障碍患者最低（加权后为 0.1%）。各类精神障碍患者自我报告的终生就诊率见表 9-6。

表 9-6 乌鲁木齐市成人精神障碍患者自我报告的终生就诊率（$n = 1782$）

精神障碍分类	就诊人数	就诊率	加权就诊率	就诊率 95%CI
焦虑障碍	3	15.7%	14.1%	0 ~ 38.9%
心境障碍	11	57.4%	56.7%	30.0% ~ 83.5%
物质使用障碍	1	0.1%	0.1%	0 ~ 0.2%
任何一类精神障碍	13	29.2%	15.1%	7.5% ~ 22.7%

2. 发病后累积终生治疗概率

心境障碍患者发病后累积终生治疗概率见图 9-2，图中 MDE 指重性抑郁障碍，BPD 指双相障碍，DYSH 指心境恶劣。双相障碍患者发病后累积终生治疗概率将近 40%，重性抑郁患者发病后累积终生治疗概率将近 50%，而心境恶劣患者终生未治疗。双相障碍患者相对治疗最早，在发病后 1 年累积终生治疗概率达到顶峰；重性抑郁患者相对治疗较晚，在发病 11 年后其累积终生治疗概率超过双相障碍。

焦虑障碍患者发病后累积终生治疗概率见图 9-3，图中 PDS 指惊恐障碍，SO 指社交恐怖症，SP 指特殊恐怖症，OCD 指强迫症。焦虑障碍中，惊恐障碍患者发病后累积终生治疗概率最高（50%），社交恐怖症次之（26%），特殊恐怖症发病后累积终生治疗概率为 14%，强迫症患者终生未治疗。特殊恐怖症患者在发病后 1 年累积终生治疗概率达到顶峰，惊恐障碍患者在发病后 7 年累积终生治疗概率达到顶峰，而社交恐怖症患者在发病后 16 年累积终生治疗概率达到顶峰。

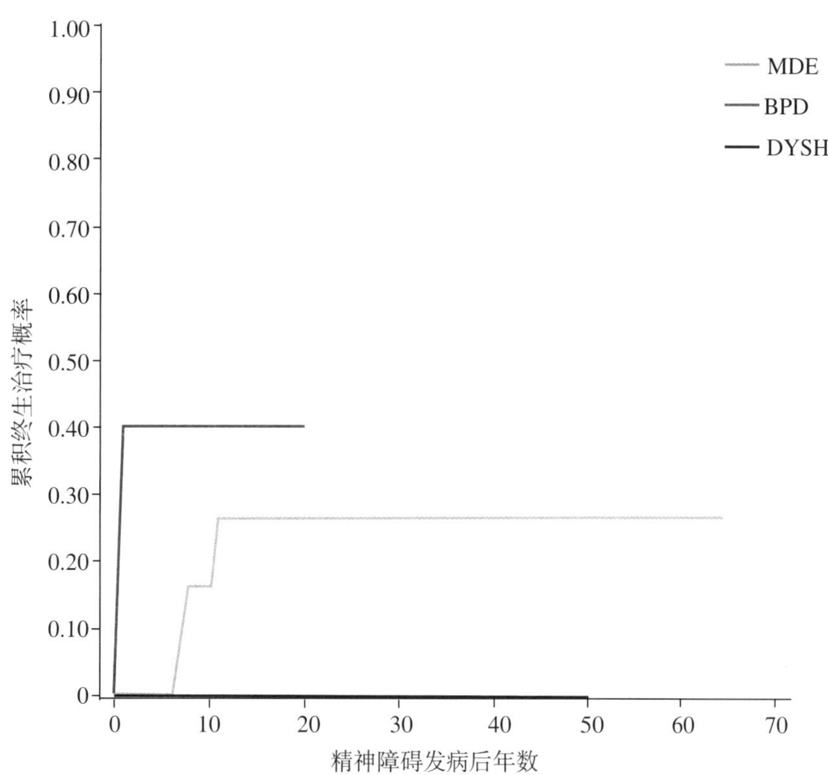

▲ **图 9-2　乌鲁木齐市成人心境障碍发病后累积终生治疗概率**

3. 精神障碍12月患者的就诊情况

（1）精神障碍 12 月患者过去 12 个月就诊率

精神障碍 12 月患者过去 12 个月就诊率加权后为 10.6%（95%CI 为 0 ~ 29.2%），其中心境障碍患者过去 12 个月就诊率最高（加权后为 31.0%），物质使用障碍患者次之（加权后为 8.5%），而焦虑障碍患者未报告就诊。精神障碍 12 月患者过去 12 个月就诊率详见表 9-7。

表 9-7　精神障碍 12 月患者过去 12 个月就诊率（n = 1782）

精神障碍分类	就诊人数	就诊率	加权就诊率	就诊率 95%CI
焦虑障碍*	0	0	0	—
心境障碍	6	26.2%	31.0%	0 ~ 74.4%
物质使用障碍	1	13.4%	8.5%	0 ~ 27.2%
任何一类精神障碍	7	8.9%	10.6%	0 ~ 29.2%

*此次调查未发现该类疾病患者。

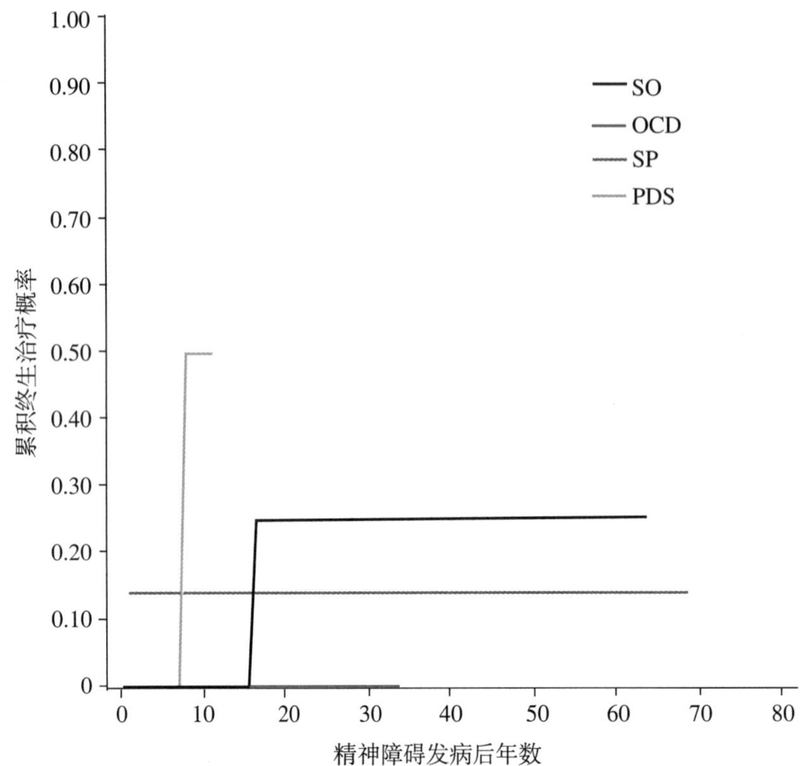

▲ **图 9-3 乌鲁木齐市成人焦虑障碍发病后累积终生治疗概率**

(2) 精神障碍 12 月患者（心境障碍和物质使用障碍）过去 12 个月就诊率的人群分布

对于心境障碍，男性患者过去 12 个月就诊率高于女性，而对于物质使用障碍，女性患者过去 12 个月就诊率高于男性。对于各年龄组，心境障碍患者中 65 岁及以上人群的过去 12 个月就诊率最高，50 ~ 64 岁人群未报告就诊；物质使用障碍现症患者均在 50 ~ 64 岁年龄组，其过去 12 个月就诊率为 8.5%。焦虑障碍患者过去 12 个月未报告就诊。各类精神障碍过去 12 个月就诊率的性别及年龄分布见表 9-8、表 9-9。

表 9-8 精神障碍 12 月患者的过去 12 个月就诊率的性别分布（$n = 1782$）

性别	心境障碍	物质使用障碍	任何一类精神障碍
女性	1.9%	100.0%	0.6%
男性	63.6%	0	29.3%

[*] 任何一类精神障碍包括心境障碍、焦虑障碍和物质使用障碍。

表 9-9　精神障碍 12 月患者的过去 12 个月就诊率的年龄分布（$n = 1782$）

年龄组	心境障碍	物质使用障碍	任何一类精神障碍[*]
18 ~ 34 岁	2.7%	—	0.8%
35 ~ 49 岁	4.1%	—	0.9%
50 ~ 64 岁	0	8.5%	0.1%
≥ 65 岁	61.9%	—	49.4%

[*] 任何一类精神障碍包括心境障碍、焦虑障碍和物质使用障碍。

第五节

乌鲁木齐市精神障碍疾病负担及服务利用特征

一、本研究特色

新疆古称西域，历史上乌鲁木齐就是古丝绸之路新北道上的重镇，东西方经济文化的交流中心，是西方文化和中国文化的荟萃之地，呈现出多元文化的特质，其特点是开放、热情、豪爽和奋进，是中亚地区最具活力的城市。乌鲁木齐市居住着汉、维吾尔、哈萨克、回、蒙古等 49 个民族。各民族的文化艺术、风情习俗构成了具有浓郁民族特色的人文景观。独特的服饰和赛马、叼羊、姑娘追、达瓦孜表演、阿尔肯弹唱等民族文化活动以及能歌善舞、热情好客的各族人民，对异国他乡的人们颇具吸引力。

据乌鲁木齐市统计局发布的 2010 年第六次全国人口普查乌鲁木齐市人口普查数据，乌鲁木齐常住人口为 3 112 559 人。其中汉族人口 2 331 654 人，占总人口的 74.91%，各少数民族人口 780 905 人，占总人口的 25.09%。

本研究是乌鲁木齐市首次开展全市范围内精神障碍流行病学调查。本调查的质量控制采用了多机构内部质量控制与第三方质量控制相结合的交叉质控模式以及多种质量控制方案同时进行，对可能出现的系统误差进行核查和控制。研究设计与组织实施科学严谨，保证了研究结果的真实可靠。调查所获得的高质量数据将有利于科学、有效、公平地利用乌鲁木齐市卫生资源，为制定科学的卫生政策提供依据。同时，本调查与全国同步，采用共同的研究方法和与国际接轨的调查工具，研究结果可以用于国内、国际比较，为更好地吸收国内外精神障碍预防控制措施的经验，制定乌鲁木齐市相关防控措施和卫生资源的分配提供参考。

二、乌鲁木齐市精神障碍疾病负担

本次调查各类精神障碍的伤残调整寿命年（DALY）（每 1000 人将损失健康寿命年的个数）结果显示，强迫症是乌鲁木齐市精神障碍 DALY 最高的疾病，人群中每 1000 人由于强迫症将损失 6.054 个健康寿命年。

全球疾病负担（Global Burden of Disease，GBD）研究显示，在全体人群导致 DALY 的原因中，抑郁症 1990 年排在第 19 位，2019 年上升至第 13 位，在精神障碍原因中排名第一；焦虑症 1990 年排在第 34 位，2019 年上升至第 24 位，在精神障碍中排名第二。

2010 年 GBD 研究中，中国数据显示，1990 年及 2010 年中国导致疾病所致的伤残寿命损失年（years lived with disability，YLD）的前 20 位原因中精神障碍占 7 种，分别是抑郁症、酒精使用障碍、焦虑障碍、双相障碍、精神分裂症、药物使用障碍及心境恶劣，其中抑郁症在 2 次调查的全部疾病中均位居第二。

同样研究全国获得各类精神障碍的 DALY（每 1000 人）为 24.872，最高的为重性抑郁障碍，为 8.039 个健康寿命年；排名第二的是老年期痴呆；精神分裂症及其他精神病性障碍排名第三。

精神障碍作为一种低致死性、高致残性疾病，虽然其死亡率远低于癌症、心肌梗死等疾病，但其 DALY 却与部分疾病不相上下，甚至高于某些疾病。根据 2010 年 GBD 的研究结果，在 285 种疾病中，重性抑郁障碍是造成 DALY 损失第 4 位的疾病。而根据 2003 年的澳大利亚全国疾病负担研究，癌症和心血管疾病占了疾病总负担的 37%，而精神障碍紧随其后，约占 13.3%，而且女性精神障碍的疾病负担要高于男性。

通过与其他疾病的 DALY 进行比较，可以看出，精神障碍对患者和社会造成了很大负担，甚至远超过了人们所熟知的高血压、糖尿病。但是由于其低致死性，精神障碍并未得到应有的关注。因此，在未来的工作中，政府部门应当给予精神障碍足够的重视，加强疾病宣传，完善其医疗政策。强迫症是乌鲁木齐市精神障碍 DALY 最高的疾病，过去被忽略，今后一定要加强对强迫症的防治。

三、乌鲁木齐市精神障碍的卫生服务利用

1. 卫生服务利用

传统的门诊服务利用指标多采用两周就诊率、两周患者就诊率和两周患者未就诊率，较适宜应用于急性起病且病程较短的常见疾病。第四次国家卫生服务调查结果显示，调查地区居民疾病系统别两周就诊率较高的前五类主要疾病是呼吸系统疾病、循环系统疾病、消化系统疾病、运动系统疾病和泌尿生殖系统疾病，这五类疾病占就诊总人次数的 81.6%。按照疾病别分析两周就诊率，处于前五位的疾病分别是急性上呼吸道感染、普通感冒、高血压、胃肠炎及类风湿关节炎。而作为常见的疾病，精神障碍未涉及在内。

结合临床实践，精神障碍类别的疾病病程较长，药物起效时间一般至少需 2 周以上，且治疗疗程长，有的疾病复发后甚至需要终生服药，故而采用以 2 周为时间间隔的传统门诊服务利用指标来说明精神障碍患者的门诊服务利用情况并不恰当。

由世界精神卫生组织发起、美国哈佛大学牵头的世界精神卫生调查是全球范围内启动的大规模、标准化、高质量的精神障碍流行病学调查。该调查采用精神障碍患者过去 12 个月就诊率和终生就诊率来描述精神障碍患者的门诊服务利用情况，而本项目采用的调查工具与世界精神卫生调查相同，故而本报告倾向于选用世界精神卫生调查关于精神障碍的门诊服务利用指标。

2. 治疗状况

（1）精神障碍患者自我报告的终生就诊率

本调查中精神障碍患者自我报告的终生就诊率加权后为 15.1%（95% 置信区间为 7.5% ~ 22.7%），高于全国的终生就诊率 7.6%。其中心境障碍患者终生就诊率最高（56.7%），焦虑障碍次之（14.1%），而物质使用障碍患者最低（0.1%），与全国调查结果心境障碍的终生就诊率最高、物质使用障碍的终生就诊率最低一致。2005 年，深圳市精神障碍流行病学调查研究显示，深圳地区精神障碍患者终生就诊率为 11.32%；2010 年，西安市社区居民精神卫生流行病学调查表明，西安地区精神障碍患者终生就诊率仅为 4.67%。大部分有精神卫生服务需求的人未能充分利用相应的精神卫生服务。出现这种局面，其原因可能是多方面的。首先，精神卫生资源的供给和配置相对不足；其次，大众精神卫生知识较为匮乏，导致全人群包括精神障碍患者缺乏主动利用社会提

供的卫生服务意识；最后，可能存在影响人群利用精神卫生服务的人口学因素。有服务需求的个体是服务利用的核心因素，个体的特征，如性别、受教育程度等因素可能直接或间接影响到解决精神服务需求的方式。本调查就诊率比全国高可能与乌鲁木齐市因重型精神障碍管理政策及样本量较少未检出精神分裂症及其他精神病性障碍有关。

结合当前精神障碍单一病种的终生就诊率水平，物质障碍患者中需重点提高酒精滥用和酒精依赖的就诊率，焦虑障碍中需重点提高创伤后应激障碍的就诊率，心境障碍中需重点提高心境恶劣的就诊率。

（2）发病后累积终生治疗概率

心境障碍中，双相障碍患者发病后累积终生治疗概率将近40%，重性抑郁患者发病后累积终生治疗概率将近50%，而心境恶劣患者终生未治疗。焦虑障碍中，惊恐障碍患者发病后累积终生治疗概率最高（50%），社交恐怖症次之（26%），特殊恐怖症发病后累积终生治疗概率为14%，强迫症患者终生未治疗。我国各类型心境障碍和焦虑障碍患者发病后累积终生治疗概率均未超过50%，而美国心境障碍患者发病后累积终生治疗概率均超过80%，焦虑障碍患者中发病后累积终生治疗概率最高的超过90%，最低的也超过40%。由此可见，在发病后累积终生治疗概率方面，乌鲁木齐市与国内其他地区相当，但远远低于国外。心境障碍中，双相障碍患者相对治疗最早，心境恶劣患者治疗最晚，美国则无明显差异。焦虑障碍中，惊恐障碍患者发病后累积终生治疗概率最高且相对治疗最早，广泛性焦虑障碍次之，强迫症患者发病后累积终生治疗概率最低，与美国研究结果一致。

（3）精神障碍12月患者12个月内就诊率

精神障碍12月患者的过去12个月就诊率加权后为10.6%（95%置信区间为0 ~ 29.2%），高于全国精神障碍患者的过去12个月就诊率9.5%，但也仅为美国10年前精神障碍患者过去12个月就诊率的1/4。美国精神卫生服务利用研究开展相对较早，其中在1990—1992年，美国开展了国家共病调查（National Comorbidity Survey，NCS），结果发现，过去12个月罹患精神障碍的居民中在其过去12个月利用过精神卫生服务者仅有24.7%；到2001—2003年，美国开展了国家共病复测调查（National Comorbidity Survey Replication，NCS-R），结果表明，过去12个月罹患精神障碍的居民在其过去12个月利用过精神卫生服务者的比例已上升至41.1%。2001年11月至2002年2月，北京和上海作为中国地区代表参与世界精神卫生调查，调查显示，过去12个月罹患精神障碍的居民中过去 12 个月利用过精神卫生服务者只有 10.1%，仅包括经济及医疗水平均处于国内最前列的北京和上海，不足同期美国精神障碍患者过去 12 个月就诊率的 1/4，尚不及此 10 年前美国精神障碍患者过去 12 个月就诊率的 1/2。由此可见，中国的精神卫生服务利用率有待于进一步提高。

一些仅涉及部分地区的调查结果与本研究结果一致，均表明我国精神卫生服务利用情况严重不足。2001—2005 年，费立鹏等采用 SCID 作为调查工具、DSM-Ⅳ为诊断标准，对我国 4 个省市（山东、浙江、青海、甘肃天水）的精神障碍研究显示，在所有精神障碍患者中，仅 8% 的患者寻求过医疗卫生帮助；2005 年，深圳市精神障碍流行病学调查研究显示，深圳地区精神障碍患者过去 12 个月就诊率为 5.63%；2010 年，西安市社区居民精神卫生流行病学调查表明，西安地区精神障碍患者过去 12 个月就诊率仅为 2.33%；2014 年黄悦勤教授等进行中国精神卫生调查，结果表明，我国任何一类精神障碍（不包括老年期痴呆）12 月患病的患者过去 12 个月治疗率为 3.08%。

本报告心境障碍患者过去 12 个月就诊率最高（31.0%），物质使用障碍患者次之（8.5%），而焦虑障碍患者未报告。就诊的各类型精神障碍的过去 12 个月就诊率高低顺序与全国报告略有差异［心境障碍患者过去 12 个月就诊率最高（8.42%），其次是焦虑障碍（7.92%），物质使用障碍最低（1.11%）］。世界精神卫生调查中仅涉及心境障碍、焦虑障碍和物质使用障碍（不包括精神分裂症及其他精神病性障碍），其中，心境障碍患者过去 12 个月就诊率最高，其次是焦虑障碍，物质使用障碍最低。在不同类型的精神障碍方面，首先应重点关注提高焦虑障碍和物质使用障碍患者的就诊率。其次，不同类型的精神障碍患者在性别、年龄方面过去 12 个月就诊率高低不同，在提高就诊率水平时重点关注对象则需加以区别。例如，心境障碍需重点关注女性和年龄 18 ～ 34 岁、50 ～ 64 岁的人群。物质使用障碍需要重点关注男性和 50 岁以下人群。

目前我国各类医疗机构之间、公共卫生机构和医疗机构之间完全以疾病或疾病不同发展阶段互相分割，业务工作互相独立、联系不够紧密，而没有以一个“完整的人”的健康为基础、有机地建立起预防和治疗的医疗系统。首先，公共卫生机构需多发展精神卫生的健康教育工作，做到大众对精神障碍的早识别、早就诊以及正确就诊；其次，医疗机构之间，尤其是非精神科科室或未包括精神科的医院应加强关于精神障碍疾病识别的学习，使得非精神科医生能够正确识别精神障碍，及早转诊；最后，卫生部门需加大对精神卫生工作的投入与政策支持，合理增加综合医院的精神科科室和精神专科医院，壮大精神科医生队伍。

四、本研究的不足

本研究的不足之处如下：①本研究对象为18岁及以上的社区居民，并不包括住院患者，因此，本研究仅能代表18岁及以上社区居民的精神障碍的患病和卫生服务利用情况；②本研究为横断面调查，在评价精神障碍终生患病情况时，需要受访者对过去的情况进行回忆，存在一定的回忆偏倚；③本研究由于经费和人员限制，仅按照患病率高的精神障碍计算样本量，因此患病率低于1%的精神障碍难以调查获得足够的信息，无法分析卫生服务利用的现况，有待今后扩大样本进一步研究。

五、政策建议

随着社会的高速发展，人们的生活压力逐渐增大，精神障碍给人们的生活造成的影响也越来越大。近年来，国家对精神障碍的重视程度逐年增高。我国在国家精神卫生发展规划中提出了重点疾病的概念，包括重性抑郁障碍、双相情感障碍、老年期痴呆、精神分裂症，以加强对这些疾病的防治。但是，同发达国家相比，我国对于精神障碍卫生服务的重视与投入仍需要进一步加大。乌鲁木齐市近些年采取了提高精神心理健康教育、培养专业的精神心理人才、深入社区进行精神障碍的防治等一系列措施提高精神卫生服务的利用及当地人民的精神卫生健康水平。但是，随着信息化时代的发展，社会节奏日益增快，精神卫生的投入与人民的精神健康需求相比仍有待于进一步提高。

本次调查结果显示，乌鲁木齐市成人抑郁障碍和强迫症的患病率在调查中较高，精神障碍的患病率同前两次大样本流行病学调查相比呈明显的上升趋势。而根据DALY的测算结果，精神障碍目前所造成的DALY高于很多慢性非传染性疾病，如糖尿病、缺血性心脏病，甚至高于部分癌症，如肝癌、胃癌等。现阶段，很多卫生政策的制定仍相对侧重于癌症和心血管疾病等致死性高、被人们所熟知的疾病。而精神障碍作为一类多发于中青年、致残性高的疾病，虽然其致死性较低，但给患者、家庭及社会造成了很大负担。目前，国家对于精神障碍的关注虽然增加，但在贯彻与执行过程中仍有一段路程要走。因此，呼吁卫生部门在政策制定时，应综合考虑评价疾病的各个指标，完善精神障碍防治的相关政策，综合各类指标，确定重点关注的疾病，降低精神障碍对患者、家庭和社会的负担。同时，由于精神障碍患者自杀、自伤行为的发生率明显高于普通人群，应增加对精神障碍患者的关注，积极预防其自杀，从而降低精神障碍患者因早死导致的疾病负担。

在卫生服务利用方面，乌鲁木齐市成人精神障碍患者的卫生服务利用中，心境障碍患者过去12个月就诊率最高，其次是物质使用障碍患者，而焦虑障碍患者未报告。除精神分裂症和其他精神病性障碍主要选择精神专科医院就诊外，其他精神障碍患者多愿意选择综合医院或中医院就诊，且转诊至精神专科医院或心理科就诊的相对较少。该结果间接反映了社区居民由于缺少精神卫生知识导致未就诊或未在精神卫生机构就诊，同时综合医院和中医院医生可能由于缺少精神障碍疾病识别与治疗的相关培训，导致识别率和转诊率均较低。此外，寻求社会工作者、心理咨询师或宗教人员的帮助，或者在互联网或聊天室、自助团体以及心理热线中寻求帮助是精神障碍患者求医行为的组成部分。因此，政府部门在未来的工作中，应当加强政策导向，积极开展社区居民精神卫生健康教育宣传活动，提高居民精神卫生知识的知晓率，早期发现疾病并尽快就医。同时也应该大力加强综合医院医生的精神卫生知识培训，提高识别率和转诊率。此外，对于从事心理咨询的社会工作者和心理咨询师，应当建立准入和考评机制，在专业精神卫生工作的指导下进行辅助性工作。对于从事心理热线、聊天室以及自助团体的工作人员也应该加强培训，并接受精神卫生专业人员的指导和监督。

（徐向东　马晓洁）

参考文献

[1] Lu J, Xu X F, Huang Y Q, et al. Prevalence of depressive disorders and treatment in China: a cross-sectional epidemiological study. Lancet Psychiatry. 2021, 8 (11): 981-990.

[2] GBD 2019 Diseases and Injuries Collaborators.Global burden of 369 diseases and injuries in 204 countries and territories, 1990-2019: a systematic analysis for the Global Burden of Disease Study 2019. Lancet, 2020, 396 (10258): 1204-1222.

[3] Huang Y Q, Wang Y, Wang H, et al. Prevalence of mental disorders in China: a cross-sectional epidemiological study. Lancet Psychiatry, 2019, 6 (3): 211-224.

[4] Huang Y Q, Liu Z R, Wang H, et al. The China Mental Health Survey (CMHS): I. background,

aims and measures.Soc Psychiatry Psychiatr Epidemiol, 2016, 51: 1559-1569.

[5] Liu Z R, Huang Y Q, Lv P, et al. The China Mental Health Survey: II. Design and field procedures. Soc Psychiatry Psychiatr Epidemiol, 2016: 1547-1557.

[6] Yang G H, Wang Y, Zeng Y X, et al. Rapid health transition in China, 1990-2010: findings from the Global Burden of Disease Study 2010.Lancet, 2013, 381 (9882): 1987-2015.

[7] 张建惠，张晓英. 新疆精神卫生护理人力资源配置现状调查. 疾病预防控制通报，2013，28（3）：83-85.

[8] 高玲玲. 新疆石河子地区精神分裂症的流行病学调查. 中国医学创新，2010，7（12）：139-140.

[9] Shen Y C, Zhang M Y, Huang Y Q, et al. Twelve-month prevalence, severity, and unmet need for treatment of mental disorders in metropolitan China.Psychol Med, 2006, 36 (2): 257-267.

[10] Alonso J, Angermeyer M C, Bernert S, et al. Use of mental health services in Europe: results from the European Study of the Epidemiology of Mental Disorders (ESEMeD) project.Acta Psychiatr Scand Suppl, 2004, (420): 47-54.

[11] Demyttenaere K, Bruffaerts R, Posada-Villa J, et al. Prevalence, severity, and unmet need for treatment of mental disorders in the World Health Organization World Mental Health Surveys.JAMA, 2004, 291 (21): 2581-2590.

[12] Kessler R C, Ustün T B. The World Mental Health (WMH) Survey Initiative Version of the World Health Organization (WHO) Composite International Diagnostic Interview (CIDI). Int J Methods Psychiatr Res, 2004, 13 (2): 93-122.

[13] 盛嘉玲，白淑芝，赵灵，等. 新疆乌鲁木齐新市区精神疾病流行病学调查. 中国民政医学杂志，2000，12（1）：33-35.

[14] 张维熙，沈渔邨，李淑然，等. 中国七个地区精神疾病流行病学调查. 中华精神科杂志，1998，31（2）：69-71.

[15] 杨景泉，顾春银. 新疆维吾尔族精神疾病流行学调查报告. 中华神经精神科杂志，1989，22（6）：366-368.

[16] 12地区精神疾病流行病学调查协作组. 国内12地区精神疾病流行病学调查的方法学及资料分析. 中国神经精神科杂志，1986，19（2）：66-67.

第十章 宁夏回族自治区精神障碍的卫生服务利用

第一节

宁夏回族自治区精神卫生服务现况

一、概述

1. 宁夏回族自治区精神卫生事业发展现状

改革开放以来，我国精神卫生事业得到了长足的发展，精神卫生服务软、硬件的投入持续增加，但与中国现阶段精神卫生服务需求比较，精神卫生资源仍然非常匮乏，区域内资源分布不均衡、高质量精神卫生服务资源绝对不足、精神卫生服务覆盖面不广等问题仍然是制约人民群众追求美好生活的重要因素。供给不足和利用不足的双重矛盾是亟待解决的重要公共卫生问题。

既往研究提示，西部欠发达地区精神卫生事业发展远远落后于国内水平，缺乏有力的人才队伍及经费支撑，精神卫生服务供给和利用均明显不足。以《中国卫生统计年鉴》报道的2003—2011年全国各省精神卫生床位资源统计数据为例，将各省精神卫生床位按绝对数排名，后8位省份一直为西部省份，包括宁夏、青海、贵州、甘肃、内蒙古、新疆等。排名后8位省份床位总数占全国总数的比例持续在5%至6%之间，长期无明显变化。宁夏回族自治区是我国唯一的回族自治区，回族人口占全省人口1/3以上，在地理位置和人口结构上与其他省市比较均具有特殊性，2016年全自治区由政府设立的精神卫生机构只有4家，精神卫生专业人员65人，服务全省635万人口。且资源分布极不均衡，占人口1/2的南部地区只有1家精神卫生机构，12名精神卫生从业人员。2010年底全自治区仅有精神科床位452张，每万人拥有床位0.72张，远远落后于当时全国精神科床位密度（1.12张/万人）和国家精神科床位标准（1.5张/万人），然而相对西藏、青海等地区床位密度相对较高。至2020年底，宁夏回族自治区精神卫生服务资源仍然严重不足，由政府设立的精神卫生机构没有增加（仍然只有4家），精神卫生专业人员166人（比2016年有显著增加，但是仍然严重不足），服务全省720万人口。资源分布不均衡的现象进一步加剧，占人口1/2的南部地区只有1家精神卫生机构、16名精神卫生从业人员。2021年底全自治区有精神科床位760张，每万人拥有床位1.06张，落后于国家精神科床位标准（1.5张/万人）。全自治区22个市县（区）绝大多数不能提供精神卫生住院治疗服务，仅有银川市、灵武市、固原市原州区和石嘴山市大武口区有医疗机构提供门诊精神卫生服务，基层社区基本没有精神卫生服务机构和专业人员。

精神卫生资源的不足与精神卫生服务利用不足均可导致严重的不良健康结局，如患者死亡风险增加。既往研究发现，精神卫生资源不足地区患者死亡风险显著高于资源发达地区。如宁夏回族自治区2011—2016年，社区在管精神分裂症患者6年累计死亡率为68.4‰，死亡风险高于本地区全人群（标准化死亡比为1.58～4.26）；张腾等报道，云南保山市社区在管严重精神障碍患者3年平均死亡率为13.8‰，亦远高于全国一般人群死亡率；贵州省2012—2014年社区精神分裂症患者的平均死亡年龄为51岁，期望寿命远短于一般人群。

2. 宁夏回族自治区精神障碍流行病学调查概况

有关我国资源欠发达地区社区精神障碍患者精神卫生服务利用情况、精神障碍的疾病负担以及残疾失能情况的流行病学资料相对不足，“中国精神障碍疾病负担及卫生服务利用的研究”（简称中国精神卫生调查，China Mental Health Survey，CMHS）是我国首次全国范围的大规模流行病学研究，为了更好地了解欠发达地区和民族地区精神卫生服务现状，支持此类地区开展精神卫生服务研究，在研究设计中专门列出了两个地区的专项调查，宁夏回族自治区精神障碍流行病学调查作为子课题单独抽样和设计，具备省级区域代表性。

此次调查的样本以村委会（农村）和居委会（城市）为初级抽样单位，采用多阶段抽样设计，首先抽取54个村（居），然后按照比例容量概率抽样原则抽取5390户居民户，最后采用Kish表在每户选取1名宁夏回族自治区范围内居住的18岁及以上居民为调查对象，采用复合性国际诊断交谈表（Composite International Diagnostic Interview，CIDI）中文版调查工具和计算机辅助访谈（compter-assisted personal interview，CAPI）

调查技术完成面对面访谈，共有 4085 人完成全部调查内容，纳入最后分析。

第一阶段调查共完成 CIDI 问卷 4085 份，在所有应答的研究对象中，平均年龄 46.60 ± 15.51 岁，其中最小年龄为 18 岁，最高年龄为 90 岁；平均受教育年限为 6.77 ± 5.27 年；城市人口占 40.05%，农村人口占 59.95%；生活在山区的居民 1345 人（占 32.93%），川区居民 2740 人（占 67.07%）；大部分受访者为已婚状态（占 88.35%），离异或丧偶者占 5.39%，未婚者占 6.26%；所有受访者中少数民族占 30.11%，与宁夏地区 2010 年人口统计少数民族构成比例接近。

按照美国精神医学学会精神障碍诊断与统计手册第四版（Diagnostic and Statistical Manual of Mental Disorders-Fourth Edition，DSM-Ⅳ），共有 502 人在过去的 12 个月符合任何一类精神障碍的诊断标准，包括焦虑障碍、心境障碍、物质使用障碍（烟草依赖、酒精依赖、酒精滥用）和间歇性暴发性障碍在内，12 月患病率为 13.25%，95% 置信区间 12.21% ～ 14.29%；共有 812 人符合终生任何一类精神障碍（不含未特定型）的诊断标准，终生加权患病率为 21.01%，95% 置信区间 19.76% ～ 22.26%。受样本量的限制，本调查未分析精神病性障碍的患病率及其卫生服务利用情况。本章对该地区精神卫生服务利用情况、各类精神障碍的疾病负担以及残疾失能情况做出阐述。

二、精神卫生服务利用的情况

1. 社区一般人群精神卫生服务利用的情况

随着社会经济的发展，精神健康对大众健康水平的影响越来越重要，社区一般人群对精神卫生服务的需求也明显增加，其中对精神卫生信息服务（如心理咨询、健康咨询等）的需求最为旺盛。世界卫生组织（World Health Organization，WHO）提出：没有精神卫生就没有健康。社区居民的精神卫生服务需求能否得到满足是一个国家和地区精神卫生服务工作的重点之一。本次调查中，一般人群定义为有生以来不满足任何一类精神障碍的诊断（仅包括 CIDI 包括的诊断种类），结果发现，一般人群中过去一年中因精神问题寻求医学帮助的有 108 人（占 2.64%），得到有效帮助的有 43 人（占 1.05%），住院的有 2 人（占 0.05%），社会失能非常严重的有 156 人（占 3.82%）、有些严重的有 296 人（占 7.25%），结果详见表 10-1。

表 10-1 一般人群的精神卫生服务利用情况

条目		人数	构成比（%）
寻求帮助	是	108	2.64
	否	3977	97.36
有效帮助	是	43	1.05
	否	4042	98.95
住院	是	2	0.05
	否	4083	99.95
社会失能	非常严重	156	3.81
	有些严重	296	7.25
	不严重	3633	88.94

2. 社区精神障碍高危人群精神卫生服务利用的情况

在所有受访者中过去12个月出现精神障碍症状，但程度较轻，且具有自知力，尚未满足精神障碍的诊断标准，定义为高危人群。此类人群的精神卫生服务利用情况反映出社区人群对精神卫生问题的认识程度，能否做到及时就诊，早期开展干预，是疾病二级预防的重要基础。本次调查发现，在高危人群中，因酒精使用问题而寻求帮助的有41人（1.17%），因为抑郁症状寻求帮助的有45人（2.20%），因为惊恐发作症状寻求帮助的有10人（16.95%），由于特殊恐怖症寻求帮助的有10人（2.07%），由于社交恐怖症寻求帮助的有2人（1.75%），由于广场恐怖症寻求帮助的有2人（4.76%），由于强迫症状寻求帮助的有7人（3.06%），结果详见表10-2。

表 10-2 社区精神障碍高危人群的精神卫生服务利用情况

精神症状	是否寻求帮助	人数	构成比（%）
酒精滥用	是	41	1.17
	否	3452	98.83
抑郁症状	是	45	2.20
	否	1996	97.80
惊恐发作症状	是	10	16.95
	否	49	83.05
特殊恐怖症状	是	10	2.07
	否	472	97.93

续表

精神症状	是否寻求帮助	人数	构成比（%）
社交恐怖症状	是	2	1.75
	否	112	98.25
广场恐怖症状	是	2	4.76
	否	40	95.24
强迫症状	是	7	3.06
	否	222	96.94

3. 社区常见精神障碍患者精神卫生服务利用的情况

有生以来满足任何一类精神障碍诊断标准的终生患者中只有 6.65% 寻求过帮助，2.83% 得到有效帮助（自我报告）；各类精神障碍在是否寻求帮助方面无显著差异，而在是否得到有效帮助的比例上差异有统计学意义（$P < 0.05$），焦虑障碍得到有效帮助的比例相对较高，不同精神障碍导致的社会功能损失差异显著（$P < 0.01$），心境障碍导致的社会功能残疾最严重，其中认为对自己生活、学习造成严重影响的受访者比例达 23.15%，而物质使用障碍者中这一比例仅为 5.37%，结果详见表 10-3。

过去 12 个月满足任何一类精神障碍诊断的 12 月患者中有 39 人回答寻求过帮助（占 7.96%），3.67% 的受访者认为得到有效帮助；各类精神障碍在是否寻求帮助方面差异有统计学意义（$P < 0.05$），而在是否得到有效帮助的比例上差异无统计学意义，与终生患病的结果存在差异。心境障碍患者寻求帮助的比例相对较高，焦虑障碍患者寻求帮助的比例最低。不同精神障碍导致的社会功能损失差异显著（$P < 0.01$），心境障碍导致的社会功能残疾最严重，其中认为心境问题对自己生活、学习造成严重影响的受访者比例达 38.71%，而物质使用障碍患者中这一比例仅为 7.69%，结果详见表 10-4。上述结果的统计学检验因样本量有限，稳定性尚需进一步的验证。

表 10-3　精神障碍终生患者精神卫生服务利用情况

寻求帮助情况		任何一类精神障碍 n（%）	心境障碍 n（%）	焦虑障碍 n（%）	物质使用障碍 n（%）	χ^2	P
寻求帮助	是	54（6.65）	24（7.41）	23（9.87）	24（7.16）	2.78	0.426
	否	758（93.35）	300（92.59）	210（90.13）	311（92.84）		

续表

寻求帮助情况		任何一类精神障碍 n（%）	心境障碍 n（%）	焦虑障碍 n（%）	物质使用障碍 n（%）	χ^2	P
有效帮助	是	23（2.83）	13（4.01）	14（6.01）	3（0.90）	13.03	0.005
	否	789（97.17）	311（95.99）	219（93.99）	332（99.10）		
社会失能	非常严重	108（13.30）	75（23.15）	48（20.60）	18（5.37）	142.44	＜0.001
	有些严重	175（21.55）	116（35.80）	50（21.46）	34（10.15）		
	不严重	529（65.15）	133（41.05）	135（57.94）	283（84.48）		

表 10-4　精神障碍 12 月患者精神卫生服务利用情况

寻求帮助情况		任何一类精神障碍 n（%）	心境障碍 n（%）	焦虑障碍 n（%）	物质使用障碍 n（%）	χ^2	P
寻求帮助	是	39（7.96）	10（16.13）	26（7.47）	9（13.85）	27.93	＜0.001
	否	451（92.04）	52（83.87）	322（92.53）	56（86.15）		
有效帮助	是	18（3.67）	8（12.90）	13（3.74）	2（3.08）	0.99	0.318
	否	472（96.33）	54（87.10）	335（96.26）	63（96.92）		
社会失能	非常严重	72（14.70）	24（38.71）	53（15.23）	5（7.69）	14.59	＜0.001
	有些严重	109（22.24）	29（46.77）	68（19.54）	8（12.31）		
	不严重	309（63.06）	9（14.52）	227（65.23）	52（80.00）		

4. 社区常见精神障碍患者求助途径

曾经寻求专业帮助的受访者中，使用处方药的有 12 人（占 14.12%），有 25 人（占 29.41%）进行过 30 分钟及以上的心理咨询，34 人（占 40.00%）求助互联网，3 人（占 3.53%）求助自助团体，11 人（占 12.94%）求助热线；女性寻求专业帮助的比例高于男性，男性求助于互联网、自助团体和热线的比例高于女性，结果详见表 10-5。

表 10-5　不同性别人群求助途径的比较

求助途径		男性 n（%）	女性 n（%）	合计
专业帮助	处方药	4（9.30）	8（19.05）	12（14.12）
	30 分钟心理咨询	10（23.26）	15（35.71）	25（29.41）
互联网		18（41.86）	16（38.10）	34（40.00）

续表

求助途径	男性	女性	合计
	n（%）	n（%）	
自助团体	3（6.98）	0（0.00）	3（3.53）
热线	8（18.60）	3（7.14）	11（12.94）
合计	43（100.00）	42（100.00）	85（100.00）

5. 精神卫生服务利用情况分析

本次调查提示，宁夏地区社区成人居民精神卫生服务的利用率非常低，常见精神障碍的就诊率为6.65%，而得到有效帮助的比例仅为2.83%。这与近年来国内的多项研究结果一致，如2006年世界精神卫生调查重点集中于焦虑障碍、心境障碍、酒精药物使用障碍等常见精神障碍，其中北京、上海参与此项调查，结果提示，上述精神障碍相当普遍，年患病率达7.0%，而所有患者中，仅11.3%曾在年内接受过医疗服务，符合任何一类精神障碍的患者中只有3.4%寻求过精神卫生专业人员帮助。同时期，费立鹏在我国四城市的调查结果亦提示仅有5%的社区精神障碍患者寻求过专业人员帮助。如何提高常见精神障碍的治疗率，让更多患者得到合适的治疗，是中国精神卫生服务面临的巨大挑战。

导致居民不能有效利用精神卫生服务的原因包括：首先，宁夏地区精神卫生资源供给非常有限，且分布极为不均，阻碍了居民利用卫生服务。其次，与我国居民普遍存在的病耻感密切相关，病耻感导致报告率低。一项有关宁夏地区社区居民精神卫生素养的调查报告提示，宁夏地区居民对精神障碍知识的知晓率为40.9%，社区居民对精神障碍普遍持消极态度，只有不到1/3的社区居民对精神障碍持积极态度。

精神卫生服务资源和体系不健全也是导致居民精神卫生服务利用率低的原因之一。《全国精神卫生工作体系发展指导纲要（2008年—2015年）》提出建立健全精神卫生防治服务网络并在精神卫生工作中发挥主导作用。到2010年，地市级及以上地区和80%的县（市、区）建立精神卫生防治服务网络，2015年所有的县（市、区）建立精神卫生防治服务网络。然而，截至2021年12月，宁夏全省共有精神卫生专业人员160名，精神科床位720张，服务720万人口，精神卫生资源仍然严重不足。

世界精神卫生调查（World Mental Health Survey，WMHS）研究发现，全球范围

内精神卫生服务利用率或治疗率极不理想，仅 11.1% 的患者在年内因精神障碍或症状去找过医生。据此推算，2002 年我国至少有 5600 万精神障碍患者未接受任何相关的医疗服务。即使是严重的病例，其年服务利用率也只有 26.9%，即每 4 名严重患者中只有 1 名曾接受过医疗服务。美国的调查资料显示，所有曾接受治疗的患者中，达到最低合适治疗标准（如以年就诊次数或服药 / 治疗天数计）者不足 1/3。和那些多数在精神科就诊的重性精神病不同，上述常见精神障碍患者即使就诊，找专科医师的也并不多。WMHS/ 中国的资料表明，在患者的就诊 / 求助比例中，最高的是综合医院的非精神科，约占半数（45.5%）；精神科或心理咨询科等专业服务约占 1/3（36.4%）；传统医学约占 1/6（13.6%）；自助社团和宗教等人道服务的比例并不高。本调查显示，曾经寻求专业帮助的受访者中，使用处方药的有 14.12%，有 29.41% 进行过 30 分钟及以上的心理咨询，40.00% 求助互联网，3.53% 求助自助团体，12.94% 求助热线。国内外的研究均发现，综合医院的非精神科医师及基层保健的全科医师对这类精神障碍的识别率不太高，能给予正确处理的比例更低。

第二节

社区成人常见精神障碍的疾病负担

一、精神障碍的疾病负担

目前，评价疾病负担的主要指标为患病率和伤残调整寿命年（disability-adjusted life year，DALY）。本次调查根据调查患病率数据计算了 DALY 以评价各类精神障碍的疾病负担。2010 年 WHO 对 DALY 的计算方法进行了修正，在计算 DALY 时不再考虑年龄权重、时间贴现，简化为患病率 × 疾病残疾权重。根据此公式，对各类精神障碍的 DALY 进行测算，详见表 10-6。根据结果，可以发现抑郁症为疾病负担最高的疾病，其次为酒精使用障碍和双相障碍。

表 10-6　宁夏回族自治区社区成人精神障碍疾病负担

精神障碍类别	患病率（%）	权重	DALY/1000
双相障碍	0.59	0.367	2.17
酒精使用障碍	3.16	0.134	4.23
广场恐怖症	0.24	0.150	0.36
社交恐怖症	0.66	0.195	1.29
强迫症	1.03	0.127	1.31
惊恐障碍	0.59	0.165	0.97
心境恶劣	0.39	0.140	0.55
广泛性焦虑障碍	0.39	0.225	0.88
抑郁症	7.32	0.500	36.60
合计			48.36

二、宁夏回族自治区社区成人精神障碍构成分析

既往研究提示，焦虑障碍占主要精神障碍的比例最高，其次为心境障碍、物质使用障碍和其他重性精神障碍。本研究结果发现，宁夏地区居民主要精神障碍构成中，心境障碍患病率最高，其次为物质使用障碍（酒精滥用和酒精依赖）、焦虑障碍和冲动控制障碍。提示以抑郁症为代表的心境障碍是宁夏地区居民主要的精神卫生问题，其疾病负担（DALY）达到了36.6/1000，占精神障碍总疾病负担75%以上。这一发现与既往国内调查研究结果不一致，但与国际上多项大型调查结果一致。分析可能原因有：本次调查的方法采用入户面对面访谈，调查过程由统一培训的调查员完成，资料收集全面，提高了抑郁症的检出率。另外，为了更好地与国际研究比较，本次调查采用DSM-Ⅳ诊断标准，与国内大多数研究诊断标准不同。

第三节

政策建议

一、精神卫生资源不足地区的精神卫生服务情况

近年来，随着我国精神卫生事业的发展，精神卫生服务的范畴也不断拓宽，已经从传统的以精神专科住院和门诊服务向更多的服务方式拓展，包括综合医院精神卫生服务、社区精神卫生服务以及公共精神卫生服务等。宁夏回族自治区的精神卫生服务数量和质量均得到了一定的提高，然而，面临的精神卫生服务需求的增加亦非常显著。对全自治区 2014—2019 年社区管理的严重精神障碍患者的信息统计发现，严重精神障碍患者报告患病率稳步上升，从 2015 年的 3.1‰上升到 4.1‰目前现患严重精神障碍患者人数超过 3 万人（其中超过 75% 是精神分裂症患者，78% 是贫困人群），每名精神卫生专业人员需要为超过 180 名严重精神障碍患者提供服务。如表 10-7 和图 10-1 所示，严重精神障碍患者中服用抗精神病药物治疗的比例由 2015 年的 32.7% 逐渐提高，至 2019 年达到 74.1%，提示精神卫生服务需求增加的同时，精神卫生服务的利用亦在增加。其中公共精神卫生服务质量和数量增加显著，被社区医生规律随访的患者比例由 2016 年的 68.4% 上升到 2019 年的 86.1%。规律服药的比例稳步上升，但是与全国平均水平比较还有较大差距，如 2018 年全国精神分裂症、双相障碍、癫痫所致精神障碍、精神发育迟滞伴发精神障碍、分裂情感障碍、偏执性精神病规律服药率分别为 43.6%、48.9%、46.6%、25.7%、39.5%、38.3%。

另外，患者获得精神卫生服务的时效性较差，有待进一步提高，2018 年统计分析全自治区在管严重精神障碍患者情况，结果提示延迟治疗时间相对较长，精神分裂症平均 3.54 年，癫痫所致精神障碍平均 5.54 年，精神发育迟滞伴发精神障碍平均 13.34 年。

表 10-7　宁夏回族自治区 2014—2019 年社区严重精神障碍患者精神卫生服务现状

年份	平均人口数	注册患者数	在管患者数	规律随访	服药人数	规律服药人数	居家随访	病情稳定数	报告患病率（%）	随访率（%）	规律随访率（%）	服药率（%）	规律服药率（%）	稳定率（%）
2014	6 541 900	18 671	15 477	——	—	—	—	—	0.285	82.89	35.71	37.00	22.27	51.55
2015	6 615 401	20 592	18 419	9540	6024	4247	18 006	7277	0.311	89.45	46.33	32.71	23.06	40.41
2016	6 615 401	21 599	19 622	14 780	6638	5022	19 150	12 300	0.326	90.85	68.43	33.83	25.59	64.23
2017	6 678 800	23 181	21 295	16 518	11 649	6275	20 769	15 593	0.347	91.86	71.26	50.25	27.07	75.08
2018	6 749 002	24 496	22 623	20 292	16 350	9157	22 032	17 824	0.36	92.35	82.84	66.75	37.38	80.90
2019	6 817 795	28 032	26 356	24 145	20 778	13 266	25 611	21 702	0.406	94.02	86.13	74.12	47.32	84.74

且由于患者不能及时获得综合卫生服务，精神障碍患者死亡风险显著增加。

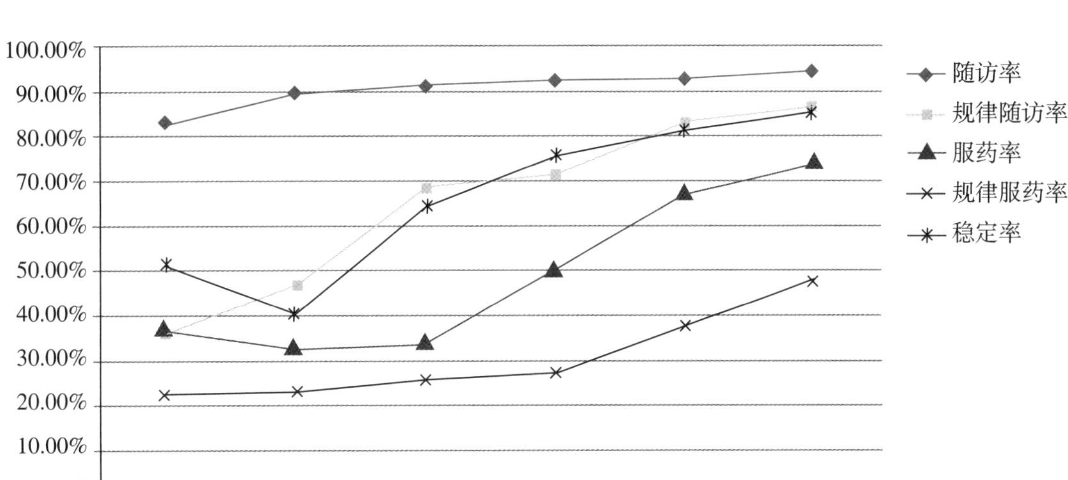

图 10-1 宁夏回族自治区社区严重精神障碍患者治疗与管理趋势（2014—2019 年）

二、加强精神卫生知识的普及

通过与国家卫生健康委健康宣传部门、中国疾病预防控制中心（Chinese Center for Disease Control and Prevention，CDC）、媒体、相关部委和相关专家合作，发展和实施在社区人群中提高精神卫生素养和减轻歧视的项目。要加大社区层面的精神卫生宣传力度，提高精神卫生知识的知晓率，消除精神疾病的病耻感，促进全民的心理和行为健康。2016 年对全省 95 家社区卫生服务中心（站）的 1200 名医务人员调查发现，精神卫生知识总体正确率为 61.1%，知晓率为 60.8%。基层医务人员对精神卫生态度积极者占被调查人数的 13.5%，态度中立者占 47.7%，态度消极负向者占 38.9%。医务人员对精神障碍的知识不足和态度消极亦可能是精神障碍患者不能被早期识别和精神卫生服务不能被有效利用的主要障碍之一，故在开展精神卫生健康教育过程中，将医务人员和医学生纳入是非常有必要的。

三、提升精神卫生资源的利用效率

深化医改，积极推进精神专科医疗机构改革，建立合理的激励机制，激发医务人员的积极性，提高精神卫生服务质量。目前全自治区公立精神卫生专科机构人员学历层次和职称结构尚需提升，诊疗观念有改变。全自治区精神专科医院的平均住院日远远长于全国水平，床位的流转率低，努力缩短患者延迟诊疗时间和降低未治疗严重精神障碍患者比例是今后的重点工作之一。精神疾病患者纳入医疗保险，在很大程度上解决精神疾病患者看病贵的问题，充分利用这一政策，可以扩大救治范围。

四、加强社区精神卫生服务

既往研究提示，精神障碍患者绝大多数生活在社区，且社区医疗机构就诊的患者中超过 1/4 有精神卫生服务需求，提示精神卫生服务的重点应该移向社区精神卫生服务。本次调查发现，精神障碍导致的伤残调整寿命年损失非常明显，其中抑郁症的疾病负担最重，而服务利用却最低。建议逐步在重性精神疾病服务平台基础上，完善服务内容，提高常见精神障碍（抑郁、焦虑、发育迟滞、痴呆等）的治疗和护理。在初级卫生保健机构开展常见精神障碍的筛查，所发现的患者转诊至综合医院或精神专科医院的门诊进行诊治，初级卫生机构对这些患者的治疗情况进行随访。整合现有资源，鼓励在综合医院开展精神卫生服务，满足日益增长的精神卫生服务需求。《全国精神卫生工作规划（2015—2020 年）》提出建立健全精神卫生防治服务网络并在精神卫生工作中发挥主导作用。每个县需设立精神卫生专业机构或在县级综合医院设立精神科，在 70% 以上的县（市、区）设立精神障碍康复机构。80% 以上登记在册的重性精神疾病患者可以获得有效的治疗，50% 以上的重性精神疾病患者可以获得康复服务。拓展服务的重点，纳入“常见精神障碍”（如抑郁症、焦虑、自闭症及痴呆），所有的省与 70% 的地级市需要提供自杀预防与危机干预服务。

其次，建议采取多方面措施提高精神卫生服务的能力和资源。精神卫生服务无法获得的地区精神障碍患者就诊率不高，对精神卫生基础服务的认知度低下，对精神卫生防治知识知晓率较低，对精神疾病防治的需求逐渐增加。应科学合理制定精神卫生服务资源区域规划，逐步建立精神卫生工作组织机构网络，省级精神卫生机构提供门诊、住院和社区服务；市级逐步发展精神科门诊，提供心理保健和精神卫生服务。利用目前覆盖宁夏全区的国家公共卫生服务项目，进一步提高“686”项目的服务水平和工作效率，提升对“686”项目的监管。加大社区筛查的力度，提升诊断的准确性和治疗的质量，提高登记系统中信息的完整性和准确性，制定持续监督的方法以评估项目的成本效益。加强西部欠发达地区精神卫生研究，培养高层次专业研究人员，促进地区精神卫生事业快速发展。

（王志忠）

参考文献

[1] 孙焱，王志忠．中国西部某省社区严重精神障碍患者延迟治疗时间分析．宁夏医科大学学报，2020，42（7）：692-695.

[2] Zhao M，Ma N，Wang X，et al. Community-Based Management and Treatment Services for Psychosis—China，2019. China CDC Weekly，2020，2（41）：791-796.

[3] 吴燕筱，孙焱，王志忠.中国西部某省2011—2016年社区在管精神分裂症患者死因分析.中国心理卫生杂志，2019，33（08）：577-582.

[4] Chen H，Wang Z，Phillips M R . Assessing knowledge and attitudes about mental illness in Ningxia，China. Transcult Psychiatry，2018，55（6）：94-119.

[5] 王勋，马宁，王立英，等．2014年全国严重精神障碍患者管理信息分析．中华精神科杂志，2016，49（3）：182-188.

[6] 陈艳，邬力祥，刘飞跃．公共卫生服务均等化理念下精神卫生资源空间配置的公平性．求索，2015，5（10）：24-28.

[7] 张腾，王晖，李明松，等．边远山区严重精神障碍患者三年死亡现状及原因分析．卫生软科学，2015，29（5）：318-321.

[8] 刘彩萍，谢斌，韩慧琴，等.上海、昆明两城区居民精神卫生知识知晓与服务需求对比研究.上海精神医学，2008（03）：152-155.

[9] 张明园．我国精神卫生服务面临的挑战：世界精神卫生调查引发的思考.上海交通大学学报（医学版），2006（04）：329-330+334.

[10] Demyttenaere K，Bruffaerts R，Posada-Villa J，et al. WHO World Mental Health Survey Consortium. Prevalence，severity，and unmet need for treatment of mental disorders in the World Health Organization World Mental Health Surveys. JAMA，2004，291（21）：2581-2590.